Tuberkulose-Jahrbuch 1966/67

Deutsches Zentralkomitee
zur Bekämpfung der Tuberkulose

Tuberkulose-Jahrbuch

1966/67 – Band 15

Mit 45 Abbildungen

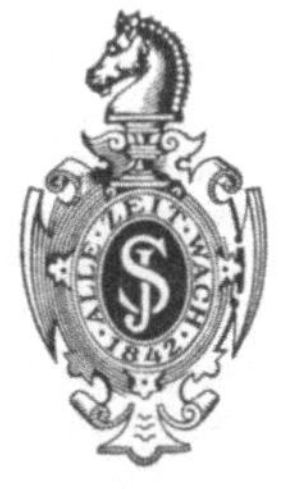

Springer-Verlag Berlin · Heidelberg · New York 1970

ISBN-13: 978-3-642-95197-8 e-ISBN-13: 978-3-642-95196-1
DOI: 10.1007/ 978-3-642-95196-1

Softcover reprint of the hardcover 1st edition 1970

Nachruf

Am 13. November 1968 verstarb im 75. Lebensjahr, überraschend für alle Mitarbeiter und Freunde des Deutschen Zentralkomitees zur Bekämpfung der Tuberkulose,

Herr Senatsdirektor i. R., Professor Dr. med. Erich Schröder

Der Verstorbene hat elf Jahre lang, von 1956 bis 1967, die Geschicke des Deutschen Zentralkomitees als dessen Präsident geleitet, mit dem Gipfelpunkt der Veranstaltung der XVIII. Internationalen Tuberkulosekonferenz 1965 in München. Ende 1967 ist SCHRÖDER von seinem Posten zurückgetreten. Das Deutsche Zentralkomitee zur Bekämpfung der Tuberkulose hat SCHRÖDER mit der Ernennung zum Ehrenpräsidenten, die Internationale Union gegen die Tuberkulose mit der Ernennung zum Ehrenmitglied gewürdigt. Erst in jüngster Zeit hatte SCHRÖDER sich aus dem Ort seiner erfolgreichsten Wirksamkeit, aus Berlin, in das Rheinland, seine eigentliche Heimat, zurückgezogen. Es war ihm nicht mehr vergönnt, dort im Kreise seiner Familie, nach einem Leben voll Arbeit und Leistungen als Sozialhygieniker, in der Rolle des Zuschauers das weitere Geschehen in seinen Fachgebieten mitzuerleben. Das Deutsche Zentralkomitee wird ihres verdienstvollen Präsidenten dankbar und in Ehren gedenken.

Im Namen des Präsidiums

Professor Dr. HEIN
Präsident

Med.-Dir. i. R. Dr. BEEH
Generalsekretär i. V.

Augsburg, im November 1968

schlägen gefunden. Wenn wir Herrn Kollegen KREUSER zum Ehrenmitglied ernannt haben, so wollte das Deutsche Zentralkomitee nicht nur den Menschen und Forscher und Tuberkulosearzt ehren, sondern auch dokumentieren, daß das DZK hinter den modernen Konzeptionen von Herrn KREUSER steht und betonen wie wichtig es ist, diese Ideen weiter prospektiv zu propagieren.

Das Jahrbuch 1967, um dessen Bearbeitung sich auch der inzwischen ausgeschiedene langjährige Mitarbeiter des DZK, Herr Medizinaldirektor a. D. Dr. BEEH, in dankenswerter Weise bemüht hat, gibt retrospektiv einen Überblick über die in den letzten Jahren beim DZK geleistete Arbeit, beschränkt sich mit den grundlegenden Ausführungen KREUSERS nicht nur auf die Berichtsperiode, sondern gibt ein Resümee der vielfältigen Bemühungen, bringt aber auch prospektiv Hinweise für die Arbeit des Deutschen Zentralkomitees, gegeben aus der großen Erfahrung des ausgeschiedenen Generalsekretärs, bringt aber auch seine Sorgen um die Weiterentwicklung der Tuberkulosebekämpfung wegen Verkennung der Situation in der Bundesrepublik zum Ausdruck.

Das Ausscheiden des Herrn Generalsekretärs Prof. Dr. KREUSER erfolgte zu einem Zeitpunkt, der eine Anpassung der Tuberkulosebekämpfung an die neue Problematik bei einer noch nicht genügend geklärten Situation in der Bundesrepublik verlangte. Die Ausführungen des Herrn Generalsekretärs erscheinen daher besonders beachtenswert und sind von den Nachfolgern dankbar begrüßt worden.

Zum neuen Generalsekretär wurde der Leitende Medizinaldirektor a. D., Herr Dr. F. JANIK, in der Mitgliederversammlung am 15.10.1968 mit Wirkung vom 1.1. 1969 in Baden-Baden gewählt und die Dienststelle des DZK am 1.4.1969 nach Hamburg verlegt.

Der Dank des Präsidenten gilt allen den Herren, die sich um die Bearbeitung der verschiedenen Themen in besonderer Weise verdient gemacht und selbstlos diese zusätzliche Arbeit auf sich genommen haben.

Das Jahrbuch repräsentiert diesmal nicht nur die zurückliegende Berichtszeit, sondern greift in das Jahr 1968 über und erörtert noch in der Amtsperiode des früheren Generalsekretärs, Herrn Prof. KREUSER, sich fortsetzende oder in ihr begonnene Arbeiten.

Finanzielle Rücksichten zwangen zu einer Kürzung der den früheren Ausgaben beigegebenen Statistiken. Dem letztredigierten Jahrbuch von Herrn Prof. Dr. KREUSER wünsche ich den gleichen Erfolg und die gleiche Beachtung, wie die früheren Bücher sie gefunden haben; es wäre zweifellos für den früheren Generalsekretär, Herrn Prof. Dr. KREUSER, und seine Mitarbeiter der schönste Dank, den abschließend auszusprechen, mir ein besonderes Anliegen ist. Dankbar darf ich auch anerkennen, daß Herr Prof. Dr. KREUSER sich für weitere Mitarbeit dem Deutschen Zentralkomitee zur Verfügung hält.

Hamburg, im Februar 1970 Professor Joachim HEIN

Vorwort

Das Vorwort zu diesem Jahrbuch sollte noch aus der Feder von Herrn Prof. Dr. SCHRÖDER stammen, da die Periode, über die das Jahrbuch vorwiegend berichtet, noch in die Zeit seiner Präsidentschaft fiel. Ein Unfall bedingte längere Krankheit und nach anschließender, scheinbarer Wiedergenesung verstarb Herr Prof. SCHRÖDER plötzlich am 13.11.1968, nachdem ihm in einer Feierstunde an seinem 75. Geburtstag am 2.5.1968 die Urkunde über seine Ernennung zum Ehrenpräsidenten überreicht werden konnte. Das Deutsche Zentralkomitee zur Bekämpfung der Tuberkulose trauert um seinen Ehrenpräsidenten, die IUAT um ihr Ehrenmitglied. Die zahlreichen Beileidsbezeugungen aus aller Welt zeigten, welches Ansehen der Verstorbene in der Welt genoß, ließen die herzlichen und freundschaftlichen Gefühle für ihn erkennen, aber auch, wie der anerkannte Sozialhygieniker weltweite Fäden wieder hatte knüpfen können. Zahlreiche Nachrufe würdigten sein Wirken auf den verschiedensten Wissensgebieten, ebenso wie seine Persönlichkeit.

Das Deutsche Zentralkomitee gedachte seiner in einem Nachruf, der nachstehend abgedruckt ist.

Die Vorbereitung des Jahrbuches lag wieder in den bewährten Händen des langjährigen Generalsekretärs, Herrn Prof. Dr. KREUSER, dem das DZK aufgrund einstimmigen Beschlusses der Mitgliederversammlung wegen seiner Verdienste als Sozialhygieniker auf allen Gebieten der Tuberkulosebekämpfung die Ehrenmitgliedschaft anläßlich seines 80. Geburtstages verlieh, nachdem er am 30.9.1968 aus dem Dienste des Deutschen Zentralkomitees geschieden war.

Die Urkunde wurde ihm anläßlich der Tagung der Deutschen Tuberkulosegesellschaft in Göttingen am 18. Oktober 1969 mit der folgenden Laudatio durch den Unterzeichneten überreicht:

Es sind am 1.11.1969 fünfzig Jahre her, daß Herr Kollege KREUSER das erste Mal Beziehungen mit dem Zentralkomitee bei einer Tagung in Berlin aufgenommen hat. Ein halbes Jahrhundert im Kampf gegen die Tuberkulose an vorderster Front und an den verschiedensten Stellen ist ein einmaliges Ereignis, besonders wenn man berücksichtigt, was er in dieser Zeit erlebt hat an Wandel in der Bekämpfung, in den staatlichen Formen, in der Art des therapeutischen Vorgehens und in den Möglichkeiten der Erkrankung. Nur seine umfassende Ausbildung als Pathologe, als Kliniker, als Hygieniker, als Amtsarzt und Fürsorgearzt und als Heilstättenarzt wie auch als Arzt in eigener Praxis, hat es ihm ermöglicht, dieses schwere Amt in diesen Zeiten des Umbruchs zu meistern. Wir wollen nicht vergessen, welche wesentlichen Anregungen für die Tuberkulosebekämpfung von ihm ausgegangen sind. Schon bei der Verabschiedung in Baden-Baden habe ich darauf hingewiesen, welch einmaliges Ereignis es darstellt, wenn jemand niemals gezwungen ist, etwas aus seinen Publikationen und Vorträgen zurückzuziehen oder anders darzustellen. Daraus geht hervor, daß er die Problematik der Tuberkulosebekämpfung immer richtig erkannt hat; leider hat er nicht immer den nötigen Widerhall mit seinen Vor-

Inhaltsverzeichnis

Seite

Einleitung. F. KREUSER, Winnenden 1

I. Die Geschäftsjahre 1966, 1967 und 1968. (Geschäftsbericht). F. KREUSER, Winnenden 7

II. Die Tätigkeit der Arbeitsausschüsse. F. KREUSER, Winnenden . . . 15

III. Stand der Tuberkulose-Bekämpfung im Bundesgebiet, in West-Berlin und in Mitteldeutschland 38

A. Epidemiologie der Tuberkulose 38

1. Bevölkerungsverhältnisse. K. BREU, Ludwigsburg 38
Zusammenfassung (Bevölkerungsverhältnisse) 43

2. Morbidität. K. BREU, Ludwigsburg 44
Einleitung 44
a) Bestand der an aktiver Tuberkulose Erkrankten (Prävalenz) . . 51
α) Bestand an Kranken mit aktiver Lungentuberkulose (Ia—Ic) . 53
β) Bestand an Kranken mit aktiver extrapulmonaler Tuberkulose (Id)*) 60
b) Bestand an Personen mit inaktiver Tuberkulose 60
α) Inaktive Lungentuberkulose (IIa) 60
β) Inaktive extrapulmonale Tuberkulose (IIb) 63
Zusammenfassung (Bestand an Tuberkulosekranken-Prävalenz) 63
c) Zugänge der an aktiver Tuberkulose Erkrankten (Inzidenz) . . 65
α) Bestätigte Zugänge an aktiver Lungentuberkulose (Ia—Ic) . . 67
β) Bestätigte Zugänge an aktiver extrapulmonaler Tuberkulose (Id) 75
γ) Übergangsfälle aus anderen statistischen Gruppen (transitive Fälle) 77
δ) Exponierte und exponiert gewesene Personen (IIc) 80
Zusammenfassung (Zugänge an aktiver Tuberkulose-Inzidenz) 82
d) Die Sarkoidosen 83
Zusammenfassung (Sarkoidosen) 86

3. Tuberkulose-Mortalität. K. BREU, Ludwigsburg 87
Zusammenfassung (Tuberkulose-Mortalität) 90

*) siehe auch Anhang

4. Die Tuberkulose in Mitteldeutschland. P. BEEH, München . . . 91

5. Tiertuberkulose. F. KREUSER, Winnenden 96

B. Stand der Abwehrmaßnahmen 103

1. Tuberkulosefürsorge 103

a) Tätigkeit der Tuberkulosefürsorgestellen. K. BREU, Ludwigsburg 103

b) Ausbau der Tuberkulosefürsorgestellen, K. BREU, Ludwigsburg 110

Zusammenfassung (Tätigkeit der Tuberkulosefürsorgestellen) . 113

c) Röntgenreihenuntersuchungen. H. U. ZUTZ, Bad Nauheim . 114

Zusammenfassung 118

d) Tuberkulinkataster und BCG-Schutzimpfung. P. BEEH, München 118

Prüfmethoden 126

Zusammenfassung 127

2. Heilbehandlung 129

a) Stationäre und ambulante Behandlung P. BEEH, München . . 129

Zusammenfassung (stationäre und ambulante Behandlung) . . 129

b) Tätigkeit der Träger der gesetzlichen Rentenversicherung auf dem Gebiete der Heilbehandlung. W. LUKAS, Frankfurt . . . 132

α) Anzahl der abgeschlossenen stationären Behandlungen wegen Tuberkulose (einschließlich Sarkoidose) 134

β) Ausgaben der Deutschen Rentenversicherung für stationäre Behandlung wegen Tuberkulose 147

γ) Altersgliederung der 1967 abgeschlossenen stationären Behandlungen wegen Tuberkulose und Vergleich mit den Altersgliederungen der Vorjahre 150

Begleiterkrankungen 154

Entlassungsform 156

Art der Behandlung 158

Behandlungserfolge 161

c) Tuberkulosefürsorge der Deutschen Bundesbahn. P. BEEH, München 170

d) Tuberkulosebekämpfung bei der Bundespost. P. BEEH, München 172

e) Heilbehandlung im Rahmen der Kriegsopferversorgung. P. BEEH, München 174

f) Tuberkulosebekämpfung im Bundesgrenzschutz 1966/67. P. BEEH, München 174

g) Tuberkulosebekämpfung in der Bundeswehr 1966/67. P. BEEH, München 178

h) Tuberkulosehilfe im Rahmen der Sozialhilfe C.P. SPAHN und E. DONATH, Bonn 180

IV. Die Tuberkulose im Ausland. G. NEUMANN, Stuttgart 193

A. Internationale Organisationen und Vergleiche 193

1. Internationale Union gegen die Tuberkulose 193

2. Weltgesundheitsorganisation (WHO) 194

3. Internationale Vergleiche 194

B. Die Tuberkulosesituation in den einzelnen Ländern 196

1. Großbritannien 196
2. Holland 197
3. Frankreich 198
4. Spanien 203
5. Italien 203
6. Schweiz 205
7. Österreich 206
8. Jugoslawien 208
9. Türkei 208
10. Ungarn 209
11. Tschechoslowakei 209
12. Polen 211
13. Rußland 211
14. Schweden 211
15. Norwegen 213
16. Dänemark 213
17. USA 214
18. Australien 215
19. Algerien 215
20. Sudan 216
21. Afrika südlich der Sahara 216
22. Indien 217

V. Schlußbemerkung 219

VI. Stand des Tuberkuloseproblems. P. BEEH, München 221

VII. Anhang 226

1. Haut- und Lymphknotentuberkulose 226

2. Die Haut- und Lymphknotentuberkulose. F. EHRING, Handorf . 227

Schrifttum 231

Ausführungsbestimmungen zum Franz-Redeker-Preis 232

Präsidium 234

Sachverzeichnis 235

Mitarbeiterverzeichnis

Dr. med. Paul BEEH, Medizinaldirektor i. R., *8000 München-Solln,* Krennerweg 24.

Dr. Karl BREU, Oberregierungsmedizinalrat, *7140 Ludwigsburg,* Walter-Pintus-Straße 30.

Prof. Dr. Joachim HEIN, Medizinaldirektor a. D., *2409 Sierksdorf Holst.,* Bergweg 30.

Prof. Dr. Fritz KREUSER, Obermedizinalrat a. D., *7057 Winnenden b. Stuttgart,* Palmer Straße 14

Dr. W. LUKAS, Obermedizinaldirektor, Landestuberkulosearzt, Landesverband zur Bekämpfung der Tuberkulose in Hessen, *6000 Frankfurt M.,* Städelstr. 28.

Privatdozent Medizinaldirektor Dr. Gerhard NEUMANN, *7000 Stuttgart 1,* Schickhardtstr. 35.

Ministerialrat Carl Peter SPAHN, Bundesministerium f. Jugend, Familie u. Gesundheit, *5300 Bonn 7,* Rheindorfer Str. 198.

Dr. med. H. Ulrich ZUTZ, Ministerialrat, Leiter der Röntgen-Schirmbildstelle der Landesärztekammer, *6350 Bad Nauheim,* Schwalheimer Str. 13, Postfach 161.

Einleitung

Im letzten Tuberkulose-Jahrbuch, Bd. 14, 1967 erschienen, wurde einleitend bemerkt, daß das Buch künftig nur noch alle 2 Jahre erscheine. Dies ist nicht unwidersprochen geblieben, und so hat das DZK, um dem offenbar bestehenden großen Bedürfnis nach statistischen Unterlagen einigermaßen abzuhelfen, einen kurzen Zwischenbericht "Die Tuberkulose 1965 und 1966" herausgebracht, der von sehr zahlreichen Ärzten und Behörden angefordert worden ist. Die Kritik daran, daß das Jahrbuch immer nur Zahlen bringt, die mindestens 2 Jahre zurückliegen, ist verständlich, dem Übelstand konnte aber bis jetzt nicht abgeholfen werden: Es müssen die offiziellen statistischen Berichte der Bundes- und Landesämter abgewartet werden, die ihrerseits wieder auf den Berichten der Regierungsbezirke und Kreise fußen. Das DZK hat keinerlei Weisungsbefugnis für irgendwelche Behörden. Das selbstverständliche Bestreben des DZK, den Kampf gegen die Tuberkulose "bundeseinheitlich" zu gestalten, obwohl er an sich Ländersache ist, kann nur durch Empfehlungen, Richtlinien, Merkblätter usw. gefördert werden. Die Erarbeitung dieser Verlautbarungen in stichhaltiger und wirksamer Form ist nach wie vor die Hauptaufgabe des DZK.

Die notwendige Planung, bzw. das Programm für die Tätigkeit des DZK ist in den letzten 2 Jahren in zahlreichen Ausschußsitzungen und in der "Programmkommission" ausgiebig diskutiert worden. Der Generalsekretär hat in einem Vortrag bei der Tagung des Bremischen Landesverbandes gegen die Tuberkulose am 11.5. 1968 die wesentlichen Punkte des Programms dargelegt (der Vortrag ist in Heft 10/1968 des Ärzteblattes von Baden-Württemberg erschienen). Im übrigen nahm der Präsident des DZK in der Präsidialsitzung am 20.6.1968 in Saarbrücken zu dem gesamten Fragenkomplex grundsätzlich Stellung und stellte ihm wichtig erscheinende Probleme besonders heraus, wie Feststellung der Durchseuchung, Ausweitung der vorhandenen bakteriologischen

Untersuchungsstellen, gezielte Therapie für Frisch- und Altfälle und andere Fragen mehr.

Die Verschiedenheit und Gegensätzlichkeit in den Ansichten der Mediziner ist bekannt. Folgendes ist hervorzuheben:

Infolge des starken Absinkens der Tuberkuloseerkrankungshäufigkeit im Kindesalter ist die generelle Neugeborenenschutzimpfung umstritten. Diese hätte zur Voraussetzung, daß die Krankheit gehäuft auftritt, daß sie besonders schwer verläuft und daß sie nicht heilbar ist. Alle drei Momente haben seit der Einführung der Chemotherapie zusammen mit dem Absinken der Erkrankungshäufigkeit bei der Tuberkulose an Bedeutung verloren. Die Schutzimpfung behält bei Gefährdeten, d.h. im unmittelbaren Umkreis der ansteckend Kranken, ihren vollen Wert; eine Durchimpfung der tuberkulinnegativen Jugendlichen vor Eintritt in das Erwerbsleben entspricht der derzeitigen Epidemielage. Eine Anregung zu dieser Maßnahme kann daher seitens des DZK gegeben werden.

Gleichzeitig wird nach wie vor die Durchführung der Röntgenreihenuntersuchungen als wichtige Maßnahme angesehen. Sie sollten jedoch ebenfalls auf eine einheitliche Basis im Bundesgebiet mit besonderer Berücksichtigung der höheren Altersstufen gestellt werden. Voraussetzung für zweckmäßige Anwendung beider Methoden ist die Anstellung von Tuberkulinkatastern, durch die sowohl die schutzzuimpfenden Personengruppen, nämlich die zu Beginn der Pubertät tuberkulinnegativen, als auch die für die Röntgenreihenuntersuchung vorzusehenden tuberkulinpositiven Jugendlichen herausgefunden werden können.

Es ist keineswegs überraschend, daß sich hinsichtlich der Methodik der Durchführung ausgedehnter Tuberkulinkataster Streitgespräche unter den Sachverständigen entwickelt haben. Das Ergebnis dürfte sein, daß man als Suchmethode nach wie vor die Salbenpflastermethode empfiehlt, wobei die Anwendung der "Tuberkulinsalbe S" bessere Erfolge verspricht als die bisher üblich gewesene Hamburger forte-Salbe. Dem Einwand der höheren Kosten der S-Salbe können die besser verwertbaren und schneller zu erzielenden Ergebnisse entgegengesetzt werden. Bei den in Band 14 erwähnten Großuntersuchungen in Nordhessen und Südniedersachsen hat sich die Verwendung des Jet-Injektors (Hyposprayapparat) sehr gut bewährt. Für Einzeltestungen kommt als zweckdienlichste Methode die Verwendung des Tubergen-Stempels (deutsche Modifikation des Tine-Testes) in Praxis und Fürsorge in Betracht, auch ein Tine-Test mit gereinigtem Tuberkulin soll angeblich angeboten werden; ist aber noch nicht auf dem Markt. Bei wissenschaftlich exakten Untersuchungen soll nach wie vor die zu stufende Intrakutanreaktion nach Mendel-Mantoux verwendet werden.

Es ist eine Forderung des DZK, daß die Anwendung der Tuberkulintestungen auch in der Praxis weit mehr Eingang als bisher findet; außerdem dürfte es hinsichtlich der quantitativen Auswertung der Tuberkulinreaktionen empfehlenswert sein, an die Durchführung von Reaktionskurven zu denken, da der Aussagewert einzelner Reaktionen immer mehr oder weniger zweifelhaft sein wird. Man darf in dieser Hinsicht die Verhältnisse in den Entwicklungsländern nicht ohne weiteres auf dieselbe Stufe stellen mit denen in Ländern, die seit Jahrzehnten schon eine erhebliche Tuberkulosedurchseuchung hinter sich haben.

Das Ergebnis des Tuberkulinkatasters soll ein Bild von der Durchseuchung unserer Bevölkerung liefern; er wird natürlich in Bereichen, in denen regelmäßig mit BCG schutzgeimpft wird, seine epidemiologische Bedeutung verlieren, was aber nicht als ausschlaggebender Faktor gegen die Anwendung der Schutzimpfung bewertet werden darf: Beide Methoden haben ihren berechtigten und der augenblicklichen epidemiologischen Lage entsprechenden Anwendungsbereich.

Mit der Durchführung der Röntgenreihenuntersuchungen wird auch künftig noch Jahr für Jahr eine nicht geringe Anzahl von "inapperzepten" Tuberkulosen entdeckt werden, die dadurch zu einer rechtzeitigen und damit individuell und seuchenhygienisch sich günstiger auswirkenden Behandlung kommen. Alle Aufzeichnungen des letzten Jahrzehnts deuten darauf hin, daß die dabei gefundenen frischen Tuberkuloseerkrankungen im Jugendlichenalter erheblich abnehmen, während die Zahl in den höheren Lebensaltern relativ konstant bleibt. Es handelt sich um die Konservierung alter Fälle in ein wesentlich höheres Lebensalter als früher, wozu noch die eigentlichen Alterstuberkulosen kommen, die infolge des Nachlassens der körperlichen Widerstandskraft erst im höheren Alter zum Ausbruch kommen. Daß gerade solche Erkrankungen nicht selten verkannt werden, steht fest. Außerdem sind in den höheren Lebensaltern auch andersartige Erkrankungen von Bedeutung, die mittels des Schirmbildverfahrens erkannt werden können. Es liegt also für die Fortsetzung der Reihenröntgenuntersuchungen ein allgemeines gesundheitliches Interesse vor. Um Kräfte und Mittel zu sparen, könnte man sich vorstellen, daß die Anregung zu regelmäßigen Kontrollen der Jugendlichengruppen von den Arbeitgebern ausgehen sollte, die ein eigenes Interesse daran haben, daß in ihren Betrieben keine Krankheitsübertragungen vorkommen, die dann im Sinne des Unfallversicherungsneuregelungsgesetzes als Arbeits- bzw. Dienstunfall bewertet werden könnten. Dafür müßten dann die älteren Jahrgänge, etwa vom 50. Lebensjahre ab, möglichst vollzählig und in wesentlich verkürzten Abständen der Untersuchung zugeführt werden. In Ländern mit gesetzlich geregelter Reihenröntgenuntersuchung ließe sich das bei einigem organisatorischem Geschick ohne Schwierigkeit in die Tat umsetzen. Die heute in einer Reihe von Ländern durchgeführte freiwillige Reihenuntersuchung, bei der es dem einzelnen weitgehend anheimgestellt wird, ob er teilnehmen will oder nicht, ist als äußerst lückenhaft zu bezeichnen. Das ist um so mehr zu bedauern, als auch in solchen Ländern meist gute technische Voraussetzungen und vorzügliche Fachkräfte zur Durchführung zur Verfügung stehen. Die Versuche in einigen Bundesländern, die Angelegenheit wie in Baden-Württemberg, Bayern, Niedersachsen und Schleswig-Holstein gesetzlich zu regeln, sind leider an Einwendungen verschiedener Art gescheitert, die nicht ohne Widerspruch geblieben sind.

Auf Röntgenreihenuntersuchungen wird aus den verschiedensten Gründen in den kommenden Jahren nicht zu verzichten sein, ihre Durchführung wird sich den neuen Gegebenheiten und Forderungen anpassen müssen.

Das Fach der Lungenheilkunde, das mit anderen Fächern, z.B. für die oberen Atemwege und für Herz-Kreislauferkrankungen, sehr innige Berührungspunkte hat, ist in den letzten Jahren, vor allem infolge des Ausbaues der Narkosemöglichkeiten auf chirurgischem Gebiet und der Chemotherapie im innermedizinischen Bereich so ausgebaut worden, daß es sinnvoll erscheint, die Behandlung der gesamten Lungenerkrankungen primär in Kliniken einzuleiten, denen alle zur Verfügung stehenden Untersuchungs- und Behandlungsmethoden geläufig sind (Mehrzweckkliniken). Nach wie vor betont das DZK den Vorrang der zuerst klinisch durchgeführten Behandlung der Tuberkulose aller Formen in den entwickelten Ländern und dann den bei den jetzt zahlreich niedergelassenen Lungenfachärzten möglichen unter Umständen auch kurzfristigen Übergang in die ambulante Behandlung. Wesentlich ist, daß in der Klinik der Behandlungsplan festgelegt wird, daß chirurgisch zu behandelnde Fälle ausgesondert werden, und daß Kranke, bei denen voraussichtlich nur durch längere Zeit dauernde stationäre Behandlung ein Erfolg erwertet werden kann, in Tuberkulosesanatorien untergebracht werden, in denen neben der eigentlichen Phthisiotherapie eine psychische Betreuung und für die Rehabilitation Möglichkeiten zu hinreichend gesicherter Berufsausbildung bestehen. Noch gilt der Satz, daß die Wiedereingliederung in Gesellschaft und Beruf mit dem ersten Behandlungstag beginnt.

Bei dieser Planung, die ebenfalls ein Teil der Konzeption des DZK ist, kann für die nächsten Jahrzehnte eine günstige Entwicklung sowohl der Art der Krankenversorgung als auch des Facharztwesens auf unserem Gebiet erreicht werden. Besondere Berücksichtigung bedarf dabei die Versorgung der dissozialen Kranken, deren nicht unerheblicher Anteil am gesamten Krankenbestand als eine Teilerscheinung der im ganzen Volk verbreiteten Genußsucht, insbesondere des Alkohol- und Nikotinmißbrauches, anzusehen ist. Die Erhaltung eines hochleistungsfähigen Stammes von Fachärzten in der Pneumologie setzt voraus, daß das Fach im Studienplan der medizinischen Fakultäten den gebührenden Platz einnimmt, und daß bei Fortbildungsveranstaltungen, die heute weitgehend in den Händen der Ärzteorganisationen liegen, Jahr für Jahr auch Fortbildungsgelegenheiten, möglichst in Fachanstalten am Krankenbett geschaffen werden.

In der B e l e h r u n g der B e v ö l k e r u n g sind seit vielen Jahren eine Reihe unserer Landesverbände mustergültig tätig, das gilt vor allem von Hessen und Niedersachsen. In Ländern, in denen derartige Verbände nicht bestehen, sollten sie entsprechend dem § 95 Abs. 2 des Sozialhilfegesetzes als "Arbeitsgemeinschaften" ins Leben gerufen werden.

Bei Berücksichtigung dieser Aufgaben, die in mehreren Sitzungen einer Programmkommission durchberaten worden sind, in denen auch jeweils 6 - 7 Vorsitzende der Arbeitsausschüsse vertreten gewesen sind, kann man weder von einer Stagnation der Tätigkeit des DZK sprechen noch von einer fehlenden Konzeption: Wir wissen genau, wo man im weiteren Kampf gegen die Tuberkulose angreifen muß. Aber wir stehen mitunter vor äußeren Schwierigkeiten, die teilweise in den verfassungsmäßigen Zuständigkeiten von Bund und Ländern, teilweise in den gegensätzlichen Auffassungen in fachlichen Kreisen gelegen sind und leider auch - das muß deutlich ausgesprochen werden - an dem nachlassenden Interesse, das der Tuberkulosebekämpfung in der öffentlichen Meinung und daher auch in Regierungsstellen entgegengebracht wird. Bis zu der wirtschaftlichen Flaute im Jahre 1967 waren Tätigkeit und Wirkung der Arbeit des DZK unbehindert, seither ist sie Auseinandersetzungen ausgesetzt, deren Inhalt oft einen recht wenig sachkundigen und damit störenden Einfluß auf die Gesamtleistung ausübt. Für den Arzt darf - und das gilt für die Gesamtleistung des DZK - eben nicht die finanzielle Überlegung, sondern seine Einsatzfreudigkeit und seine Erfindungskraft auf dem Gebiete des Gesundheitswesens das entscheidende sein.

I. Die Geschäftsjahre 1966, 1967 und 1968

Bei Beendigung der am 1.11.1960 übernommenen Tätigkeit als Generalsekretär wurde in der Sitzung des Präsidiums diesem und den Mitgliedern des Vereins am 14.10.1968 eine D e n k - s c h r i f t überreicht, in der nach Umschreibung des Aufgabengebietes die Forderungen zusammengefaßt worden sind, deren Erfüllung von Seiten der Mitglieder zu wünschen sind. Es soll damit zu erkennen gegeben werden, daß der Generalsekretär das Steuer nicht einem Nachfolger übergeben will, ohne daß dieser einen klaren Überblick über den bisher eingehaltenen Kurs hat.

Die vorgelegte Denkschrift endete mit der zusammenfassenden Feststellung: "Das Zentralkomitee ist kein Verein im Sinne einer auf ideeller Basis zu fördernden allgemeinen Gesundheitsaufgabe, sondern es ist d i e "beratende und begutachtende Instanz" für die förderativ organisierte Bundesrepublik. Deren Interesse, dabei an führender Stelle mit tätig zu sein, ergibt sich nicht zuletzt aus der Schaffung eines Bundesgesundheitsministeriums, dessen Tätigkeit sich mit der der einzelnen Landesregierungen konform vollziehen muß, wenn ein klar herauszustellendes Ziel in der Tuberkulosebekämpfung erreicht werden soll. Dieser Erkenntnis sollten auf finanziellem Gebiet auch die §§ 26 (2) und (4),sowie der § 64 a der Reichshaushaltsordnung nicht entgegenstehen, die beide auch eine Auslegung im Sinne der Fortführung der bisherigen Tätigkeit des Deutschen Zentralkomitees zulassen würden. Wenn das nicht geschieht, dann ist es allerdings völlig undenkbar, daß die Arbeit in bisheriger Form entsprechend der von Bund und Ländern mitbeschlossenen Satzung fortgesetzt wird. Vom Standpunkt der Sorge um eine zentral zu regelnde gesundheitliche Aufgabe wird es vielmehr für erforderlich gehalten, daß die seit 1966/67 vertretene Stellungnahme seitens des Gesundheitsministeriums, die allmählich auf die Stellungnahmen der Länderregierungen überzugreifen droht, geändert wird. Eine Schmälerung des Arbeitsgebietes und eine Verminderung der Leistungen des Zentralkomitees ist erst dann möglich, wenn Präsidium und Mitgliederversammlung als Organe des Vereins aufgrund der Ergebnisse wissenschaftlicher Erkenntnisse und der praktischen Erfahrung zu der Überzeugung gekommen sind, daß die Tuberkulose als verbreitete Volkskrankheit tatsächlich kein Gegenstand öffentlicher Maßnahmen mehr zu sein braucht. Daß dieses Ziel schon jetzt erreicht ist, wird niemand behaupten, daß es bei gemeinsamer Anstrengung erreicht werden kann, steht für den Sachkenner fest.

Die Geschäftsführung war seit 1967 gezwungen, sich in ihrer Haushaltsgebarung den herabgesetzten Einnahmen als Folge der Kürzung der Mitgliederbeiträge anzupassen. Es mußten eingreifende Maßnahmen durchgeführt werden: Der Beanstandung, daß die Ausgaben auf dem Gebiet der Personalbesoldung nicht im Verhältnis zu den Sachausgaben stehe, konnte entgegnet werden, daß bei dem jetzigen Einnahmeetat es noch nicht einmal möglich war, die vom Bundesrechnungshof im Jahre 1965 anerkannten Planstellen zu besetzen, weil der Sachetat sonst hätte so gekürzt werden müssen, daß die in der Mitgliederversammlung gemachte Beanstandung erst volle Berechtigung gehabt hätte. Die Leitung der Geschäftsstelle ist tatsächlich von 2 pensionierten Medizinalbeamten durchgeführt worden, wodurch allein eine Einsparung von nahezu 40.000,-- DM ermöglicht wurde.

Als weitere Maßnahme wurde, was auch von der Arbeitsgemeinschaft der Leitenden Medizinalbeamten - allerdings nachdem die Vereinfachung schon vorgenommen worden war - angesagt worden war, eine Vereinfachung auf dem Gebiet der Arbeitsausschüsse vorgenommen. Die Arbeitsausschüsse für Stationäre Behandlung und Chemotherapie, die für Kindertuberkulose und Impf- und Chemoprophylaxe, die für Gesetzgebung und Tuberkulose im Rahmen der Unfallversicherung wurden unter Verringerung der Gesamtzahl der Ausschußmitglieder unter Leitung der Herren Unholtz, R. W. Müller und Lederer in je einen Ausschuß zusammengezogen, die Unterausschüsse für die extrapulmonale Tuberkulose verschiedener Organsysteme wurden unter der Leitung von Herrn Kastert wieder in einen Ausschuß vereinigt, in den die Mitglieder je nach dem zu behandelnden Thema berufen werden. Die Fertigstellung von "Merkblättern" bedarf meist längerer Vorbereitungen. Diese wurden an kleinere Kommissionen vergeben, um dadurch Reisekosten etc. zu sparen.

Die anfangs erfolgversprechende Zusammenkunft der Tuberkulosereferenten der Länderregierungen hat sich leider nicht so bewährt, daß man aus ihren Ergebnissen praktische Folgerungen für die Tätigkeit der einzelnen Länder ablesen konnte. Die Gründe sind in den Sitzungen des Präsidiums erörtert worden. Es wurde daher beschlossen, eine Programmkommission zu schaffen, in der zu Beginn die Ansichten der in Wissenschaft und Praxis tätigen ärztlichen Hauptmitarbeiter des Zentralkomitees gehört werden, um danach die Möglichkeiten der Verwirklichung der zur Lösung anstehenden Programmforderungen mit den Hauptkostenträgern zu erörtern. Man ist dabei einerseits auf die durchaus mißverständliche Ansicht einiger Regierungen gestoßen, daß das Zentralkomitee eine Art Regie über Maßnahmen übernehmen wolle, deren Erledigung in die Zuständigkeit der Exekutive der Länderregierungen falle. In Wirklichkeit kann es in einem Bundesstaat nur darum gehen, daß unabdingbare Forderungen in eine einheitliche Form überführt werden, die entsprechend den Erfahrungen einzelner Länder vereinheitlicht werden können, so daß auch die Vorschläge des Zentralkomitees so abgefaßt werden können, daß sie auf die Verhältnisse jedes Bundeslandes zutreffen. Andererseits wurden viel zu rasche Entscheidungen vom Zentralkomitee erwartet in Fragen, in denen unter den Sachverständigen noch keine einheitliche Ansicht herrscht. Es wird daher notwendig sein, daß die Tätigkeit der Programmkommission erhalten bleibt und daß sie sich dabei der Mitarbeit der hier oft entscheidenden Kostenträger erfreuen kann. Nur dann sind von einer Planung wirkliche Erfolge zu erwarten. In den vom Generalsekretär dem Präsidium erstatteten Lageberichten ist dieser Standpunkt in den letzten Jahren wiederholt vertreten worden.

Schließlich konnte eine Einsparung durch die nur alle 2 Jahre erfolgende Herausgabe des Jahrbuches erzielt werden, die sich, wie schon in Badn 14 dargelegt worden ist, allerdings auch aus sachlichen Gründen empfohlen hat.

Eine Senkung des Betrages für die Ziffer 306 des Haushaltes "Unterstützung von Vorhaben zur Erprobung zweckmäßiger Methoden zur praktischen Bekämpfung der Tuberkulose" wurde vermieden, um für das Präsidium die Möglichkeit offen zu halten, gerade kleinere wissenschaftliche Bestrebungen durch Zuschüsse zu fördern. Die Aufgabe, groß angelegte Untersuchungen zu unterstützen und namentlich solche, die sich über Jahre hin erstrecken, fällt dagegen nicht in den Aufgabenbereich des Zentralkomitees. Solche Aufgaben können wohl angeregt, aber vom Zentralkomitee niemals finanziert werden. Die Beiträge an die Internationale Union, bei der die Mitarbeit auf gegenseitiger Grundlage vom Zentralkomitee aus Gründen der internationalen Verständigung und des Ansehens der deutschen Wissenschaft im Ausland gepflegt werden muß, haben sich entsprechend der Zunahme der Lebenshaltungskosten fortlaufend erhöht. Die Bundesrepublik konnte sich den Notwendigkeiten der Anforderungen der Union nicht verschließen. Umso bedauerlicher ist es allerdings, daß die an die Mitglieder des Zentralkomitees gerichtete Bitte, doch auch ihrerseits die im Inland gesteigerten Lebenshaltungskosten zu berücksichtigen und dementsprechend wenigstens ihre Beiträge in bisheriger Höhe aufrecht zu halten, aus Gründen unberücksichtigt geblieben sind, die nur mit der Handhabung der Finanzgebarung, nicht aber mit medizinischen bzw. sozialhygienischen Gründen belegt werden konnten. Um die Lage in einigen Zahlen aufzuzeigen, sei angeführt, daß die Bundesregierung ihren Beitrag um rund 20 % gesenkt hat, und daß einem Einnahmesoll seitens der Bundesländer von 125.000,-- DM 1967 ein Einnahme-Ist von 113.000,-- DM gegenüber gestanden hat. Trotz dieser ungünstigen Lage sind in der Geschäftsstelle die Arbeiten im ganzen nach Umfang und Inhalt ebenso durchgeführt worden wie in den Vorjahren. Dies war nur mit dem tatkräftigen Einsatz aller Beteiligten, oft mit Zusatz- und Überstundenarbeit zu bewältigen und mit der vertrauensvollen Zusammenarbeit der Mitglieder der Arbeitsausschüsse, die zum großen Teil für ihre Mitarbeit viel Zeit aufwenden und sicher manches materielle Opfer bringen mußten.

Durch eine G e s c h ä f t s o r d n u n g wurde im Laufe der letzten Jahre auch der interne Ablauf der Zusammenarbeit geregelt, wobei merkwürdigerweise Forderungen an die Geschäftsführung gestellt worden sind, die mit dem zur Verfügung stehenden Personal überhaupt nicht zu erfüllen waren. Es ist das ein Beispiel dafür, in welcher bedenklichen Paragraphenabhängigkeit wir uns allmählich bewegen, denn die praktische Arbeit hat sich vor und nach dem Erlaß der Geschäftsordnung genau in denselben Bahnen vollzogen und wurde von den prüfenden Instanzen als völlig korrekt anerkannt.

Im Personalstand der Leitung des Zentralkomitees sind folgende Änderungen eingetreten: Anstelle des mit dem 1.11.1967 von seinem Posten zurückgetretenen Präsidenten, Herrn Professor Dr. Schröder - Berlin, wurde Herr Professor Dr. Hein - Sierksdorf, früher Tönsheide, zum Präsidenten gewählt. Die Mitgliederversammlung hat aus diesem Anlaß beschlossen, Herrn Schröder zum Ehrenpräsidenten zu wählen. Dieser wurde anläßlich seines 75. Geburtstages in einer kleinen Feier in Freiburg durch seinen Nachfolger nach Persönlichkeit und Lebensarbeit im öffentlichen Gesundheitsdienst eingehend gewürdigt. Der Generalsekretär, Professor Dr. Kreuser, ist mit dem 30.9.1968 ausgeschieden, an seiner Stelle wurde Herr Ltd. Med. Dir. i.R. Janik - Hamburg gewählt, der mit dem 1.1.1969 das Amt übernehmen will. Mit dem 1.4.1966 ist Frau Dr. Kayser nach langjähriger Tätigkeit als wissenschaftliche Mitarbeiterin ausgeschieden, ihre Tätigkeit wurde vom Präsidenten anläßlich des Deutschen Tuberkulosekongresses in Mainz öffentlich gewürdigt.

Durch die Neuwahl eines Generalsekretärs mit Wohnsitz in Hamburg wird die Verlegung der Dienststelle nach Hamburg erforderlich werden. Allen denen, die in Augsburg mit und für das Zentralkomitee gearbeitet haben, fällt der Abschied von der alten Reichsstadt nicht leicht, zumal dort auch sehr bewährte Mitarbeiter zurückgelassen werden müssen. Die Geschäftsführung hat allen Grund, für die Tätigkeit in Augsburg ganz besonders Herrn Med.Dir. i.R. Dr. Beeh und dem Ehepaar Lauenroth für ihren stets freudigen und ungemein gewissenhaften Einsatz zu danken, und den übrigen ebenfalls mehrjährigen Mitarbeitern das Beste für ihre Zukunft zu wünschen.

1968 wurde Herr Direktor i.R. Dr. med. h.c. S c h u l t-z e - R h o n h o f, der langjährige Vizepräsident und in juristischen Fragen so wertvolle Ratgeber, und Herr Professor Dr. B r ü g g e r nach 40 jähriger mustergültiger Gestaltung der Kinderheilstätte in Wangen in den kleinen, aber besonders würdigen Kreis der Ehrenmitglieder aufgenommen.

Mit dem Franz R e d e k e r - Preis wurden 1966 die Herren Dr. L u k a s - Frankfurt, Privatdozent Dr. K u n t z - Gießen und Dr. med. vet. B e e r w e r t h - Münster ausgezeichnet. Die Themen lauteten: "Was leistet die stationäre Behandlung bei der Bekämpfung der Tuberkulose ?"; "Die Pleuritis exsudativa, ihre Differentialdiagnose, Klinik und sozialhygienische Bedeutung" und "Das Vorkommen von Mykobakterien im Kot der Haustiere, ihre Züchtung und epizootologische Bedeutung."

Im Jahre 1967 wurden die Arbeiten von Dozent Dr. J u n g - Pasewalk "12 Jahre Bekämpfung der Hauttuberkulose im Landbezirk Neubrandenburg, eine sozialhygienische Aufgabenstellung"; von Obermedizinalrat Dr. K e r n t k e - Stuttgart "Tuberkulose und Alkohol, der störende Einfluß des Alkoholmißbrauchs auf die stationäre Behandlung und Vorschläge zu seiner Überwindung" und von cand. med. S c h u n t e r - Ravensburg "Die Erfassung von Infektionen mit atypischen Mykobakterien durch simultane Hautteste bei Tuberkulosekranken und ihre Bewertung für die Humanmedizin" als preiswürdig befunden.

1968 sind die Preise an die Herren

Ltd. Med.-Dir. Dr. C.D. B l o e d n e r für "Zur Frage der Altersdiagnostik tuberkulöser Lungenveränderungen im Röntgenbild Erwachsener";

Priv. Doz. OMDir. Dr. R. H o p p e für "Die sozialhygienische und therapeutische Situation Lungentuberkulöser";

Dir. Dr. J e n s e n für "Tuberkulose als Berufskrankheit" vergeben worden.

Von engeren Mitarbeitern hat das Deutsche Zentralkomitee die Herren Med. Dir. Dr. E f f e n b e r g e r - Warburg, Professor Dr. K i k u t h - Düsseldorf und Lungenfacharzt Dr. P.P. S c h n e i d e r - Kassel, ferner das Ehrenmitglied Chefarzt i.R. Dr. B o c c h a l l i - Kassel durch den Tod verloren. Alle 4 Herren waren auf ihrem Tätigkeitsgebiet besonders eifrige Mitarbeiter, B o c c h a l l i besonders als gewissenhafter Registrator der in der Geschichte der deutschen Tuberkulosebekämpfung tätig gewesenen Vorkämpfer und Forscher.

In die Berichtszeit fielen wieder zahlreiche fachlich interessierende Tagungen:

In der XIX. Internationalen Tuberkulosekonferenz 1967 in Amsterdam wurden zeitnahe Probleme verhandelt: Die BCG-Schutzimpfung, die in Entwicklungsländern eine erheblich größere Rolle spielt als in Europa und Nordamerika; tuberkulöse Epidemien, die gerade in Ländern mit weitgehender Beherrschung der Seuche gelegentlich als explosive Ausbrüche beobachtet werden; die Bedeutung des Röntgenverfahrens bei der Erkennung von Lungenerkrankungen; das Suchen und Auffinden von Tuberkulosebakterien und schließlich die Frage, ob das "Tuberkuloseprogramm spezialisiert oder integriert sein soll" (vgl. N e u m a n n, Praxis der Pneumologie 1968, H. 6). Leider waren gerade zu diesen wichtigen Hauptthemen keine Redner aus Deutschland aufgefordert worden.

Die in den Berichtsraum fallenden beiden deutschen Kongresse in Mainz und in Baden-Baden hatten je einen Tag für Probleme des DZK zur Verfügung gestellt, in Mainz über die epidemiologische Lage und über die Erfolge der stationären Behandlung vor allem im Hinblick auf die ärztlichen Erziehungsaufgaben der Kranken, die infolge der günstigen Prognose und der einfach durchzuführenden Chemotherapie an die Sanatoriumsärzte und das Personal immer schwieriger zu lösende Aufgaben stellen. Die Themen in Baden-Baden schlossen sich unmittelbar an, indem über das Problem des chronisch kranken Tuberkulösen vom Standpunkt der Fürsorge, der Klinik, der Praxis und der Nachfürsorge zu berichten war. Ferner wurde versucht, die zum Leitthema dieses Bandes gemachte Klärung der Fragen von Berufserkrankungen bei Tuberkulose bzw. des Vorliegens eines Arbeits- oder Dienstunfalls von Seiten der Versicherungsträger und der Ärzte herbeizuführen.

Von weiteren inländischen Tagungen wurden vom Generalsekretariat Veranstaltungen der süddeutschen, der südwestdeutschen, der nordrhein-westfälischen und der norddeutschen Gesellschaften besucht, in denen sich jeweils Gelegenheit dazu geboten hat, zu verschiedenen Themen seitens des Zentralkomitees Stellung zu nehmen. Außerdem ist gerade diesen Zusammenkünften ein besserer Konnex mit den Kollegen in den verschiedenen deutschen Ländern zu danken. Über die Grenzen hinaus wurde der Zusammenhalt in erster Linie mit der schweizer Vereinigung gegen die Tuberkulose und mit der österreichischen Gesellschaft gepflegt. Ein südostdeutscher Kongreß in Pressburg 1967, an dem sich vor allem die Tschechoslowakei, Ungarn, Jugoslawien und Österreich beteiligt haben, und der Deutsch als Verhandlungssprache hatte, war auch aus der Bundesrepublik gut besucht worden. Darüber hinaus sind an verschiedenen Orten, z.B. in Gauting (Dozent Dr. Blaha) und in Wangen/Allg. (Professor Dr. Brügger) interessante und gut besuchte Fortbildungsveranstaltungen abgehalten worden. Über das Thema "Unterricht für Medizinstudierende auf dem Gebiet der Pneumologie einschließlich der Tuberkulose" wurden Verhandlungen mit den medizinischen Fakultäten in Aussicht genommen. Die Ärztekammern wurden gebeten, in ihre Fortbildungsprogramme fortlaufend Themen der Lungenheilkunde aufzunehmen, da zur Zeit eine gewisse Gefahr besteht, daß die Tuberkulose in der Allgemeinpraxis infolge des Abwanderns der Kranken in die Fachpraxis und infolge des seltener Werdens frischer Erkrankungen bei Kindern und jugendlichen Personen zu leicht in Vergessenheit gerät.

Aus dem kurzen Überblick über die Leistungen des Zentralkomitees ist zu erkennen, daß die bisherige Arbeit in irgend einer Form fortzusetzen ist, wenn man sich nicht vorwerfen lassen will, daß das Heimatland von Robert Koch und Conrad Röntgen im richtigen Augenblick den Anschluß verpaßt habe.

II. Die Tätigkeit der Arbeitsausschüsse

Bei der augenblicklichen Tuberkuloselage ist es nicht erstaunlich, daß die Arbeitsausschüsse in ihren Arbeiten in erster Linie von Gesichtspunkten der Epidemiologie ausgehen mußten. Unter der Leitung von Medizinaldirektor Dr. N e u - m a n n - Stuttgart hat sich dessen Arbeitsausschuß für Statistik und Epidemiologie sowohl mit den mathematischen Unterlagen einer korrekten medizinischen Statistikführung als auch mit den Fragen der praktischen Tätigkeit, namentlich soweit sie die Tuberkulosefürsorgestellen betrifft, befaßt. In seinem Referat über die Ursachen der Mißerfolge in der stationären Behandlung der offenen Lungentuberkulose (Kongreß Baden-Baden 1968) kommt N e u m a n n zu dem Ergebnis, "daß das Ausmaß der Erfolge, die Grenzen des unter Routinebedingungen Erreichbaren, sich plastisch abzeichne. Lebensalter, Geschlecht und Ausdehnung des Befundes spielen in der Alltagspraxis immer noch eine gewisse, das Resultat beeinträchtigende Rolle. Die verbesserten Früherfolge der stationären Behandlung lassen, da praktisch alle ansteckungsfähigen Zugänge dieser Behandlung zugeführt werden, einen gedämpften Optimismus zu. Mit zahlenmäßigem Rückgang der Erkrankung wird das Gewicht jedes einzelnen Versagers immer schwerer. Es wäre töricht, anzunehmen, daß allein die M ö g l i c h k e i t, e i n O p t i m u m z u e r r e i c h e n, genügt, um den Erfolg in j e d e m Fall zu garantieren. Das Gesamtbild der Tuberkulose, ebenso wie die Erfolgsstatistik, wird auf Jahre hinaus noch durch die alte Last, die unbehandelten oder anbehandelten Prozesse, beeinflußt werden und das Endresultat beeinträchtigen." - Da wir wissen und Jahr für Jahr nachweisen, wie viele von den "geschlossenen" Lungentuberkulosen zu offenen werden, gelten die Ergebnisse von N e u m a n n praktisch für j e d e Form von Lungentuberkulose, also auch die geschlossene. Damit ist die e i n e Basis des Ausgangspunktes für die Bekämpfung gegeben, wie dies H e i n schon 1961 beweiskräftig gefordert hat: Sorgfältigste

Diagnose, optimale Therapie, exakte Überwachung und Nachfürsorge. Die andere ist die Methodik der Feststellung der Erkrankten und der von ihnen ausgehenden Ausbreitungsgefahr. Auf die zahlreichen statistischen Veröffentlichungen zum Tuberkuloseproblem sei anhand des Berichtes von Neumann besonders verwiesen.

Die Verhandlungen des Arbeitsausschusses für Statistik und Epidemiologie zeigen die enge Verbundenheit mit den Arbeiten des Ausschusses für Tuberkulosefürsorge (ORMR Dr. Breu) auf. Wenn früher die Tuberkulosefürsorge dem niedergelassenen Arzt häufig als eine wenig sympathische Aufpasserinstanz erschienen ist, so hat sich stattdessen eine durchaus erfreuliche Zusammenarbeit entwickelt. Die historisch gewordene Stellung einer in der Hauptsache diagnostisch beratenden Untersuchungsstelle ist allmählich zu der einer die Maßnahmen des niedergelassenen Arztes unterstützenden Organisation geworden. Sie soll ihm, vor allem dem Facharzt für Lungenkrankheiten, helfen, die an Tuberkulose Erkrankten zur Konsequenz ihrer Behandlung und zur Beachtung sozialhygienischer Forderungen anzuhalten.

Selbst in der Frage der Früherkennung der Lungentuberkulose mittels des Röntgenschirmbildverfahrens sind die Gegenstimmen seltener geworden, seit man erkannt hat, wie wichtig dieses Verfahren nicht allein hinsichtlich der Auffindung der Lungentuberkulose ist, sondern auch der Früherkennung von andersartigen, unspezifischen Erkrankungen an den Brustkorborganen: Die Reihenröntgenuntersuchungen sind auf dem Wege, eine bedeutende allgemein vorbeugende Gesundheitsmaßnahme zu werden. Die Tuberkulosefürsorge hat die Aufgabe, alle Methoden zu fördern, die zur Frühfeststellung von Erkrankungen führen, dazu gehören die RRU und "zentrifugal" die Ermittlung des Kreises der infizierten Personen. Das geschieht automatisch seit Jahrzehnten im Rahmen der Umgebungsuntersuchungen und neuerdings als mehr generelle Maßnahme in der Form von Tuberkulinkatastern, die unter anderem auch den Weg vom Angesteckten zum Kranken aufzeigen sollen. Eine Reihe von Fürsorgeärzten haben sich im Berichtsraum zur Verfügung gestellt, um - teilweise mit finanzieller Unterstützung des DZK - in ihrem Bereich durch Versuche mit verschiedenen Methoden der Tuberkulinanwendung sich darüber zu orientieren, welchen Kurvenverlauf die Durchseuchung der Bevölkerung in der Zeit seit Beendigung des zweiten Weltkrieges genommen hat, und mit welcher Methode voraussichtlich die besten und wirtschaftlich tragbarsten Erfolge erzielt werden können.

Daneben hat der Fürsorgeausschuß sich zusammen mit dem Statistikausschuß bemüht, die dringend gebotenen bessernden Maßnahmen in der Tuberkulosemorbiditätsstatistik zu ergänzen und vor allem für das Bundesgebiet zu verallgemeinern. Man leidet in der Bundesrepublik darunter, daß durch die sonst sicher bewährte Länderzuständigkeit im Gesundheitswesen die unbedingt erforderliche Einheit der Statistikführung nicht erreicht werden kann. B r e u und N e u m a n n haben sich intensiv bemüht, hier Wandel zu schaffen. Die Länder Hamburg, Rheinland-Pfalz, Saarland und Baden-Württemberg haben eine vorbildliche neue Statistikführung eingeführt, die es ermöglicht, daß sowohl jedes Gesundheitsamt als auch das zuständige statistische Landesamt eine Krankenkartei führt, die vom statistischen Amt jeweils mit dem Lochkartensystem zum Jahresschluß ausgewertet werden kann. N e u m a n n berichtet darüber: "Das Schwergewicht der statistischen Arbeit durch die Gesundheitsämter verlagert sich in diesen Ländern von der Erstellung der Statistik auf die Erfassung des Einzelfalles. Die von beiden Arbeitsausschüssen beschlossenen Richtlinien haben dabei die Forderung erhoben, daß in Übereinstimmung mit der internationalen Bezeichnung die Statistikgruppe Ib in Wegfall kommen soll. Diese Forderung ist beim DZK seit 1951 umstritten, sie ist aber jetzt zweifellos durchaus berechtigt; gewisse Forderungen, wie Intensivierung der bakteriologischen Untersuchung, müssen aber erfüllt sein, um eine summarische Verlagerung in andere Gruppen zu vermeiden. Auf die durch die Führung der Gruppe Ib entstandenen Mißverständnisse bzw. Fehlbeurteilungen ist in den Jahrbüchern wiederholt hingewiesen worden. Des weiteren sind künftig die "Zuzüge" aller Art nicht mehr unter den "Zugängen" mit zu erfassen, sondern lediglich bei der Berechnung des neuen Bestandes zu berücksichtigen." Ferner gilt künftig die Bestimmung, daß nur bestätigte Fälle in die Statistik aufzunehmen sind. B r e u hat die seit 1.1.1966 gültigen Richtlinien für die Führung der Statistik in leicht verständlicher Form in H. 1 des "Öffentlichen Gesundheitsdienstes" 1966 für alle Mitarbeiter erläutert. Das DZK hofft damit einen nicht unwesentlichen Fortschritt zur Förderung und Vereinheitlichung der Tuberkulosemorbiditätsstatistik erzielt zu haben. Wie Dr. G e i d e l von der Universität Stuttgart - Hohenheim im Ausschuß dargelegt hat (Bundesgesundheitsblatt 1968 Nr. 6), dient die Statistik in der Biologie als Hilfswissenschaft, wobei man aber von der Voraussetzung ausgehen muß, daß die Gewinnung des "Urmaterials" einigermaßen einheitlich und zuverlässig erfolgt, was bisher vielfach nicht der Fall gewesen ist. Der Arbeitsausschuß für Tuberkulosefürsorge hat 1968 ferner das "B r a e u n i n g'sche Merkblatt zur Früherkennung der Lungentuberkulose" in neuzeitlicher Fassung, besonders für die niedergelassene Gesamtärzteschaft, herausgebracht.

Zahnradmäßig greift die Arbeit des Fürsorgeausschusses in die des Arbeitsausschusses für Kindertuberkulose und Impf- und Chemoprophylaxe (Vorsitz Professor R.W. M ü l l e r): Die vorbeugende Fürsorge im Kindesalter hat sich gerade in den beiden Nachkriegsepidemien durchaus bewährt. Der alte Satz von I c k e r t, daß die BCG-Schutzimpfung in derartigen Katastrophenlagen unbedingt zu fordern ist, kann dahin erweitert werden, daß sie sich auch längere Zeit in Gebieten empfehlen kann, in denen sie infolge eines starken Bevölkerungswachstums oder unübersichtlicher Bevölkerungsbewegungen (Flüchtlingsproblem) von Nutzen sein kann. Im übrigen muß sich aber diese vorbeugende Methode ganz an die epidemiologischen Vorgänge anschließen, die eben besagen, daß die gesicherten Erkrankungs- und Sterblichkeitszahlen im Kindesalter eine weitgehende Impfprophylaxe zu erübrigen scheinen. Sie muß dort aufrecht erhalten werden, wo die Garantie dafür fehlt, daß man mit andersartigen, vor allem besseren Methoden nicht zum Ziele kommt.

Die an ihre Stelle zu setzende Chemoprophylaxe mit INH als Gesamtvorbeugungsmethode müßte erst erprobt sein. Gegen diese Methode können nicht unerhebliche Bedenken angewendet werden, wenn ihre Anwendung in Einzelfällen auch, z.B. bei frischen

Konvertoren in der Umgebung von exponiert gewesenen Kindern und unter klinischer Aufsicht, sicher angebracht sein wird. Im übrigen steht im Rahmen der Bekämpfung der Kindertuberkulose die Forderung der Früherkennung und der folgenden fachgerechten Frühbehandlung ebenso wie beim Erwachsenen im Vordergrund. In diesem Zusammenhang hat der Arbeitsausschuß 1968 in einer Sitzung die Herausgabe eines für alle Ärzte gültigen Merkblattes über die Anwendung der Tuberkulinreaktion beschlossen. Trotz der vielfachen seit Jahrzehnten betriebenen Werbung für den Gedanken der vermehrten Anwendung der diagnostischen Tuberkulinproben, vor allem durch Kleinschmidt und seine Schule, ist die Kenntnis von der Bedeutung dieser Probe und den zur Verfügung stehenden praktischen Durchführungsmethoden eine Art "Privatwissenschaft" der Kinderärzte geblieben; eine für die Praxis brauchbare "Richtlinie" befindet sich seitens des DZK in Bearbeitung. Die weitere Forderung, daß man mittels Anstellung von Volkstuberkulinkatastern den Durchseuchungsgrad in unserer Bevölkerung feststellen sollte, ist in "Feldversuchen" weitgehend in die Praxis umgesetzt worden. Es geht in der Hauptsache darum, zu erfahren, in welchem Lebensalter die Infektion erfolgt. Eine Hauptquelle dieser Infektionen, nämlich die durch kranke Viehbestände und verseuchte Nahrungsmittel, ist mit Sicherheit ganz in den Hintergrund getreten. Die Gesamtergebnisse des Durchschnitts der Durchseuchung im Kindesalter sprechen dafür, daß mit Schulbeginn 2 bis 9 % der Kinder, mit der Schulentlassung 7 bis 20 % auf irgend einem Wege mit Tuberkulose angesteckt worden sind. Bei diesen Erhebungen ist es in Übereinstimmung mit den Feststellungen von Freerksen (Symposium in Borstel, 20./21.10.1966) gleichgültig, ob die einmalige Reaktion schwach oder stark ist, sondern nur ob sie positiv oder negativ ist. Die Stärke der Reaktion kann nicht allein nach der Ansicht beurteilt werden, daß ein stark reagierendes Kind erheblich mehr krankheitsgefährdet sei als das schwach reagierende. Die Reaktion kann erst im Beginn stehen, oder sie kann schon wieder im Abklingen sein; außerdem gibt es mit Bestimmtheit individuelle Schwankungen der Allergisierbarkeit, die keinen sicheren Schluß auf die zu stellende Prognose zulassen. Im Rahmen einer wissenschaftlichen Forschung bzw. in der Aufzeichnung von Tuberkulinreaktionskurven mag die Stärke der Einzelreaktion interessant sein, als einmalige Probe ist sie hinsichtlich der augenblicklichen gesamten Krankheitsprognose aber entgegen gewissen internationalen Meinungen für unser Tätigkeitsgebiet von nachgeordneter Bedeutung.

Bei der Tätigkeit des Arbeitsausschusses für Kindertuberkulose und Impf- und Chemoprophylaxe muß ein Blick auf den Stand der Therapie geworfen werden. Zu ihrer Einleitung spielt in der Diagnostik der intrathorakalen Tuberkulose des Kindes die Bronchoskopie, u.U. die Bronchographie, heute eine große Rolle. Daß man im übrigen auch im Kindesalter nicht ganz selten mit operativen Methoden Erfolg haben kann, haben vornehmlich Brügger (Jahresberichte der Caritaskinderheilstätte Wangen) und seine Schule bewiesen. Jedenfalls kann die Medizin es sich zur Ehre anrechnen, daß mit den jetzt zur Verfügung stehenden Mitteln die Tuberkulose des Kindes bei rechtzeitiger Erkennung praktisch in fast allen Fällen ausgeheilt werden kann. Dieser Umstand verlangt, daß man mehr als ehedem um das weitere Ergehen der Kinder besorgt sein muß. Auch auf diesem Gebiet hat Brügger in seiner Heilstätte Vorbildliches geleistet, indem er neben der Durchführung einer geordneten Schulfortbildung auch frühzeitig und weitgehend für die Beschäftigung und Erziehung seiner Patienten im Sinne einer körperlich-seelischen Betreuung gesorgt hat. - Beim Überblick über die gesamten Verhältnisse im Bereich der Kindertuberkulose kann man sagen, daß Forschung und Praxis durch ein glückliches Hand-in-Hand-Arbeiten Probleme gelöst haben, bei denen wir im Erwachsenenalter teilweise noch im Beginn stehen. Wenn Hein (München) in einem groß angelegten Überblick über die Aufgaben des öffentlichen Gesundheitswesens in Bayern (Bayr. Ärzteblatt, 23. Jahrg., H. 2) betont, daß die Integration der Prävention, der kurativen Medizin und der Rehabilitation sich immer deutlicher abzeichnet, so trifft das gerade für das Gebiet der Kindertuberkulose besonders zu.

Wie sieht das nun bei der Erwachsenentuberkulose aus? Der Arbeitsausschuß für stationäre und ambulante Tuberkulose und Studententuberkulose (Vorsitz Leitender Med. Dir. Dr. Lorbacher) hat in seiner Tätigkeit mit der Einführung der

Chemotherapie immer mehr an Bedeutung gewonnen. Nicht nur die Art der Behandlung, innermedizinisch oder chirurgisch, kurzfristig oder langfristig, stationär oder ambulant, hat im Wandel der Zeit fortlaufend wechselnde Stellungnahmen erfordert, sondern auch Fragen der sozialen Betreuung, der Art der Unterbringung und vor allem des Überganges in die Rehabilitationsphase. Diese Probleme können allein vom ärztlichen Standpunkt nicht mehr gelöst werden, es bedarf hierzu der aktiven Mitarbeit der Kostenträger. L o r b a c h e r hebt in seinem Bericht hervor, daß sich in den letzten Jahren verschiedene Kostenträger zum Schließen teilweise renommierter Heilstätten und Tuberkulosekliniken entschlossen haben, so daß über die Art der künftigen Planung dringend beraten werden mußte. Hierzu war die Zuziehung von Vertretern der Kostenträger unerläßlich, damit Übereinstimmung zwischen den medizinisch zu stellenden Forderungen und den vom Kostenträger aus gesehenen Möglichkeiten geschaffen werden konnte. Die Schließung von Tuberkulosekrankenanstalten hat zunächst ihre Ursache darin, daß die Zahl der Neuerkrankungen, wenn auch langsam, abnimmt, und daß eine nicht zu unterschätzende Neigung zur Durchführung der ambulanten Therapie besteht. Dazu kommen die Komplikationen der Versorgung der Tuberkulosekranken im höheren Lebensalter und die der dissozialen Patienten. Diese Fragen sind sowohl im Präsidialbeirat am 30.3.1966, als vor allem auch als Hauptthema beim Deutschen Tuberkulosekongreß in Mainz 1966 eingehend besprochen worden. F o r s c h b a c h - Überruh hat hierzu ein grundlegendes Referat erstattet, in dem er neben Fragen der allgemeinen stationären Behandlung Tuberkulosekranker besonders auch auf die Dissozialen hingewiesen hat, bei denen es sich vorwiegend um Alkoholiker handelt. Für diesen Patientenkreis fordert er geschlossene oder offene, nach dem Prinzip der Trinkerheilstätten geführte Abteilungen. Dabei soll die Zusammenarbeit mit Psychiatern und Psychotherapeuten intensiviert werden, um die Behandlung der Kranken zu erleichtern und die Kenntnisse der Lungenärzte auf diesem Gebiet zu erweitern. "Der persönliche Einsatz muß täglich mit Energie, Distanz, Toleranz und Humor eine mittlere Linie suchen zwischen allzugroßer Nachsicht gegen den Kranken, die schließlich zur Rücksichtslosigkeit gegen das Personal wird, und allzu strengem

Reglement, das die Patienten aus dem Hause treibt." Für eigentlich "Asoziale", das heißt dem Gros der nicht wieder in Beruf und Gesellschaft einzugliedernden Offentuberkulösen hat das Land Bayern in Parsberg (Med. Dir. Dr. L a w r e n z) eine in jeder Hinsicht mustergültige Absonderungsheilstätte geschaffen. Dort wird unter strenger Abstinenz von Alkohol und Nikotingebrauch eine vollkommen kunstgerechte Therapie betrieben, um zunächst einmal die Entseuchung der eingewiesenen Kranken zu erreichen. Wie weit der Optimismus berechtigt ist, daß die Kranken im Falle des Verlustes der Bakterienausscheidung wieder resozialisiert werden können, muß die Zukunft lehren; jedenfalls haben die Versicherungsträger in Bayern für den Kreis ihrer Patienten zugesagt, die erforderliche Heilbehandlung nach der Entlassung aus Parsberg weiter zu übernehmen. Dem Initiator des ganzen Unternehmens, dem Lande Bayern und dem Chefarzt Dr. L a w r e n z, gebührt jedenfalls der Dank des DZK für das ganze Unternehmen, das in seinen Grundprinzipien vorbildlich sein könnte. Es soll erwähnt werden, daß Baden-Württemberg wenigstens für einen Teil der asozialen offentuberkulösen Männer in Form der Unterbringung in der Strafanstalt Hohenasperg (ärztliche Leitung Dr. B r e u) eine dem System nach ebensogut arbeitende Abteilung besitzt, während andernorts immer noch von erheblichen Schwierigkeiten bei diesem Patientenkreis berichtet wird. In Berlin sind (nach P o n i a k (Tbk. Arzt 1965, Nr. 6) mit einer mehr gelockerten Handhabung der Zwangsabsonderung gute Erfahrungen gemacht worden.

Um einen Weg für die künftig zu erhaltenden Unterbringungsmöglichkeiten für Tuberkulosekranke zu weisen, hat der Arbeitsausschuß Richtlinien für den stationären Aufenthalt von Lungenkranken veröffentlicht, in denen das Zentralkomitee die primäre stationäre Versorgung aller frisch erkrankten Tuberkulosefälle in den Vordergrund stellt, eine Forderung, die seitens der niedergelassenen Fachärzte sowohl von S t e i n h a e u s e r - Hamburg (im Arbeitsausschuß 1968) als auch von H e l l m a n n - Augsburg (Kongreß Baden-Baden 1968) als durchaus berechtigt angesehen wird. H e l l m a n n hat die Zahl der offentuberkulösen Chroniker auf 20.000 geschätzt, die sich nach der initialen Sanatoriumsbehandlung nachträglich in der freien Praxis behandeln lassen. Es kommt in jedem Einzelfall auf die enge Zusammenarbeit von behandelndem Arzt mit der Klinik und der Tuberkulosefürsorge an. Mit Rücksicht auf den relativen Rückgang der Zahl der Tuberkulosekranken und die verbesserten Möglichkeiten, auch bei andersartigen Lungenerkrankungen therapeutisch wirksam zu werden, hat sich die Einrichtung der "Mehrzweckkliniken" empfohlen, in denen selbstverständlich der Infektionsschutz für unspezifisch Erkrankte und das Personal peinlich durchgeführt werden muß. Darüber hinaus wird man in begrenztem Umfang aber auch an dem Fortbestehen von Tuberkulosesanatorien in klimatisch günstiger Lage festhalten müssen, um die Aufgabe zu lösen, Kranke mit chronischer Lungentuberkulose fachlich korrekt behandeln, und solche mit Bakterienausscheidung entseuchen zu können. Die durchweg neuzeitlichen Einrichtungen der Anstalten sollen zur Diagnostik, Behandlung und Rehabilitation aller Kranken zur Verfügung stehen. Anstalten, die ihrer ganzen Art nach dafür nicht mehr geeignet sind, sollten allmählich anderen Zwecken zugeführt werden; an Gelegenheit hierzu fehlt es bei der fortlaufenden Zunahme der Alterserkrankungen heute nicht.

Als weitere Aufgabe der neuzeitlichen Tuberkuloseklinik wurde von mehreren Mitarbeitern des Zentralkomitees die baldige Einführung einer "Chemotherapiekarte" angeregt, die in der Klinik angelegt und in der Praxis fortgesetzt werden soll: Die Klinik gibt dabei dem behandelnden Arzt eine Richtlinie in die Hand, welches Verfahren, bzw. welche Mittel in welcher Dosierung sich bei dem einzelnen Kranken bewährt haben.

Im Arbeitsausschuß für Chemotherapie (Chefarzt Dr. U n - h o l t z - Berlin) wurden Richtlinien für die ambulante Chemotherapie der Tuberkulose ausgearbeitet, die als sehr viel begehrtes Merkblatt den niedergelassenen Ärzten wissenschaftlich begründete Unterlagen für ihr therapeutisches Handeln geben sollen. Die Anregung des DZK, ähnliche Richtlinien auch für die stationäre Behandlung auszuarbeiten, ist noch in Bearbeitung. Dabei war vor allem zu berücksichtigen, daß die Handlungsfreiheit der einzelnen Krankenhausleiter nicht eingeschränkt werden durfte, daß aber trotzdem klar herausgestellt werden mußte, in welchen Fällen Mono- und in welchen Mehrfachtherapie notwendig ist, außerdem mußte bei bestimmten Präparaten, die auf den Markt gekommen sind, zur Zurückhaltung gemahnt werden, bis sichere Erfahrungen in exakten Forschungen und praktischen Versuchen vorliegen. Als Vorläufer des geplanten Blattes sind die inzwischen veröffentlichten Blätter "Richtlinien für den stationären Aufenthalt von Lungenkranken" und "Indikation zur Monotherapie der Tuberkulose" herausgegeben worden. Im ersteren werden auch die Schutzmaßnahmen des Sanatoriumspersonals gegen Ansteckung durch Offentuberkulosekranke erörtert.

Neben den Sorgen um die Unterbringung der Tuberkulosekranken hat sich der Arbeitsausschuß für stationäre Behandlung auch mit der für die Beurteilung einer Heilstätte in den Augen der Kranken so wichtigen Frage der Verköstigung befaßt. L o r b a c h e r hat dazu folgendes mitgeteilt: "Heute kann eine Mastkost nicht mehr empfohlen werden, sie ist bei Untergewichtigen sogar als schädlich anzusehen. Die Krankenkost soll sättigend, abwechslungsreich, schmackhaft und appetitlich angerichtet sein. 2.500 bis 2.700 Kalorien pro Tag können als Richtwert gelten, wobei das Mittagessen 35 %, das Abendessen 25 % dieser Kalorien enthalten soll. Auf genügend Eiweiß, 15 - 18 % des Kalorienbedarfs, ist bei Tuberkulose Wert zu legen. Dieser Bedarf soll im wesentlichen durch tierisches Eiweiß gedeckt werden, wobei das Eiweiß aus Milchprodukten sich stets sehr bewährt hat. 30 % des Kalorienbedarfs kann als Fett verabreicht werden, in erster Linie in Form von Butter und Delikateßmargarine. Fett zum Essen ist besser als Fett im Essen. Der Rest des Kalorienbedarfs soll durch Kohlenhydrate gedeckt werden. Schwarzbrot ist schon wegen der Förderung der Verdauung dem Weißbrot vorzuziehen. Gemüse und Kartoffeln werden zweckmäßiger gedünstet als gekocht verabreicht. Schwer verdauliche Gemüse sind zu meiden. Im Interesse der Erhaltung der Vitamine sollte man Gemüse und Obst auch in Form von Rohbreien verabreichen." Die Einführung der Wahlkost fördert sehr die Zufriedenheit und somit auch das Klima in den Krankenanstalten bei Patienten wie beim Personal.

(Über Organisationsfragen der Arbeitsausschüsse s. Abschnitt "Geschäftsbericht").

Unmittelbar an Fragen der stationären Behandlung schließen sich die Rehabilitationsmaßnahmen an. Dabei sind im Arbeitsausschuß (Chefarzt Dr. Schwenkenbecher - Charlottenhöhe) vor allem 2 Probleme eingehend erörtert worden: 1. Welche Maßnahmen zur Rehabilitation Tuberkulosekranker sind erforderlich, welche stehen zur Verfügung, und 2. Ist es möglich, aus dem Kreis der Rehabilitanten Genesende zu gewinnen, die bereit sind, sich in den Mangelberufen des Heilgewerbes ausbilden zu lassen ? Zum ersten Problem nahm Scholz (Stuttgart) folgendermaßen Stellung: "Zu den Mindestvoraussetzungen einer erfolgversprechenden Berufsförderung eines Tuberkulösen gehören der Nachweis einer vorausgegangenen ausreichenden Beschäftigung, nach Möglichkeit Arbeitstherapie und die einwandfreie lungenfachärztliche Beurteilung der funktionellen Belastungsgrenze des Behinderten; außerdem eine fachpsychologische Eignungsuntersuchung sowie die Beurteilung durch die Fachkräfte des für den Wohnort des Tuberkulosekranken zuständigen Arbeitsamtes über die Vermittlungsaussichten, die nach Abschluß der Berufsausbildung im vorgesehenen neuen Beruf örtlich gegeben sind." Als weitere Forderung wird von dem Referenten verlangt, daß der Tuberkulosekranke während seiner beruflichen Rehabilitation unter ausreichender lungenfachärztlicher Kontrolle gehalten wird. Scholz hob dabei hervor, daß nach einer vom niedersächsischen Sozialminister stammenden Aufstellung 37 Einrichtungen aufgezählt sind (1966), in denen Beschäftigungs- und Arbeitstherapie getrieben wird. Dabei rechne Schwenkenbecher mit 30 % Recidiven unter der beruflichen Belastung. Es besteht nach Scholz auch auf dem Gebiet der beruflichen Rehabilitation Tuberkulosekranker ein weitgehendes Nebeneinander unterschiedlicher Einrichtungen, die untereinander kaum vergleichbar sind: "Neben den Berufsförderungseinrichtungen (z.B. Heidelberg) für Körperbehinderte aller Art, haben sich spezielle Einrichtungen für ehemalige Tuberkulöse als gerechtfertigt und bei bestimmten Verlaufsformen als unentbehrlich erwiesen." Als Beispiele sollen Gauting bei München (Chefarzt: Dr. Blaha), Lippoldsberg bei Göttingen (Chefarzt: Dr. Harzmann) und Schömberg im Schwarzwald (Chefarzt: Dr. Schwenkenbecher) angeführt werden. Ferner hat die Einrichtung von Overrath bei Wuppertal ihren eigenen Charakter, indem sie neben dem Klinikaufenthalt eine streng überwachte aber regelmäßige Beschäftigung in der Fabrik zuläßt. Grundsätzlich ist daran zu erinnern, daß Rehabilitation eine gesetzlich vorzusehende Maßnahme in der Fürsorge für die Angehörigen der Sozialversicherung (Rentenversicherungsneuregelungsgesetz, § 50 BSHG) ist, und daß damit das Interesse an der Schaffung der entsprechenden Einrichtungen erheblich gestiegen ist. Die Tatsache, daß der Bundesminister für Arbeit und Sozialordnung im Frühjahr 1968 anläßlich des Rehabilitationskongresses in Heidelberg selbst eine programmatische Einleitungsrede übernommen hat, zeugt dafür, daß das Verständnis für eine Maßnahme, die einst von wenigen ideal eingestellten Ärzten gefördert worden ist, heute im Sinne der Gesundheitsfürsorge für die gesamte Bevölkerung erheblich zugenommen hat.

Erfreulicherweise kann, teilweise auch dank der neuzeitlichen Behandlungsmethoden, die Mehrzahl der Tuberkulosekranken nach der Stabilisierung ihres Krankheitsbefundes wieder in den alten Beruf zurückkehren. Man kann auch feststellen, daß mit der therapeutischen Möglichkeit, die Kranken rasch von ihrer Ansteckungsfähigkeit zu befreien, die ehedem so gesteigerte Furcht der Mitarbeiter in den Fabriken und vor allem auch in den Behörden allmählich im Schwinden begriffen ist. Diese Erscheinung hat, wie so manches bei der Tuberkulose, ein "Janusgesicht" (K a y s e r - P e t e r s e n), da das Schwinden der Sorge und Angst bei Tuberkulose dazu führt, daß die Krankheit sowohl von den Kranken selbst, aber auch in der breiten Öffentlichkeit bagatellisiert wird.

Die Verwendung von genesenden Tuberkulosekranken im Heil- und Pflegeberuf soll dazu dienen, daß der so erhebliche Notstand in diesem Berufszweig gelindert wird, wobei man ärztlicherseits voraussetzt, daß ein Rekonvalszent besonderes Verständnis für die Leiden und Sorgen der Kranken hat.
F r e e r k s e n hat sich bemüht, im Forschungsinstitut Borstel durch Einrichtung einer Lehranstalt für medizinisch-technische Assistentinnen, E f f e n b e r g e r in Warburg für Krankenschwestern, Abhilfe zu schaffen. Es muß betont werden, daß es für die Durchführung einer derartigen Aufgabe ganz be-

sonderer Tatkraft der entsprechenden Organisationsgabe und einer Unterstützung durch öffentliche Werbung bedarf. Es wäre verfrüht, schon jetzt ein Urteil über die Ergebnisse dieser Versuche abzugeben. E f f e n b e r g e r hat sich darüber hinaus im Arbeitsausschuß über die erforderliche Abhilfe bei der Personalnot in den Tuberkuloseanstalten dahin geäußert, daß eine Krankenpflegeschule zur Ausbildung geeignet ist, wenn sie mit einem Allgemeinkrankenhaus, das mindestens 3 Fachabteilungen besitzt, oder einem psychiatrischen Krankenhaus oder einem sonstigen Fachkrankenhaus mit mindestens 150 Betten verbunden ist, und diese Anstalten eine ausreichende theoretische und praktische Ausbildung auf den Gebieten der Inneren Medizin, der Chirurgie und der Gynäkologie oder Psychiatrie gewährleisten. In Anlehnung an die Vorschriften über die Ausbildung von Krankenpflegepersonal hat E f f e n b e r g e r ferner die Ausbildung von Krankenpflegehelfern und Helferinnen mit verkürzter Ausbildung verlangt. Nach Erfahrungen im Sanitätsdienst in beiden Kriegen kann man diese Forderung nur unterstützen, denn dort haben sich oft "Ungelernte", die zufällig in den Sanitätsdienst eingereiht und dort erst geschult worden sind, im Laufe der Zeit bestens bewährt: Zur Ausübung aller Heilberufe gehört nicht nur erworbenes Wissen, sondern auch persönliche Eignung mit körperlicher Leistungsfähigkeit und charakterlicher Veranlagung. Es wird bei der heute so sehr auf materiellen Gewinn eingestellten Mentalität nicht ganz einfach sein, eine Lösung zu finden, mit der alle Aufgaben für die stationäre Versorgung der Tuberkulosekranken stehen oder fallen. Über die praktische Auswirkung der Rehabilitations- und Umschulungsbestrebungen konnte Dipl.-Ing. K n o b l a u c h - Gauting interessante Angaben machen: In den dortigen Lehrwerkstätten werden seit 13 Jahren ehemalige Tuberkulosekranke in gängigen technischen Berufen ausgebildet bzw. umgeschult und anschließend als vollwertige Facharbeiter mit Gesellen-, Facharbeiter- oder Gehilfenbrief dem Erwerbsleben eingegliedert. Von diesen hatten ihre Prüfung 15 % mit "sehr gut", 55 % mit "gut", 25,5 % mit "befriedigend" und 4,5 % mit "ausreichend" bestanden. Über die in den Jahren 1962 und 1963 aus den Lehrwerkstätten entlassenen Umschüler wurden Erhebungen bei den Arbeitsämtern durchgeführt: 81,85 % sind im erlernten Beruf tätig, davon 9,75 % mit beruflichem Aufstieg als Kontrolleur, Techniker und Ingenieur; 1,6 % haben ein Studium ergriffen, 2,7 % sind fremdberuflich beschäftigt (Versicherungsangestellte, Verkaufsfahrer), 11 % waren nicht zu ermitteln und 2 % waren arbeitsunfähig. Selbst wenn man die 11 % der nicht zu Ermittelnden den Arbeitsunfähigen hinzurechnen würde, wäre das Ergebnis durchaus positiv zu werten. Im übrigen zeigt die Zahl von 11 % nicht zu ermittelnder Tuberkulosegenesenden wieder einmal die Verluste, die in der Zahl der statistisch erfaßten Kranken entstehen können, wenn die Abgänge und die Zugänge bei den zuständigen Gesundheitsämtern nicht ganz gewissenhaft gemeldet werden. Zu dem ganzen Problem "Rehabilitation" weist schließlich T s c h i a t - s c h e k - Gauting mit Recht darauf hin, daß bei der Berufswahl ärztlicherseits darauf Rücksicht zu nehmen ist, wie es beim einzelnen Kranken mit der verbliebenen Leistungsfähigkeit, seinen Neigungen, seiner Vorbildung und seinen Berufswünschen aussieht.

Auf dem Gebiet der extrapulmonalen Tuberkulose (Arbeitsausschuß von Lt. Med. Dir. Dr. K a s t e r t) hat dieser betont und auf dem Internationalen Kongreß der italienischen Gesellschaft für Orthopädie und Traumatologie 1967 vorgetragen, daß sowohl in Italien wie in der Bundesrepublik die extrapulmonalen Tuberkulosen noch einen hohen Anteil stellen und speziell die Skelettuberkulosen aufgrund ihrer Komplikationen (Verkäsung, Abscedierung, Fistelbildung) oft ungeheilt bleiben. Schon bei Diagnosenstellung gehe oft viel Zeit verloren, bis das Vorliegen einer Skelettuberkulose und deren Aktivitätsdiagnose feststehe. Inzwischen werde die tuberkulöse Allgemeininfektion in Form weiterer Metastasierungen - als häufigste Kombination die Nierentuberkulose - aktiv. Auf einem Fortbildungskurs in Berlin 1968 hat K a s t e r t auf die zunehmende Mischinfektion und die Bakterienresistenz bei der Skelettuberkulose hingewiesen. Bei verkästen Skeletthherden sei die Wirkung moderner Tuberkulostatika erfolglos (F r i e d e m a n n, USA). Nach N a u w a l d (Rostock) war bei nur medikamentöser Therapie in 70 % von 446 Fällen neben spezifisch entzündlichen Komplikationen aufgefallen, daß diese auch nach einer Langzeittherapie mit Tuberkulosestatika aufgetreten sind.

K a s t e r t empfiehlt jedoch mit Nachdruck, daß Sorgfalt und Verantwortung bei der Durchführung operativer Eingriffe dringend geboten sind, weil die tuberkulöse Allgemeininfektion besondere Achtsamkeit verlangt. Im Gegensatz zu früheren Stellungnahmen hat sich auch in Amerika die Ansicht über das operative Vorgehen auf dem Weg über die diagnostische Biopsie zugunsten des chirurgischen Vorgehens gewandelt.

Im Arbeitsausschuß wurde die Frage der Infektiosität der Urogenitaltuberkulose eingehend erörtert, wobei man allgemein der Auffassung war, daß sich ein Vergleich mit der offenen Lungentuberkulose erübrigt, daß aber bei Urogenitaltuberkulosen mit Bakterienausscheidung aus hygienischen Gründen selbstverständlich dieselben Desinfektionsmaßnahmen wie bei der Lungentuberkulose am Platze sind, und daß bei Personenkreisen, die im Lehr- und Erziehungsberuf tätig sind, die genaue Anwendung der Bestimmungen des Bundesseuchengesetzes am Platze ist.

Eine interessante Vortragsfolge befaßte sich mit der extrapulmonalen S a r k o i d o s e, wobei betont wurde, daß der "primäre extrapulmonale B o e c k" eine große Seltenheit ist und daß eine Tuberkulose eher im Gefolge der Sarkoidose beginne als vor deren Entstehung.

In Zusammenarbeit mit dem Arbeitsausschuß für Tuberkulose im Rahmen der Unfallversicherung (Vorsitz Ministerialrat Dr. L e d e r e r) wurde die infolge der Unfallversicherungsneuregelung akut gewordene Frage der t r a u m a t i s c h e n t s t a n d e n e n e x t r a p u l m o n a l e n T u b e r k u l o s e erörtert. Zur Vorbereitung eines Merkblattes, das als Leitlinie für Begutachtungsfälle dienen soll, ist zunächst eine Unterkommission berufen worden, in der J e n s e n - Bremen federführend ist. Zu diesem Thema wurden 1966 in einer Sitzung des Arbeitsausschusses für extrapulmonale Tuberkulose eine Serie von Referaten gehalten, von denen das Ergebnis des Pathologischen Anatomen J a n s e n - Heidelberg, und das des Internisten S c h w a b e - Binn, kurz erörtert zu werden verdienen. Der erstere erwähnt, daß sein Institut sich in einem Zeitraum von 10 Jahren in 26 Fällen darüber zu äußern hatte, ob ein Zusammenhang zwischen extrapulmonaler Tuberkulose und einem Trauma vorliege. Es kommen hierbei die

Inokulationstuberkulose und die Entstehung einer metastatischen Tuberkulose als Folge einer Kontusion in Betracht. Letzteres Vorkommnis wird als "mobilisierendes" Trauma charakterisiert, ferner kann der "locus minoris resistentiae" in Betracht gezogen werden. Als Voraussetzung für das letztgenannte Vorkommen wird das Bestehen einer latenten Bakteriämie vorausgesetzt, außerdem können durch ein örtliches Trauma im Gewebe reaktionslos liegende Tuberkulosebakterien mobilisiert und dadurch die Entwicklung tuberkulösen Granulationsgewebes hervorgerufen werden. S c h w a b e geht in seinen Ausführungen ebenfalls von der pathologischen Anatomie aus und unterscheidet ein "infizierendes", ein "lokalisierendes" und ein "mobilisierendes" Trauma. Des weiteren erwähnt er die traumatisch bedingte Schwächung der spezifischen und unspezifischen Infektionsresistenz (vgl. hierzu S c h w a b e, "Tuberkulose und Trauma" in Beitr. Klin. Tuberk. Bd. 137, 1968). Nach G e i s s e n d ö r f e r, der sich weitgehend mit der Entstehung der Sehnenscheidentuberkulose befaßt hat, wird unter dem Begriff "posttraumatische Tuberkulose" ein tuberkulöser Prozeß verstanden, der sich nach äußerer Gewalteinwirkung in einem bis dahin gesunden oder scheinbar gesunden Gewebe entwickelt. Gerade die Sehnenscheidentuberkulose, die im Metzgerberuf gehäuft beobachtet worden ist, führt aber wieder zu Zusammenhängen, die im Rahmen der Tiertuberkulose, also in dem Arbeitsausschuß für Beziehungen zwischen Tier- und Menschentuberkulose (Vorsitz Professor Dr. F r i t z s c h e - Koblenz) immer noch rege erörtert worden sind. Vor allem ist dabei immer wieder darauf aufmerksam zu machen, wie wichtig im Einzelfall, gerade auch bei der extrapulmonalen Tuberkulose, die Vornahme einer Typenbestimmung sein kann. Das trifft auch auf epidemiologisch als Spätäußerungen des Tuberkuloseablaufs zu kennzeichnende Erkrankungen, wie die des Urogenitalsystems, zu. Falls der Nachweis in einem Erkrankungsfall gelingt, daß es sich um das Mykobakterium bovis als Krankheitserreger handelt, kann in Begutachtungsfällen für oder gegen das Vorliegen einer Berufserkrankung im Sinne der Nr. 38 der 7. Berufskrankheitenverordnung entschieden werden.

F r i t z s c h e hat über die gemeinsam mit S c h l i e s s e r bearbeitete Frage der Fleischfressertuberkulose berichtet, die nach Ansicht mancher Veterinärmediziner als zu schwerwiegend beurteilt worden ist. Daß diese Erkrankungen aber doch sowohl aus veterinärärztlicher Sicht als auch vom Standpunkt der Sicherung der menschlichen Gesundheit nicht vernachlässigt werden darf, wurde im Arbeitsausschuß betont. Auf alle Fälle muß sie Gegenstand weiterer Untersuchungen bleiben (vgl. hierzu auch Abschnitt "Tiertuberkulose", S. 98). Des weiteren wurde über die Bemühungen referiert, ein standardisiertes Geflügeltuberkulin zur Abklärung von atypischen Mykobakterien herzustellen, das bei manchen Fällen von Erkrankungen auch beim Menschen von Bedeutung sein kann. Bisher kann man im Bundesgebiet allerdings nicht davon sprechen, daß Erkrankungen durch sog. "atypische Mykobakterien" eine Rolle spielen.

Die Ausrottung der Rindertuberkulose hat dazu geführt, daß frische Übertragungen des Mykobakteriums bovis auf den Menschen kaum mehr vorkommen. Nach Kreuser (Der Tb. Arzt 1966 H. 5) sind aber in dem von ihm übersehenen Bereich Berufserkrankungen durch M. bovis noch nicht seltener geworden, da bei älteren Landwirten in vorhergehenden Jahren gesetzte Infekte von M. bovis verursachte Prozesse reaktivieren, wodurch Neuansteckungen der Rinderbestände auftreten, die dann seitens der Veterinärärzte an die Gesundheitsämter gemeldet werden. Daß dieser epidemiologisch interessante Vorgang nur langsam zum Erlöschen kommen wird, ist ersichtlich.

Die nach der Methodik von Nassal durchgeführten umfangreichen vom Bundesernährungsministerium angeregten und finanzierten Untersuchungen durch Fritzsche und Wagener an Geflügel und Eiern haben das erfreuliche Ergebnis gehabt, daß positive Befunde eine Seltenheit gewesen sind. Das Referat von Wagener ist 1966 im Zentralbl. für Bakteriologie etc. Orig. S. 363/72 erschienen. Nassal hat außerdem noch über das Vorkommen von Mykobakterien in der Muskulatur von Schweinen mit tuberkuloseähnlichen und tuberkulösen Veränderungen berichtet, was mit Rücksicht auf die noch hohe Zahl von Tuberkulosebefunden bei Schlachtschweinen ebenfalls eine gewisse praktische Bedeutung in veterinär- und humanmedizinischer Hinsicht haben kann. Analog dem Rind steigt auch beim Schwein der Prozentsatz von Mykobakterien in der Muskulatur mit zunehmender Progredienz der Erkrankungsform. Von 21 aus der Muskulatur von Schweinen isolierten Stämmen hat es sich in 20 Fällen um den Erreger der Geflügeltuberkulose und in einem Fall um das Mykobakterium tuberculosis gehandelt. Beim Vorliegen sog. tuberkuloseähnlicher Lymphknotenveränderungen liegt in der Regel eine tuberkulöse bzw. mykobakterielle Infektion vor. Interessant war ferner eine Mitteilung von Wagener im Ausschuß, daß während der von ihm durchgeführten Untersuchungen ein Mitarbeiter erkrankt ist, bei dem sich säurefeste Stäbchen im Auswurf fanden, die sich als "Aquae-Stamm" erwiesen. Das Thoraxübersichtsbild war o.B. Auf Schichtaufnahmen glaubte man ein Infiltrat zu sehen. Die akuten Krankheitserscheinungen (Abmagerung, erhöhte Blutkörperchensenkung) klangen schnell ab, ohne nachweisbare Folgen. In einer anschließenden Diskussion betonte Fritzsche, daß man nicht sagen dürfe, alle atypischen Mykobakterien, zu denen die aviäre Form gerechnet wird, seien apathogen. Nassal formulierte: Die scotochromogenen Keime sind nicht pathogen - weder für Tier noch Mensch - sie können aber als pathogene Mischung aviäre Mykobakterien enthalten. Des weiteren berichtet Nassal über die Ergebnisse der Untersuchung von Mykobakterienbefunden in Milchproben: In 36 von 1.153 Proben (3,1 %) konnten Mykobakterien nachgewiesen werden; es hat sich ausnahmslos um schnellwachsende atypische Bakterien gehandelt, während er 1965 noch in Milchproben von Rindern mit makroskopisch unveränderten Lymphknoten noch in 4 Fällen humane Tuberkulosebakterien isolieren konnte.

Die Themen der Arbeitsausschüsse für Chemotherapie (Vorsitz Dr. Unholtz - Berlin), Laboratoriumsmethoden (Vorsitz Professor Dr. Dr. Freerksen - Borstel), Röntgenschirmbilduntersuchungen und Röntgentechnik (Vorsitz Professor Dr. Poppe - Göttingen und Facharzt Dr. Zutz - Bad Nauheim) und für Desinfektion (Professor Dr. Heicken - Berlin) haben insofern einen gewissen gemeinsamen Nenner, als sie alle davon abhängig sind, was an Chemikalien, Methoden und Technik im Laufe deres Kalanderjahres an Neuen auf den Markt kommt, sich im Gebrauch bewährt oder neu entdeckt wird.

Diese Tatsache bedingt, daß man im Grunde genommen für jeden Ausschuß immer eine Unterkommission benötigt, die sich auf den einzelnen Arbeitsgebieten laufend darüber informiert, inwieweit bestehende Richtlinien oder Vorschriften einer Änderung bedürfen. Das DZK muß gerade daher diesen Herrn Vorsitzenden besonders dankbar dafür sein, wenn sie die Geschäftsführung fortlaufend auf etwa erforderlich werdende Neuerungen hinwiesen. Es handelt sich dabei um echte Anliegen unserer auf der Naturwissenschaft gegründeten Gesamtarbeit, die ein erheblich rascheres Entscheidungsvermögen verlangt als die Tätigkeit von Verwaltungen und Gesetzgebung. Unter manchem anderen soll hier nur als Beispiel angeführt werden, daß seitens des DZK vor ungefähr 2 1/2 Jahren die "ganz kleine Novellierung" des Bundesseuchengesetzes vorgeschlagen worden ist, in dieses Gesetz die Duldung intrakutaner Tuberkulinproben aufzunehmen, weil die duldungspflichtigen Perkutanmethoden vom wissenschaftlichen Standpunkt aus, aber auch in der Praxis als nicht mehr ausreichend angesehen werden können. Diesem Antrag konnte bis heute noch nicht entsprochen werden, obwohl die Zustimmung seitens der gesetzgebenden Körperschaften einem dringenden praktischen Bedürfnis entsprechen würden.

In der Chemotherapie haben wir in jedem Jahr mit neuen Präparaten zu rechnen, die dann oft nur als Folge der Werbung einer Firma von vielen Ärzten angewandt werden, ohne daß ein kompetentes Urteil über Form, Stärke der Anwendung, sowie über die so wichtigen Kombinationsmöglichkeiten vorliegt. Fast das gleiche Problem besteht hinsichtlich der Desinfektion, wobei daran erinnert werden muß, daß über jedes vom DZK empfohlene Präparat 2 unabhängig voneinander arbeitende Untersuchungsinstitute sich über die Wirkungsweise eines neuen Präparates geäußert haben müssen, ehe der Arbeitsausschuß seine Zustimmung zur Aufnahme eines Mittels in sein Merkblatt aufnehmen kann. Dazu gehört außerdem eine Abstimmung mit den Untersuchungsergebnissen des Bundesgesundheitsamtes. Wie wichtig die genaue Überprüfung der für die Desinfektion angebotenen Präparate ist, geht aus der Mitteilung von Heicken hervor, daß die Präparate "Bacillol- und Luzolspray" nicht aufgenommen werden konnten, weil bei ihrer praktischen Anwendung mit dem Entstehen explosiver Dampf-Luftgemische im Krankenzimmer zu rechnen ist. Ebenso mußte die Aufnahme des Scheuerdesinfektionsmittels "Helotil" abgelehnt werden, weil sich seine Anwendung nur auf die Desinfektion von gefliesten Fußböden, Kachelwänden und auf Gebrauchsgegenstände aus Emaille beschränkt. In welcher Weise Instrumente, die mit Teilen aus Gummi oder Kunststoff versehen oder mit einer Optik versehen sind, zu desinfizieren seien, wurde als geeignetstes Verfahren sowohl zur Desinfektion als auch zur Sterilisation des thermolabilen Instrumentariums die Äthylenoxydbehandlung empfohlen. Daß solche Neuprüfungen und manche Nachprüfung erheblicher Arbeit bedürfen, die man dem fertiggestellten Merkblatt nicht mehr ansehen kann, soll nachträglich in Erinnerung gebracht werden. auch bei den vom Arbeitsausschuß für Laboratoriumsmethoden erst in den letzten 3 Jahren herausgebrachten Merkblättern "Die Kultur von Mykobakterien", "Nährbodenrezepte zur Kultur von Tuberkulosebakterien" und "Empfehlungen zur Methodik und Bewertung von Resistenzbestimmungen bei Tuberkulosebakterien" muß fortlaufend nachgeprüft werden, ob nicht einerseits wegen verbesserter Methoden, andererseits wegen der laboratoriumsmäßigen Überprüfung neuer Chemotherapeutika Änderungen erforderlich werden. Man kann dafür dankbar sein, daß man in der Bundesrepublik ein so exakt arbeitendes Institut zur Verfügung hat wie die Forschungsanstalt in Borstel. Schließlich liegen beim Arbeitsausschuß für Röntgenschirmbilduntersuchungen und Röntgentechnik ähnliche, wenn auch sich im Wandel nicht so rasch vollziehende Änderungen der Arbeit zugrunde. Der Ausschuß hat in seinen letzten Sitzungen über ein Merkblatt "Empfehlungen zur Ausstattung von Röntgenschirmbildstellen" beraten und dieses veröffentlicht, in dem u.a. auch über Fragen des Strahlenschutzes unterrichtet wird. Der vor einigen Jahren in Szene gesetzte Sturm auf die Tätigkeit der Schirmbildstellen ist inzwischen erfreulicherweise abgeflaut: Was ernst zu nehmende Forscher schon immer gesagt haben, kann heute als gesichert angesehen werden: Weder kann es durch eine Schirmbilduntersuchung eine gesundheitliche Schädigung eines Einzelnen geben, noch aber durch die Durchführung von Reihenuntersuchungen ein genetischer Schaden bei der Allgemeinheit entstehen. Dabei ist es eine Selbstverständlichkeit, daß bei der Anwendung in der Medizin beim Berufstätigen in Diagnostik und Therapie die Kenntnisse auf dem Gebiet der Strahlengefährdung und des Strahlenschutzes vorausgesetzt werden müssen. Auch auf diesem Gebiet sind ähnlich wie in der Laboratoriumstechnik Fragen des Berufsschutzes von grundsätzlicher Bedeutung.

Der Arbeitsausschuß für Angelegenheiten der Landesstellen (Vorsitz Ltd. Med. Dir. Dr. Hoppe) ist im Berichtsraum nicht zusammengetreten. In ihm wären in der Hauptsache Angelegenheiten der Volksbelehrung und von Maßnahmen zu besprechen, die als im Rahmen der freien Wohlfahrtspflege gelegen anzusehen sind. Im Arbeitsausschuß für Tuberkulosefürsorge hat hierüber Dr. von Freytag-Loringhoven 1967 ein Grundsatzreferat erstattet, das über die in Hessen durchgeführten Maßnahmen berichtet hat. Er geht davon aus, daß unsere Bevölkerung nicht einzelne fachliche Impulse registriert, sondern sie kennt das ganzheitliche Anliegen. Eine Aufklärungsaktion bedarf auch der Finanzierung, die erhebliche Mittel erfordert. Er hat für Hessen einen Jahresaufwand von 60.000,-- DM errechnet, eine Summe, die allerdings das gesamte Programm für gesundheitliche Belehrung betrifft. Dabei wird unter Verwendung von Pressezetteln an die Einschaltung der gesamten Ärzteschaft gedacht. Auch wird in Hessen eine Gratiszeitung gedruckt, die "Hessische Gesundheitspost", wodurch eine erhebliche Streuung unter die Bevölkerung erreicht wird. Für besondere Aktionen (Volksröntgenuntersuchung, BCG-Schutzimpfung) werden auch ins Auge fallende Plakate benützt. Schließlich ist es von Bedeutung, daß vor allem die Lehrerschaft für Fragen der Gesunderhaltung der Jugend interessiert wird. Kern jeder gesundheitlichen Aufklärung ist der persönliche Kontakt zwischen Arzt und Bevölkerung.

Die Länder Niedersachsen und Schleswig-Holstein haben durch ihre Verbände vor allem Bestrebungen um die Sanierung des Wohnungswesens der Tuberkulosekranken weitgehend erfolgreich gefördert, ebenso die Bundesländer, in denen die international bewährte Weihnachtssiegelmarkenaktion durchgeführt wird. Es sind das zur Zeit Baden-Württemberg, Bayern, Berlin, Hessen und Nordrhein-Westfalen. In den beiden süddeutschen Ländern, die keine Landesvereine haben, bestehen besondere Komitees, die die gestellten Anträge vom gesundheitlichen und sozialen

Standpunkt aus beurteilen. Die Ergebnisse, die mit einer Sammlungssumme von rund 750.000,-- DM zwar erfreulich sind, bleiben im Verhältnis zu dem, was teilweise im Ausland (Schweiz, USA) auf diesem Wege für den Kampf gegen die Tuberkulose erreicht wird, noch sehr niedrig (vgl. Kreuser, Blätter der Wohlfahrtspflege 1967, H. 12). Gerade in der Kleinarbeit erkennt man bei solchen Bestrebungen, wie manchem durch seine Krankheit wirtschaftlich abhängigen Mitbürger im Sinne der sozialen Hygiene geholfen werden kann.

Für eine von Lukas - Frankfurt herausgegebene Aufklärungsschrift ("Die Heilung der Tuberkulose"), die eine Neubearbeitung der früheren Veröffentlichung von Hanstein darstellt, hat sich das Zentralkomitee mit einem Vorwort beim Verlag aktiv eingeschaltet.

Es ist sicher, daß im Bereich "gesundheitliche Sicherung", von der frühen Jugend an angefangen, noch mehr geleistet werden sollte, aber auch hier wirkt sich die organisatorische Zersplitterung im Gebiet des Gesundheitswesens nachteilig aus.

Vom Arbeitsausschuß für Tuberkulose im Rahmen der Unfallversicherung (Vorsitz Min. Rat. Dr. habil. Lederer - München) berichtet der Vorsitzende, daß es nach teilweise langwierigen Verhandlungen geglückt ist, die "Gesichtspunkte der Nomenklatur bei der Begutachtung der Tuberkulose" 1966 in Neuauflage herauszubringen. Es hat sich im wesentlichen um eine Vereinfachung der Erstauflage gehandelt, wobei aber mit Rücksicht auf die Praxis die Richtigkeit jeder Ausdrucksweise besonderer Kritik unterlegen ist. Am schwierigsten war die Festlegung des Begriffes "Exacerbation bzw. Wiederaufbruch tuberkulöser Herde aus spezifischer Ursache." Ein Teil der Sachverständigen vertritt hierbei die Theorie von dem "letzten Tropfen", der aus der Infektion eine Krankheit verursacht, während die Mehrzahl dies für eine gedankliche Konstruktion hält, die für die Praxis unanwendbar ist. Daher enthält das Merk blatt die Wendung: "Eine Exacerbation bestehender Herde als Folge einer Superinfektion ist problematisch, da pathologisch-anatomisch, röntgenologisch und klinisch nur schwer zu entscheiden ist, ob die Exacerbation einer Tuberkulose die Folge von Superinfektionen oder die Folge nicht spezifischer exogener oder endogener Ursachen ist." Man hofft damit eine für die Praxis tragbare Ausdrucksform gefunden zu haben, die den Gutachter daran erinnert, daß er sich in jedem Einzelfall darum bemühen muß, eine Klärung der Zusammenhänge herbeizuführen.

Für die Anwendung der Bestimmungen des Unfallversicherungsneuregelungsgesetzes und die 1968 veröffentlichte 7. Berufskrankheitenverordnung soll ein das Nomenklaturmerkblatt ergänzendes Blatt für die Beurteilung der Tuberkulose als Arbeits- bzw. Dienstunfall herausgebracht werden, das sich zur Zeit in der Vorbearbeitung befindet. L e d e r e r hat ferner auf Richtlinien für die versicherungsrechtliche Beurteilung von extrapulmonalen Tuberkulosen bei Silikose aufmerksam gemacht (Heft 17 der Schriftenreihe "Berufskrankheiten in der keramischen und Glasindustrie). Danach wird eine extrapulmonale Tuberkulose als Silikosefolge entschädigt, wenn diese mit einer aktiven Silikotuberkulose im Sinne der Nr. 35 der 6. BKVO verbunden ist.

Es ist selbstverständlich, daß in das im Entstehen begriffene Merkblatt über Tuberkulose als Arbeitsunfall auch die extrapulmonalen Tuberkulosen einbezogen werden.

Schließlich hat der Arbeitsausschuß sich noch einmal mit der alten Frage befaßt, ob die Beschäftigung ehemaliger Tuberkulosekranker in Tuberkulosekliniken befürwortet werden soll. Seit über 30 Jahren wird hier an einem Problem herumgerätselt, das ebenfalls nur im Einzelfall entschieden werden kann. Dazu stehen aber heute erheblich verbesserte Kontrollmöglichkeiten beim Patienten zur Verfügung.

III. Stand der Tuberkulose-Bekämpfung im Bundesgebiet, in West-Berlin und in Mitteldeutschland

A. Epidemiologie der Tuberkulose

1. Bevölkerungsverhältnisse

Die Deutsche Bundesrepublik einschließlich Berlin (West) hatte am Ende des Jahres 1966 (Tab. 1) rd. 59.793.000 Einwohner, davon waren rd. 28.400.000 männlichen und 31.393.000 weiblichen Geschlechts. 1967 waren es rd. 59.948.000 Einwohner. Die Zahlen sind dem statistischen Jahrbuch für die Bundesrepublik Deutschland 1968 entnommen.

In den höheren Altersgruppen findet sich die bekannte höhere Lebenserwartung der Frauen, wie deutlich die Abbildung 1 erkennen läßt.

Die Entwicklung der Bevölkerungsdichte im Reichsgebiet bzw. im Bundesgebiet seit 1816 zeigt Tab. 2: Im Jahr 1816 kamen im Reichsgebiet pro qkm 46 Einwohner, im Bundesgebiet 1967 pro qkm 241 (!). Damit liegt die Bevölkerungsdichte im Bundesgebiet an dritter Stelle der europäischen Staaten hinter den Niederlanden (1964: 335) und Belgien (306).

Von den deutschen Bundesländern waren Ende des Jahres 1966 nach den Stadtstaaten Nordrhein-Westfalen mit 495 und das Saarland als ausgesprochene Industrieländer mit 441 Einwohnern pro qkm am dichtesten besiedelt. Die geringste Bevölkerungsdichte hatten Niedersachsen (148) und Bayern (146). Die jährliche Zuwachsrate ist jedoch seit 1960 in Baden-Württemberg, Bayern und Hessen am größten (Tab. 3). Insgesamt hat die Bevölkerung des Bundesgebietes im Jahr 1966 gegenüber 1965 um 0,8 % zugenommen. Davon entfallen 73,4 % auf den Geburtenüberschuß, auf den Wanderungsüberschuß 26,6 %. Gleichzeitig ist die allgemeine Sterblichkeit auf 11,5 : 1.000 Einwohner leicht zurückgegangen (Statistisches Jahrbuch für die Bundesrepublik, 1967).

Tabelle 1. *Durchschnittliche Wohnbevölkerung der Bundesrepublik Deutschland nach Alter und Geschlecht (nach den Länderstatistiken) im Jahre 1966 (in Tausend)*

Land	G	Insgesamt	0–1	1–5	5–10	10–15	15–20	20–25
Schleswig-Holstein	m	1175,5	22,8	88,1	91,3	80,2	84,8	100,9
	w	1282,0	22,0	83,3	86,7	75,5	78,3	79,5
	zus.	2457,5	44,8	171,4	178,0	155,7	163,1	180,4
Hamburg	m	860,4	13,5	51,7	53,3	44,7	51,7	68,7
	w	991,0	12,8	49,4	51,0	42,5	49,8	66,2
	zus.	1851,5	26,3	101,1	104,3	87,2	101,5	134,9
Niedersachsen	m	3320,0	65,2	253,7	279,0	248,6	244,3	237,1
	w	3634,0	61,7	240,8	262,5	234,9	227,6	207,4
	zus.	6951,0	126,9	494,5	541,5	483,5	471,9	444,5
Bremen	m	353,9	6,5	24,6	25,9	21,7	23,5	26,6
	w	392,4	6,1	22,9	24,5	20,5	22,5	26,6
	zus.	746,3	12,6	47,5	50,4	42,2	46,0	53,2
Nordrhein-Westfalen	m	8060,6	147,5	583,9	661,9	585,4	549,5	535,8
	w	8746,5	139,9	554,2	630,0	559,0	521,5	520,5
	zus.	16807,1	287,4	1138,1	1291,9	1144,4	1071,0	1056,3
Hessen	m	2499,9	43,9	174,7	193,2	170,2	176,8	176,6
	w	2715,3	41,8	165,1	182,4	160,7	166,4	165,4
	zus.	5215,2	85,7	339,8	375,6	330,9	343,2	342,0
Rheinland-Pfalz	m	1711,6	32,3	133,5	155,1	142,1	126,1	106,4
	w	1890,3	30,8	127,1	146,8	134,8	119,5	100,9
	zus.	3601,9	63,1	260,6	301,9	276,9	245,6	207,3
Baden-Württemberg	m	4094,0	80,7	317,5	350,6	296,9	286,8	296,2
	w	4413,4	76,3	300,3	332,2	282,8	269,1	281,0
	zus.	8507,3	157,0	617,8	682,8	579,7	555,9	577,2
Bayern	m	4809.0	90,9	363,7	411,3	351,4	346,7	345,7
	w	5368,6	86,2	347,6	390,5	333,5	329,7	324,3
	zus.	10177,6	177,1	711,3	801,8	684,9	676,4	670,0
Saarland	m	540,9	9,9	42,0	51,0	45,9	40,7	32,5
	w	590,1	9,5	40,2	48,3	44,3	38,4	33,2
	zus.	1131,0	19,4	82,2	99,3	90,2	79,1	65,7
Berlin/W	m	941,6	13,0	50,7	49,1	44,3	53,8	91,0
	w	1249.6	12,4	48,3	46,6	41,7	51,0	78,6
	zus.	2191,2	25,4	99,0	95,7	86,0	104,8	169,6
Bundesgebiet	m	28368	526	2084	2322	2031	1985	2018
	w	31270	500	1979	2201	1930	1874	1884
	zus.	59638	1026	4063	4523	3961	3859	3902

Tabelle 1 (Fortsetzung)

25–30	30–35	35–40	40–45	45–50	50–55	55–60	60–65	65–70	70–75	75–80	80 und darüber
114,9	80,7	69,7	61,3	48,0	60,9	70,0	66,7	51,9	36,2	25,4	21,7
98,6	75,1	71,6	81,9	68,2	84,6	91,5	81,7	72,4	57,8	39,8	33,5
213,5	155,8	141,3	143,2	116,2	145,5	161,5	148,4	124,3	94,0	65,2	55,2
87,2	63,9	56,9	50,4	40,4	51,4	60,0	58,1	43,3	29,3	20,4	15,5
78,0	60,5	59,4	67,4	56,3	68,7	78,6	72,1	64,4	52,5	34,5	26,9
165,2	124,4	116,3	117,8	96,7	120,1	138,6	130,2	107,7	81,8	54,9	42,4
296,2	231,7	220,9	188,0	138,4	176,6	199,3	189,0	145,3	94,2	62,8	49,7
265,5	217,9	220,3	245,5	192,9	240,5	255,3	227,0	197,5	151,9	102,1	79,7
561,7	449,6	441,2	443,5	331,3	417,1	454,6	416,0	342,8	246,1	164,9	129,4
36,0	26,0	23,5	20,7	16,7	21,0	23,3	21,1	15,0	9,7	6,8	5,4
31,5	24,4	24,1	27,2	22,3	26,9	29,1	25,4	21,4	17,0	11,3	8,7
67,5	50,4	47,6	47,9	39,0	47,9	52,4	46,5	36,4	26,7	18,1	14,1
747,3	645,8	631,0	506,9	365,1	433,7	479,4	454,2	322,0	192,1	123,6	95,5
676,5	573,9	579,6	627,0	479,2	575,2	621,2	549,4	445,7	328,0	210,8	154,8
1423,8	1219,7	1210,6	1133,9	844,3	1008,9	1100,6	1 003,6	767,7	520,1	334,4	250,3
233,6	188,7	183,5	157,5	112,9	134,5	152,3	143,6	107,5	68,6	45,2	36,6
209,7	169,3	170,8	194,4	150,7	177,6	195,7	176,5	147,8	111,1	72,4	57,4
443,3	358,0	354,3	351,9	263,6	312,1	348,0	320,1	255,3	179,7	117,6	94,0
143,0	122,8	122,9	102,4	72,3	88,6	100,0	96,0	72,3	45,0	28,6	22,2
135,7	114,6	119,3	133,8	100,1	120,5	132,4	119,7	99,5	72,8	46,4	35,6
278,7	237,4	242,2	236,2	172,4	209,1	232,4	215,7	171,8	117,8	75,0	57,8
406,2	330,6	302,9	241,6	172,7	209,4	232,1	209,4	155,2	95,8	61,4	47,9
359,3	285,2	278,1	299,9	235,6	281,6	301,1	262,8	217,5	162,6	105,6	82,1
765,5	615,9	581,0	541,5	408,3	491,0	533,2	472,2	372,7	258,4	167,0	130,0
448,7	348,9	335,2	283,1	210,4	255,1	281,3	263,4	202,1	128,1	80,6	62,6
415,3	329,2	331,4	374,7	295,9	349,7	373,7	336,7	287,6	217,9	138,6	106,0
864,0	678,1	666,6	657,8	506,3	604,8	655,0	600,1	489,7	346,0	219,2	168,6
46,3	39,9	39,4	33,9	24,0	27,8	31,4	30,1	21,1	11,9	7,5	5,7
45,6	37,6	38,0	43,1	31,3	36,9	41,1	35,7	28,0	19,3	11,7	8,0
91,9	77,5	77,4	77,0	55,3	64,7	72,5	65,8	49,1	31,2	19,2	13,7
92,5	62,3	52,8	42,4	39,5	57,0	74,9	75,5	57,0	38,6	26,9	20,7
83,5	61,1	59,0	69,0	67,8	95,6	120,2	114,4	103,3	87,5	72,6	46,9
176,0	123,4	111,8	111,4	107,3	152,6	195,1	189,9	160,3	126,1	89,5	67,3
2652	2141	2039	1688	1241	1516	1704	1607	1193	750	489	382
2399	1949	1952	2164	1700	2058	2240	2001	1685	1278	836	640
5051	4090	3991	3852	2941	3574	3944	3608	2878	2028	1325	1022

Tabelle 2. *Bevölkerungsentwicklung*)*

Jahr	Bevölkerung		Jahr	Bevölkerung		Jahr	Bevölkerung		Jahr	Bevölkerung	
	1000	je qkm		1000	je qkm		1000	je qkm		1000	je qkm
						Reichsgebiet[1])					
1816	24831	*46*	1871	40997	*76*	1900	56046	*104*	1925	63166	*134*
1819	25917	*48*	1875	42518	*79*	1905	60314	*111*	1930	65084	*138*
1825	28111	*52*	1880	45095	*83*	1910	64568	*119*	1933	66027	*140*
1831	29768	*55*	1882	45719	*85*	1913	66978	*124*	1935	66871	*142*
1840	32785	*61*	1885	46707	*86*	1914	67790	*125*	1939	69314	*147*
1849	35128	*65*	1887	47630	*88*	1918	66811	*123*	1940	69838	*148*
1855	36112	*67*	1890	49241	*91*	1919	62897	*130*	1944	69865	*149*
1861	38137	*70*	1895	52001	*95*	1920	61794	*130*			
						Bundesgebiet[2])					
1871[3])...	20410	*82*	1931	40527	*163*	1948	48521	*194*	1959	54876	*221*
1880[3])...	22820	*92*	1932	40737	*164*	1949	49198	*198*	1960	55433	*223*
1890[3])...	25433	*102*	1933[3])...	40956	*165*	1950	49989	*201*	1961[3])...	56175	*226*
1900[3])...	29838	*120*	1934	41168	*166*	1951	50528	*203*	1962	56938	*229*
1910	35590	*143*	1935	41457	*167*	1952	50859	*205*	1963	57587	*232*
1925[3])...	39017	*157*	1936	41781	*168*	1953	51350	*207*	1964	58266	*235*
1926	39351	*158*	1937	42118	*169*	1954	51880	*209*	1965	59012	*238*
1927	39592	*159*	1938	42576	*171*	1955	52382	*211*	1966	59638	*240*
1928	39861	*160*	1939	43008	*173*	1956	53008	*213*	1967[5])...	59873	*241*
1929	40107	*161*	1946[3])[4])..	46190	*186*	1957	53656	*216*			
1930	40334	*162*	1947	46992	*189*	1958	54292	*218*			

*) 1816 bis 1861 im Dezember, 1939 am 17.5., ab 1947 Jahresdurchschnitte, im übrigen Jahresmitte, soweit nichts anderes vermerkt.

[1]) Jeweiliger Gebietsstand: Im Reichsgebiet ist ab 1890 Helgoland enthalten. In der Zeit nach dem ersten Weltkrieg sind im Reichsgebiet nicht enthalten: ab 1919 Elsaß-Lothringen und der an Polen gefallene Teil der Provinz Posen; ab 1920 Memelland, Freie Stadt Danzig, die an Polen (ohne Abstimmung), die Tschechoslowakei, Dänemark und Belgien gefallenen Gebiete; ab 1925 der an Polen gefallene Teil des Abstimmungsgebietes Oberschlesien. Von 1925 bis 1944 beziehen sich die Angaben auf den Gebietsstand vom 31.12.1937.

[2]) 1871 bis 1939 nach dem Gebietsstand am 1.1.1968; ab 1946 jeweiliger Gebietsstand.

[3]) 1871 bis 1910 am 1.12., 1925 und 1933 am 16.6., 1946 am 29.10. und 1961 am 6.6.

[4]) Einschl. Personen in Kriegsgefangenen-, Zivilinternierten- und Flüchtlingslagern, mit Ausnahme von Hamburg, Bremen, Saarland und Berlin (West), jedoch ohne Ausländer in IRO-Lagern.

[5]) Vorläufiges Ergebnis.

Der Anteil der Kinder unter 15 Jahren an der Gesamtbevölkerung ist von 21,2 % im Jahre 1962 auf 22,9 % im Jahre 1966 weiter gestiegen.

Der Bevölkerungsaufbau der Bundesrepublik wird seit Jahren zunehmend durch den Zustrom ausländischer Arbeiter beeinflußt. Die Ausländerbeschäftigung im Bundesgebiet, Mitte 1966 mit 1.314.000 Arbeitnehmern auf ihrem bisherigen Höhepunkt, war infolge starker "Rezessionsverluste" bis auf 903.000 Arbeitnehmer Ende Januar 1968 abgesunken. Die durchgreifende Belebung auf dem Arbeitsmarkt im Jahr 1968 führte wieder zu einem

Tabelle 3. *Wohnbevölkerung nach Ländern*)*
1 000

Jahr	Bundesgebiet	Schleswig-Holstein	Hamburg	Niedersachsen	Bremen	Nordrhein-Westfalen	Hessen	Rheinland-Pfalz	Baden-Württemberg	Bayern	Saarland	Berlin (West)
						Durchschnitt[1])						
1950	49989	2598	1553	6744	542	12922	4243	2909	6289	9108	943	2139
1951	50528	2505	1599	6691	560	13218	4295	3014	6425	9106	952	2163
1952	50859	2439	1624	6619	572	13479	4327	3068	6512	9089	961	2170
1953	51350	2365	1655	6565	585	13803	4363	3121	6637	9079	970	2208
1954	51880	2305	1687	6526	599	14147	4409	3169	6799	9070	977	2193
1955	52382	2271	1715	6493	614	14433	4455	3207	6943	9073	984	2195
1956	53008	2253	1744	6481	633	14733	4514	3244	7092	9103	990	2221
1957	53656	2257	1771	6493	654	15028	4569	3286	7225	9150	998	2224
1958	54292	2267	1794	6520	670	15304	4619	3327	7341	9215	1013	2223
1959	54876	2281	1811	6551	682	15529	4669	3358	7460	9294	1031	2211
1960	55433	2294	1823	6588	695	15694	4729	3381	7591	9387	1051	2199
1961[2])...	56175	2317	1832	6641	706	15902	4814	3417	7759	9515	1073	2197
1962	56938	2341	1844	6703	715	16117	4900	3457	7923	9667	1091	2180
1963	57587	2364	1851	6761	721	16280	4973	3493	8066	9799	1102	2177
1964	58266	2392	1857	6824	729	16463	5051	3530	8196	9921	1112	2193
1965	59012	2423	1857	6892	738	16661	5137	3567	8360	10053	1123	2201
1966	59638	2457	1851	6951	746	16807	5215	3602	8507	10178	1131	2191
1967[3])...	59873	2487	1840	6981	751	16835	5251	3620	8548	10254	1132	2174
						Jahresende						
1950	50336	2543	1583	6730	553	13075	4275	2987	6375	9111	949	2155
1951	50726	2469	1614	6655	567	13366	4314	3043	6469	9100	957	2172
1952	51052	2405	1637	6588	578	13612	4341	3092	6562	9084	966	2187
1953	51640	2325	1673	6542	592	14003	4388	3147	6728	9071	974	2198
1954	52127	2284	1702	6506	607	14295	4431	3189	6873	9067	981	2192
1955	52698	2257	1732	6485	623	14590	4487	3227	7022	9085	987	2203
1956	53319	2251	1760	6480	644	14877	4541	3266	7161	9122	993	2223
1957	53994	2263	1785	6507	663	15180	4596	3307	7284	9179	1004	2227
1958	54606	2273	1804	6535	676	15430	4645	3346	7400	9253	1021	2223
1959	55123	2286	1818	6566	690	15612	4693	3366	7513	9335	1040	2204
1960	55785	2304	1829	6612	702	15799	4771	3398	7664	9448	1061	2197
1961	56589	2329	1841	6675	712	16029	4861	3439	7839	9594	1083	2189
1962	57247	2351	1847	6732	718	16195	4937	3474	7991	9731	1097	2174
1963	57865	2376	1855	6786	725	16361	5005	3510	8108	9847	1106	2186
1964	58587	2406	1857	6854	733	16554	5087	3545	8257	9976	1117	2200
1965	59297	2439	1854	6921	742	16736	5170	3582	8426	10101	1127	2197
1966	59793	2473	1847	6967	750	16835	5240	3613	8534	10217	1132	2185
1967	59948	2500	1833	6993	752	16843	5263	3625	8565	10280	1131	2163

*) Jeweiliger Gebietsstand.
[1]) Errechnet aus Vierteljahres- bzw. Monatsdurchschnitten.
[2]) Ergebnis der Volkszählung am 6.6.1961.
[3]) Vorläufiges Ergebnis.

kontinuierlichen Anstieg der Zahl der ausländischen Arbeitnehmer. Nach Angaben der Bundesanstalt für Arbeitsvermittlung und Arbeitslosenversicherung waren am 30.9.1968 wieder 1.089.900 nichtdeutsche Arbeitnehmer einschließlich der Grenzarbeiter im Bundesgebiet beschäftigt (darunter 321.148 Frauen). Das entspricht einem Anteil von durchschnittlich 5,2 % an der Gesamtzahl der beschäftigten unselbständigen Erwerbspersonen. In den einzelnen Bundesländern ist der Anteil der beschäftigten ausländischen Arbeitnehmer recht unterschiedlich. Schwerpunkte sind nach wie vor Nordrhein-Westfalen und Baden-Württemberg, am niedrigsten ist der Anteil in Berlin (West)und Schleswig-Holstein.

Zwei Drittel der männlichen und drei Viertel der weiblichen ausländischen Arbeitnehmer waren Ende August 1965 unter 35 Jahre alt. Nur 34,5% der Männer und 25 % der Frauen waren 35 und älter (deutscher Arbeitnehmer über 35 Jahre: 52,1 % der Männer und 42,9 % der Frauen). Die stärkste ausländische Altersgruppe bildeten die 25- bis 34-jährigen mit einem Anteil von 45,9 % bei den Männern und 39,2 % bei den Frauen (deutsche Arbeitnehmer gleichen Alters: 27,3 % bzw. 22,7 %). ANBA (Amtliche Nachrichten der Bundesanstalt für Arbeitsvermittlung und Arbeitslosenversicherung) 11, 1965, S. 532. Die Altersstruktur der deutschen Erwerbsbevölkerung ist demnach weniger günstig als die der nichtdeutschen Arbeitnehmer.

Zusammenfassung (Bevölkerungsverhältnisse)

Im Jahr 1966 hatte die Bundesrepublik Deutschland einschließlich Berlin (West) rd. 59.793.000 Einwohner, davon waren 28.400.000 männlichen und 31.393.000 weiblichen Geschlechts. 1967 waren es 59.948.000 Einwohner (vorläufiges Ergebnis). Die Zuwachsrate im Jahr 1966 betrug 0,8 %; davon entfallen 73,4 % auf den Geburtenüberschuß und 26,6 % auf den Wanderungsüberschuß.

Die 1.089.900 am 30.9.1968 registrierten ausländischen Arbeitnehmer waren mit 5,2 % an der Gesamtzahl der beschäftigten unselbständigen Erwerbspersonen beteiligt. Die Zahl der ausländischen Arbeitnehmer in der Bundesrepublik ist wieder im Anstieg.

2. Morbidität

Einleitung

Um die epidemiologischen Vorgänge bei der Tuberkulose auch dem nichtmedizinischen Leser des Buches verständlich zu machen, ist das von Dr. L u k a s, Frankfurt, aufgestellte Schema über die Dynamik der Tuberkulose-Epidemiologie (Abb. 1) vorgeschaltet. Es werden die 4 großen "Becken"

1. Gesund - nicht infiziert
2. Gesund - infiziert
3. Erkrankt - aktiv
4. Genesen - inaktiv

unterschieden. Die Verbindungslinien sollen die Beziehungen der 4 Gruppen untereinander und damit die Dynamik der Tuberkulose-Epidemiologie darstellen. Dieses Schema gibt einen anschaulichen Überblick über den "Zufluß" an aktiven Tuberkuloseerkrankungen sowie auch über den "Abfluß" aus dem Becken des "Bestandes an aktiver Tuberkulose". Es stellt eine wertvolle Ergänzung zu der im Tbk.-Jb. 1964/65 (S. 36) veröffentlichten Tabelle über die Entwicklung der Neuzugänge nach einem von der Weltgesundheitsorganisation für Dänemark gebrachten Schema insofern dar, als auch die Tuberkulin-negativen und Tuberkulin-positiven Reagenten in der Bevölkerung berücksichtigt sind. Wir haben gelernt, diesen beiden Gruppen die notwendige Aufmerksamkeit bei der Durchführung der einzelnen Tuberkulosebekämpfungsmaßnahmen zu schenken. Die Tuberkulin-positiven Reagenten sind die potentiellen Tuberkulosekranken. Etwa 10 bis 20 % der gesunden, jedoch infizierten Bevölkerung erkrankt irgendwann im Laufe des Lebens an einer Tuberkulose irgendeines Organes.

Seit Jahren bemüht sich das Deutsche Zentralkomitee zur Bekämpfung der Tuberkulose (DZK) um die Herbeiführung einer b u n d e s e i n h e i t l i c h e n und möglichst z u - v e r l ä s s i g e n T u b e r k u l o s e - M o r b i d i t ä t s s t a t i s t i k. Zu diesem Zweck wurden die "Erläu-

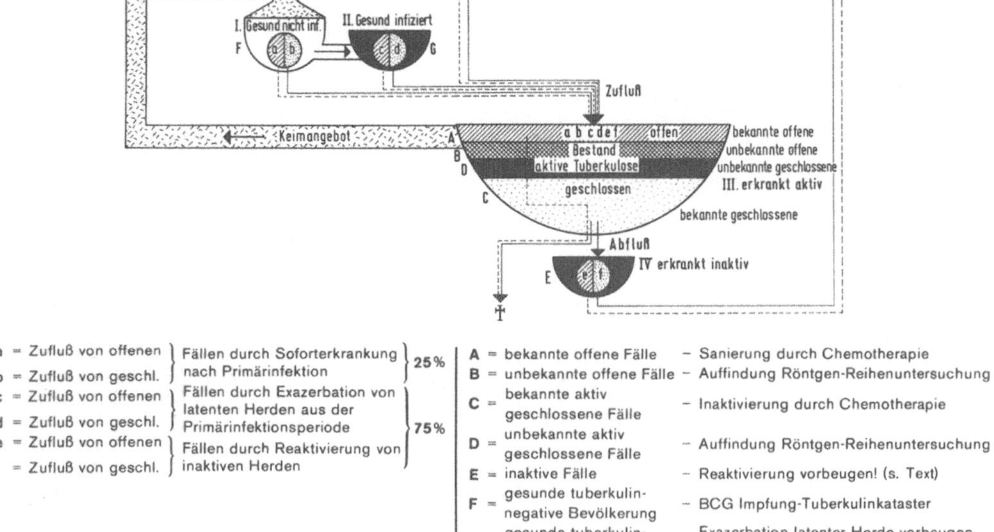

a = Zufluß von offenen, b = Zufluß von geschl. } Fällen durch Soforterkrankung nach Primärinfektion } 25%

c = Zufluß von offenen, d = Zufluß von geschl. } Fällen durch Exazerbation von latenten Herden aus der Primärinfektionsperiode; e = Zufluß von offenen, f = Zufluß von geschl. } Fällen durch Reaktivierung von inaktiven Herden } 75%

A = bekannte offene Fälle – Sanierung durch Chemotherapie
B = unbekannte offene Fälle – Auffindung Röntgen-Reihenuntersuchung
C = bekannte aktiv geschlossene Fälle – Inaktivierung durch Chemotherapie
D = unbekannte aktiv geschlossene Fälle – Auffindung Röntgen-Reihenuntersuchung
E = inaktive Fälle – Reaktivierung vorbeugen! (s. Text)
F = gesunde tuberkulin-negative Bevölkerung – BCG Impfung-Tuberkulinkataster
G = gesunde tuberkulin-positive Bevölkerung – Exazerbation latenter Herde vorbeugen (s. Text)

Abb. 1. Es sind in dieser Abbildung vier "Becken" (I-IV) eingezeichnet, die vier Gruppen darstellen sollen, in welche sich alle Einwohner eines Landes, je nach ihrer Beziehung zur Tuberkulose, einteilen lassen. Die Verbindungslinien sollen die Beziehungen der vier Gruppen untereinander und damit die Dynamik der Tuberkulose-Epidemiologie darstellen. Die Größe der Becken steht nicht in Relation zu den tatsächlichen Größenverhältnissen.

terungen zur Führung der Tuberkulosestatistik bei den Gesundheitsämtern" überarbeitet. Ab 1. Januar 1966 werden für die Erstellung des Tuberkulose-(Viertel-)Jahresberichtes in den einzelnen Bundesländern neue Vordrucke verwendet. Die Grundlage für die abgeänderte Führung der Tuberkulose-Statistik ist die "Neufassung der Erläuterungen der Tuberkulosestatistik bei den Gesundheitsämtern".

Was hat sich nun geändert ? In der Neufassung der Erläutetungen erscheint bewußt die Bezeichnung "Neuzugänge" nicht mehr, vielmehr wird nur noch von "Z u g ä n g e n" an Tuberkulose gesprochen. Bisher unterschied man unter den Zugängen an Tuberkulose 1. die Neuzugänge und 2. die Übergänge aus anderen Gruppen. Das Statistische Bundesamt in Wiesbaden veröffentlichte nun seit Jahren nur die Zahlen über die Mortalität, den Bestand und die Neuzugänge an Tuberkulose, nicht aber auch die

Verschlechterungen aus anderen Gruppen, obwohl diese nach dem Blittersdorf'schen Schema in allen Bundesländern hätten errechnet werden sollen. Das von Blittersdorf angegebene Schema der Diagnosen-Übergänge hat sich in denjenigen Tuberkulosefürsorgestellen, die es anzuwenden verstanden, im großen und ganzen bewährt, aber es setzt zweifelsohne eine richtige Handhabung voraus. Aus Gründen einer besseren Auswertbarkeit wird auf die Ausfüllung des Blittersdorf'schen Schemas der Diagnosenübergänge verzichtet.

Nunmehr sind die einzelnen Statistik-Gruppen innerhalb der Zugänge übersichtlicher und damit leichter auswertbar geworden. Seit 1966 können die übergeordneten Stellen die tatsächlichen Zugänge an aktiver Tuberkulose, insbesondere auch an ansteckungsfähiger Lungentuberkulose mitteilen, und dies ist ein Gewinn in sozialhygienischer und sozialpolitischer Hinsicht. Die Tuberkulose-Statistik in der jetzigen Fassung gibt nicht nur Auskunft über die Mortalität, Morbidität sowie über die Leistungen der Tuberkulosefürsorge, sondern sie ist nunmehr auch eine Seuchenstatistik.

Die beiden Arbeitsausschüsse für "Statistik und Epidemiologie" (Vorsitzender: Dr. Neumann, Stuttgart) und für "Tuberkulosefürsorge" (Vorsitzender: Dr. Breu, Ludwigsburg) haben 1967 die Einführung von maschinell auswertbaren Zählblättern in der Tuberkulosestatistik für das ganze Bundesgebiet empfohlen, nachdem sich dieses Zählblattsystem bereits seit Jahren in Hamburg, Rheinland-Pfalz und Saarland bewährt hat. Das Zählblattsystem ist die Voraussetzung für eine zentrale Erstellung der Tuberkulosestatistik und gleichzeitig eine Entlastung der Gesundheitsämter, die über einen immer größeren Personalmangel klagen.

In der Einleitung wird, wie in früheren Tuberkulosejahrbüchern darauf hingewiesen, daß die Erstellung der Tuberkulose-Morbiditätsstatistik mit Schwierigkeiten bzw. einer Anzahl von Unsicherheitsfaktoren verbunden ist. Dies ist im Hinblick auf den chronischen, wechselvollen, mit Phasen und Schüben einhergehenden Verlauf der Tuberkulosekrankheit nicht verwunderlich. Zudem hängen die Zahlen für die einzelnen Tuberkulosegruppen und -stufen in der Statistik von verschiedenen Faktoren ab, so von

1) der Intensität der Erfassung,
2) der Erfüllung der Meldepflicht vonseiten der behandelnden Ärzte und Krankenanstalten nach § 3 Abs. 1 Ziff. 18 des Bundesseuchengesetzes,
3) der Diagnostik im Einzelfall,
4) der statistisch-technischen Einordnung,
5) der Sorgfalt der Führung der Tuberkulose-Statistik.

Zu 1): Die Bedeutung einer systematischen Erfassungsfürsorge als Grundlage für eine erfolgreiche Tuberkulosebekämpfung ist seit Jahrzehnten bekannt. Mikat konnte in seiner Veröffentlichung "Die Tuberkulosehäufigkeit in den Kreisen der Bundesrepublik Deutschland im Jahre 1958" aufzeigen, daß 1958 die Erfassung der Tuberkulose in den einzelnen Tuberkulosefürsorgestellen sehr unterschiedlich war. U.a. müssen wir uns darüber völlig im klaren sein, daß es ohne eine Röntgenreihenuntersuchung (RRU) der Bevölkerung auf breitester Grundlage nur eine Teilerfassung geben kann, auch wenn die Tuberkulosefürsorge in engster Zusammenarbeit mit der gesamten Ärzteschaft noch so gut arbeitet. Im Kreis Ludwigsburg wurden auch noch beim vierten Durchgang der RRU auf gesetzlicher Grundlage in den Jahren 1965/66 49 Personen mit einer bis dahin unbekannten ansteckenden Lungentbk. = 26 Fälle auf je 100.000 Schirmbilduntersuchte erfaßt; dadurch hatte sich der Bestand an Kranken mit einer noch tatsächlich offenen Lungentbk. um 33,7 % erhöht. Das Zeitintervall zwischen dem 3. und 4. Durchgang hatte 5 Jahre betragen. Auch in den "Statistischen Berichten" über das Gesundheitswesen der Bundesrepublik Deutschland 1963 - 1966" (herausgegeben vom Bundesministerium für Gesundheitswesen, bearbeitet im Bundesgesundheitsamt) wird u.a. ausgeführt, daß die Erfassungsstatistik vonseiten der Tuberkulosefürsorgestellen nur unvollkommen sein kann und es sich bei den gemeldeten Tuberkulosefällen um Mindestzahlen handelt.

Zu 2): Die Erfahrungen lehren, daß nicht jede aktive Tuberkulose dem zuständigen Gesundheitsamt rechtzeitig bzw. überhaupt gemeldet wird. Es empfiehlt sich, die Ärzte und Krankenhäuser von Zeit zu Zeit durch ein Rundschreiben an die Meldepflicht zu erinnern, dabei dürfen die chirurgischen, orthopädischen, urologischen und sonstigen Fachabteilungen nicht übersehen werden.

Zu 3): Wegen des Kriteriums des Tuberkulosebakteriennachweises im Auswurf ist die Ia-Gruppe die statistisch relativ zuverlässigste Gruppe. Bei den Morbiditätszahlen kann es sich selbstverständlich nur um die e r f a ß t e n Fälle handeln. Je intensiver wir im Einzelfall bakteriologisch unter Heranziehung der verfeinerten Untersuchungsverfahren, wie Kultur und Tierversuch, und tomographisch untersuchen, umso höher werden die Zahlen an ansteckender Lungentbk. liegen !

Zu den I b - F ä l l e n : Durch eine gründliche diagnostische Abklärung sollte erreicht werden, daß die Ib-Fälle im Verhältnis zu der Gesamtzahl an Ia/b-Fällen in allen Tbk.-Fürsorgestellen weniger als 10 % ausmachen. In der Tbk.-Fürsorgestelle Ludwigsburg beträgt dieser Satz in den letzten Jahren um 3 %. Demgegenüber lagen im Jahr 1966 die Ib-Fälle in einigen Bundesländern noch deutlich erhöht, bis zu 28 % (Schleswig-Holstein). Am niedrigsten mit 0,6 % (!) liegt Berlin (West), dann folgt Bremen mit 6,5 %. Immerhin konnte die Zahl der Ib-Fälle gegenüber früher reduziert werden. Die Karte zeigt die Häufigkeit der Ib-Fälle gesehen auf den Gesamtbestand an Ia/b in den einzelnen Ländern der Bundesrepublik (Abb. 2).

Schon nach den "Erläuterungen zur Führung der Tuberkulosestatistik in den Gesundheitsämtern" aufgrund der Empfehlung des "Arbeitsausschusses für Tuberkulosefürsorge" im DZK in den Jahren 1950/51 war gegenüber früher eine Überführung aus Ia nach Ib nicht mehr möglich, und zwar in Anlehnung an die internationale Tuberkulosestatistik. Die Neufassung der "Erläuterungen" besagt: "Eine Umschreibung von der Gruppe Ia in die Gruppe Ib ist nicht zulässig". Es gibt also seit Jahren nur noch sogenannte primäre Ib-Fälle, bei denen der Röntgenbefund (Kaverne) für eine ansteckungsfähige Lungentbk. spricht, aber der Bakteriennachweis nicht oder noch nicht gelungen ist. Bis auf vereinzelte Fälle kann bei diesen Ib-Fällen durch entsprechende Untersuchungen eine Klärung herbeigeführt werden insofern, als entweder bei weiterer Beobachtung der Bakteriennachweis gelingt und somit die Überführung nach Ia infragekommt oder der ursprünglich geäußerte Kavernen-Verdacht nicht bestätigt werden konnte und der Fall als Ic zu führen ist.

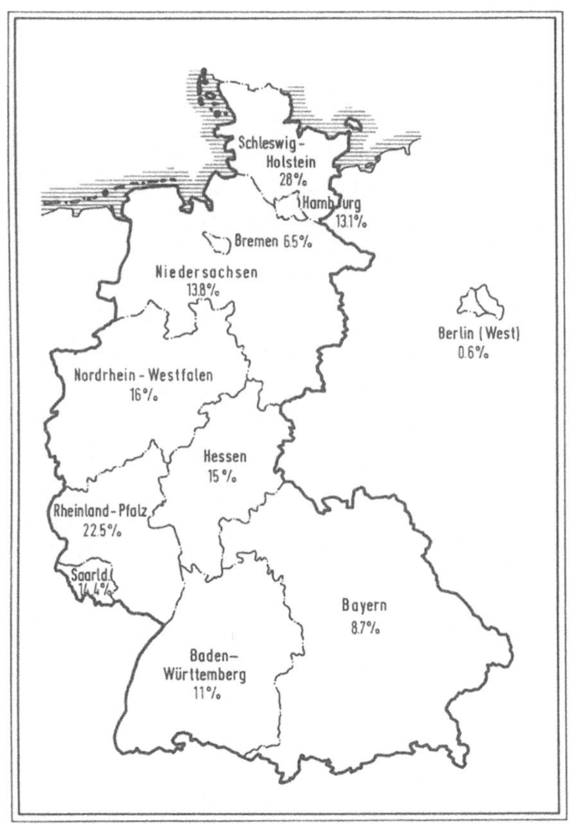

Abb. 2. %-Zahl der Ib-Fälle zu dem Gesamtbestand an Ia/b in den einzelnen Ländern der Bundesrepublik.

Die beiden Arbeitsausschüsse "Statistik und Epidemiologie" sowie "Tuberkulosefürsorge" empfahlen 1967, in Anlehnung an die internationale Tuberkulosestatistik die I b - G r u p p e z u s t r e i c h e n, damit die Tuberkulosestatistik übersichtlicher und überschaubarer wird. Gleichzeitig erfordert dies aber verschiedentlich eine I n t e n s i v i e -

r u n g der b a k t e r i o l o g i s c h e n D i a g - n o s t i k. Zur Ermöglichung der Durchführung der erforderlichen Anzahl von K u l t u r e n, erforderlichenfalls auch von Tierversuchen, ist auch ein Ausbau der bakteriologischen Untersuchungsanstalten notwendig. In Baden-Württemberg sind bereits ab 1. Januar 1968 die Ib-Fälle weggefallen. In Bayern gibt es bei den Zugängen keine Ib-Fälle mehr, sondern nur noch im Bestand. Auch in Berlin (West) ist die Ib-Gruppe gestrichen worden.

Zu den Ic-Fällen: Da bei dieser Gruppe das Kriterium des Tuberkulosebakteriennachweises fehlt, unterliegt insbesondere in Grenzfällen ihre Beurteilung bis zu einem gewissen Grad der subjektiven Auffassung des untersuchenden Arztes.

Zu den Ib- und Ic-Fällen: Bewußt wurde in die Neufassung der Erläuterungen folgender Absatz aufgenommen: "Um einen einheitlichen Überblick über den Stand der Tuberkulose-Morbidität zu erhalten und Nachteile für den Kranken und die Fürsorgestellen durch eine unrichtige Diagnose "aktive Tuberkulose" zu vermeiden, muß durch wiederholte Kontrolle der Kranken dafür gesorgt werden, daß die Gruppen Ib und Ic n i c h t z u e i n e m S a m m e l b e c k e n u n g e k l ä r t e r F ä l l e w e r d e n".

Zu 4): Neben der diagnostischen Beurteilung und damit auch der statistischen Einordnung spielt hier auch die Frage, wie l a n g e die einzelnen Fürsorgeärzte einen Fürsorge- oder Überwachungsfall in einer bestimmten Gruppe führen, eine Rolle. Zweifelsohne muß bei der Führung der Tuberkulose-Morbiditätsstatistik auch die V e r w e i l d a u e r in einer Gruppe (D e i n i n g e r, M i k a t und Z u t z, Dtsch. Ärztebl.) berücksichtigt werden.

Zu 5): Die Führung der Statistik erfordert Sachkenntnis sowie auch einen gewissen zeitlichen Aufwand und damit eine mit der Materie betraute Sachbearbeiterin.

Es wird auch auf einschlägige Veröffentlichungen hingewiesen: *

a) Bestand der an aktiver Tuberkulose Erkrankten (Prävalenz)

Der Bestand an Tuberkulosekranken wird jeweils zum Jahresende aus den am 31. Dezember des Vorjahres erfaßt gewesenen Patienten, den Zugängen und den Abgängen(Abgänge in andere Gruppen, durch Tod oder Wegzug) während des Berichtsjahres errechnet. Dadurch gestattet er nicht nur einen Überblick über die Verbreitung der Tuberkulose an einem bestimmten Stichtag, sondern auch über die Dynamik des Krankheitsgeschehens in der Bevölkerung innerhalb größerer Zeiträume. Der Bevölkerungsaufbau und der Krankheitsbefall der verschiedenen Altersgruppen spielen bei der Beurteilung der Tuberkulosemorbidität eine Rolle. Der Rückgang der Erkrankungsziffern wird nicht nur von der absoluten Bestandsverminderung beeinflußt, sondern auch von den Auswirkungen, die Geburtenzunahme und -abnahme, Kriegsverluste und steigende Lebenserwartung auf die Altersbesetzung bestimmter Jahrgänge verursachen. Diese Faktoren müssen berücksichtigt werden, wenn ein klares Bild von der Tuberkulosemorbidität entstehen soll.

Nach Angaben des Statistischen Bundesamtes waren am 31.12. 1966 insgesamt 239.990 Personen mit einer aktiven Tuberkulose (Ia - Id) in den Fürsorgestellen des Bundesgebietes einschließlich Berlin (West) bekannt. Etwa 401,3 von 100.000 Einwohnern sind demnach als tuberkulosekrank statistisch ausgewiesen. Es kann sich dabei nur um die erfaßten Tuberkulosekranken handeln, die tatsächliche Zahl ist höher. In einem weiteren von Dr. Lukas zusammenge-

* P. Beeh, "Die Tuberkulose 1965 und 1966" (DZK), K. Breu, Öff. Gesundh.-Dienst 28 (1966), 21, F. Kreuser, "Prax. Pneumol. 22 (1968), 603, E. Meier, "Bundesgesundhbl." 7 (1964), 289, G. Neumann, "Bundesgesundhbl." 11 (1968), 281.

stellten Schema (Abb. 3) über den Bestand an aktiver Tuberkulose in der Bundesrepublik Deutschland am 31.12.1966 werden für die aktiven, auch offenen Lungentuberkulosen noch ca. 25 % (!) unbekannte Fälle = ca. 46.000 geschätzt. Die Dunkelziffer in dieser Höhe ist aufgrund von ermittelten, bisher unbekannt gewesenen, aktiven Lungentuberkulosen bei RRU-Aktionen auf gesetzlicher Grundlage sicherlich richtig.

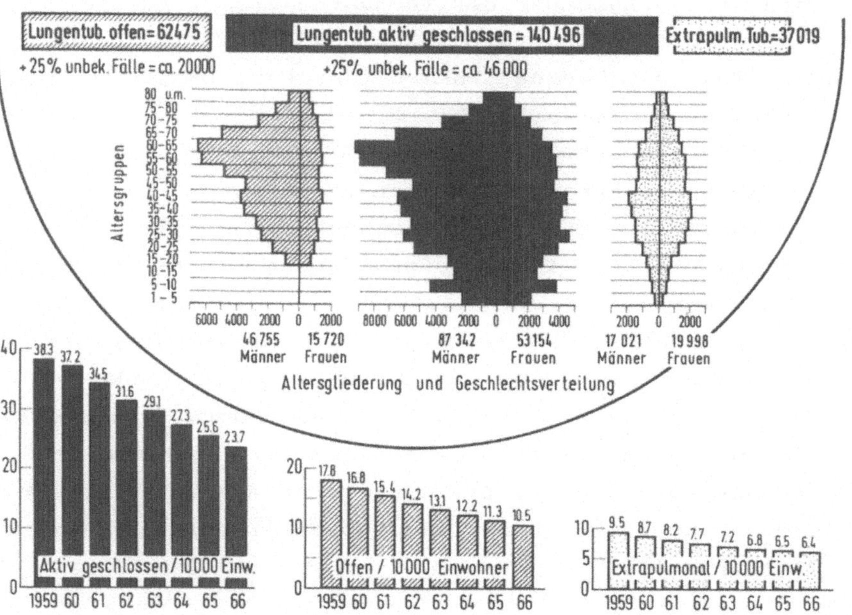

Abb. 3. Bestand an aktiver Tuberkulose in der Bundesrepublik Deutschland am 31.12.1966. Tuberkulose aller Formen = 239.990.

Am 31.12.1967 waren in den Fürsorgestellen des Bundesgebietes einschließlich Berlin (West) 221.130 Personen mit einer aktiven Tuberkulose (Ia - Id) registriert, dies sind 368,8 auf 100.000 Einwohner.

Abb. 4 zeigt ein kontinuierliches Absinken des Bestandes seit 1957. In den letzten 10 Jahren hat der Bestand an aktiven Tuberkulosen insgesamt (Ia - Id-Fälle) um 53 % abgenommen, darunter die ansteckungsfähigen Lungentuberkulosen (Ia/b-Fälle) um 56 %, die aktiv-nichtansteckenden Lungentuberkulosen (Ic) um 52 % und die aktiven extrapulomalen Tuberkulosen (Id) um 46 %.

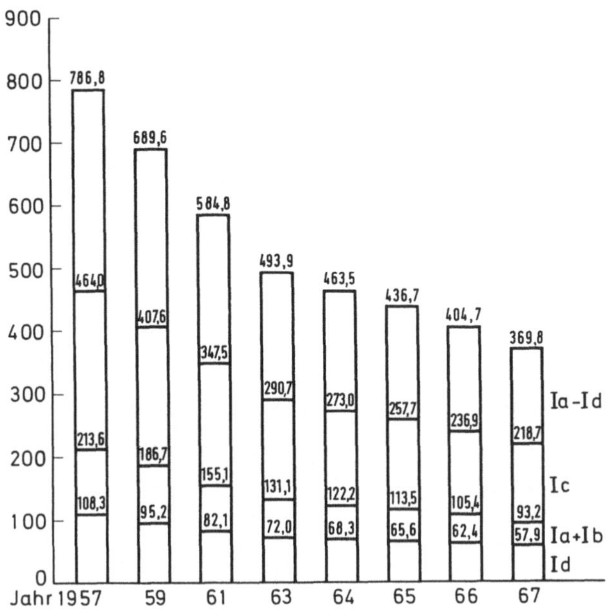

Abb. 4. Bestand an aktiver Tuberkulose im Bundesgebiet, einschließlich Berlin von 1957 - 1967 auf 100.000 Einwohner.

Tab. 4 gibt einen Überblick über den Bestand in den 11 Bundesländern am 31.12.1966.

Für das Jahr 1967 liegen noch nicht alle Länderberichte mit Aufschlüsselung des Bestandes nach Diagnosengruppen vor, jedoch ist aus der Tab. 5 der Bestand an aktiven Tuberkulosen aller Formen (Ia - Id) für das gesamte Bundesgebiet einschließlich Berlin (West) für das Jahr 1967 ersichtlich, die Zahlen für 1966 sind gegenübergestellt. Danach hat der Bestand an aktiver Tuberkulose aller Formen im Jahr 1967 gegenüber 1966 weiter abgenommen.

α) Bestand an Kranken mit aktiver Lungentuberkulose (Ia - Ic)

Der Bestand an aktiven Lungentuberkulosen (Ia - Ic) im Bundesgebiet einschließlich Berlin (West) hat sich 1966 auf 202.971 gegenüber 231.549 im Jahr 1964 belaufen.

Tabelle 4. *Bestand der an aktiver Tuberkulose Erkrankten am 31.12.1966*

Land	Ia	Ib	Ic	Id	Ia – Id	Einwohnerzahl am 31.12.1966
Schleswig-Holstein	1939	759	6302	1297	10297	2473
Hamburg	2427	368	8805	2111	13711	1847
Niedersachsen	5218	842	14556	4146	24762	6967
Bremen	624	44	1748	602	3018	750
Nordrhein-Westfalen	14659	2974	39001	12630	69264	16835
Hessen	3016	539	9087	3002	15644	5240
Rheinland-Pfalz	3264	950	7819	2633	14666	3613
Baden-Württemberg	6790	856	17650	4666	29962	8534
Bayern	9950	954	19399	3756	34059	10217
Saarland	1313	222	2377	575	4487	1132
Berlin/West	4730	37	13752	1601	20120	2185
Bundesgebiet	53930	8545	140496	37019	239990	59793
			Auf 100000 Einwohner*)			
Schleswig-Holstein	78,4	30,7	254,9	52,5	416,5	
Hamburg	131,4	19,9	476,6	114,3	742,2	
Niedersachsen	74,9	12,1	208,9	59,5	355,4	
Bremen	83,2	5,8	233,2	80,3	402,6	
Nordrhein-Westfalen	87,1	17,7	231,7	75,0	416,4	
Hessen	57,5	10,3	173,4	57,3	298,6	
Rheinland-Pfalz	90,4	26,3	216,4	72,9	406,0	
Baden-Württemberg	79,5	10,0	206,8	54,7	351,1	
Bayern	97,3	9,3	189,9	36,8	333,4	
Saarland	116,0	19,6	210,0	50,8	396,3	
Berlin/West	216,4	1,7	629,3	73,3	920,7	
Bundesgebiet	90,2	14,2	235,0	61,9	401,4	

*) Abweichungen von der Summe durch Aufrundungen bedingt

In dem Schema von Dr. L u k a s ist der Bestand an aktiver Tuberkulose nach A l t e r und G e s c h l e c h t gegliedert. Bei der aktiven Lungentuberkulose ist eindrucksvoll der s t a r k e K r a n k h e i t s b e f a l l b e i M ä n n e r n i m h ö h e r e n L e b e n s a l t e r.

Tabelle 5. *Bestand der an aktiver Tuberkulose aller Formen Erkrankten in der Bundesrepublik Ende 1966 und Ende 1967*

Land	Grundzahl 1966	Grundzahl 1967	auf 100 000 Einwohner 1966	auf 100 000 Einwohner 1967
Schleswig-Holstein	10 297	9 644	416,5	385,8
Hamburg	13 711	12 699	742,2	692,9
Niedersachsen	24 762	22 992	355,4	320,8
Bremen	3 018	2 529	402,6	336,4
Nordrhein-Westfalen	69 264	63 628	411,4	377,8
Hessen	15 644	15 243	298,6	289,6
Rheinland-Pfalz	14 666	13 766	406,0	379,7
Baden-Württenberg	29 962	25 709	351,1	300,1
Bayern	34 059	32 119	333,4	312,4
Saarland	4 487	4 127	396,3	364,8
Berlin-West	20 120	18 634	920,7	861,4
Bundesgebiet	239 990	221 090	401,4	368,8

Wie in früheren Jahren ist die Erkrankungshäufigkeit bis zum 20. Lebensjahr bei beiden Geschlechtern annähernd gleich, dann beginnt der Überhang an männlichen Kranken in Erscheinung zu treten. Bei den 45 - 75-jährigen ist er am stärksten ausgeprägt.

Bei den Frauen ist der Krankenbestand an aktiver Lungentuberkulose gleichmäßiger auf die einzelnen Altersklassen verteilt. Das Hauptkontingent stellen die 30 - 50-jährigen, dann sinkt die Krankenzahl leicht ab, um bis ins hohe Lebensalter verhältnismäßig konstant zu bleiben.

Vergleicht man den Bestand an aktiven Lungentuberkulosen mit den Jahren 1960 und 1961, so zeigt sich, daß der Rückgang im Kindesalter signifikant ist. Bei den Säuglingen macht er sich in der graphischen Darstellung infolge der absoluten, sehr kleinen Zahlen kaum bemerkbar. Der in den Jahren 1960 und 1961 auffällige erste Gipfel bei den 5 - 10-jährigen wurde in den letzten Jahren sichtlich a b g e b a u t. Zweifelsohne war dies nicht nur infolge des Rückganges der Tuberkulose-durchseuchung bedingt, sondern es handelte sich in früheren Jahren um eine Überhöhung, die nunmehr bereinigt werden konnte.

62.475 Personen, d.h. 104,4 : 100.000 Einwohner waren am 31.12.1966 mit einer Erkrankung an einer ansteckungsfähigen Lungentuberkulose (Ia/b) registriert; davon handelt es sich um 46.755 Männer (164,6/100.000) und um 15.720 Frauen (50,0/100.000), d.h. es gab über dreimal so viele ansteckende Lungentuberkulosen bei Männern als bei Frauen.

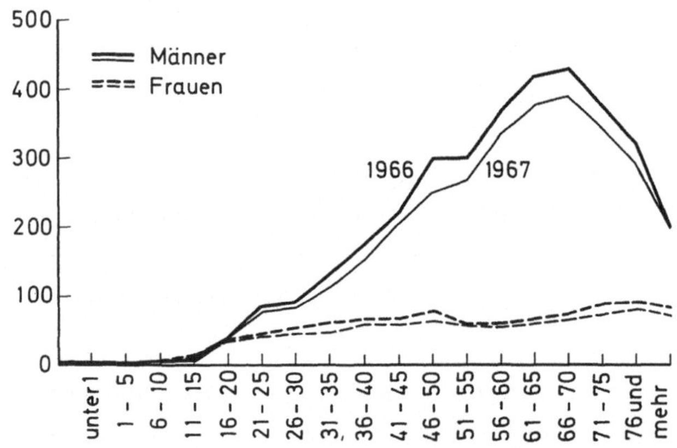

Abb. 5. Bestand an Personen mit ansteckungsfähiger Lungentuberkulose (Ia und Ib) Ende 1966 und 1967 im Bundesgebiet auf je 100.000 Männer und Frauen der betreffenden Altersgruppen.

Wie Abb. 5 zeigt, spielt die ansteckungsfähige Lungentuberkulose bei Kindern und Jugendlichen nur noch eine geringe Rolle. Etwa vom 15. Lebensjahr ab nimmt die Erkrankungshäufigkeit der männlichen Jugendlichen zu, vom 30. Jahr ab gehen die Morbiditätskurven beider Geschlechter stark auseinander. Die Kurve der Männer steigt gleichmäßig an, erreicht in der Altersgruppe der 60 - 65-jährigen ihren Höhepunkt und sinkt mit zunehmendem Alter wieder ab. Der Abfall der Kurve des Bestandes an Kranken mit einer ansteckungsfähigen Lungentuberkulose in den sehr hohen Altersstufen dürfte nicht den tatsächlichen Verhältnissen entsprechen, sondern ist wahrscheinlich nur durch die unerkannten Tuberkulosen in den hohen

Altersstufen bzw. im Greisenalter bedingt, worauf bereits im Tbk.-Jb. 1964/65 S. 41 eingegangen wurde.

Bei den Frauen verläuft die Erkrankungskurve vom 30. Lebensjahr ab einigermaßen waagerecht. Der Höchstwert hat sich seit 1962 von den 30 - 35-jährigen auf die 45 - 50-jährigen verlagert; vom 70. Lebensjahr ab wird erneut ein leichtes Ansteigen erreicht.

Die große Bedeutung der Tuberkulose älterer Personen insbesondere bei den Männern wird dadurch unterstrichen. Ihre Erfassung sowie auch ihre Sanierung gehören zu den vordringlichsten Aufgaben der Tuberkulosebekämpfung! Die große epidemiologische Bedeutung der Alterstuberkulose hat kürzlich Mordasini (Bl. g. Tbk. 1969 S. 18) auch für die Schweiz anhand einer Erhebung demonstriert. Man sollte auch bei der Alterstuberkulose und selbst bei über 70-jährigen Patienten hinsichtlich der Behandlung nicht resignieren, sondern auch dieser Gruppe durch eine sachgemäße Behandlung eine Heilungs- zumindest eine Besserungschance geben. Bewährt haben sich auch nach meinen langjährigen Erfahrungen Kurheime für Alterstuberkulose, wie es sie z.B. in Schömberg gibt.

WHO und die Internationale Union schlagen vor, für internationale Vergleiche diejenigen Fälle in der Statistik gesondert auszuweisen, bei denen bereits im einfachen Ausstrichpräparat Tuberkulosebakterien nachgewiesen werden können. In Stuttgart waren 1965 58,3 % aller verwertbaren Zugänge an Ia-Fällen im einfachen Ausstrichpräparat positiv und 41,7 % erst mit verfeinerten Methoden positiv. In Baden-Württemberg werden ab 1. Januar 1968 die ansteckungsfähigen endothoracalen Tuberkulosen mit Bakteriennachweis unterteilt in

a) im Ausstrich durch direkte mikroskopische Untersuchung
b) in sonstiger Weise.

Diese Unterteilung der Ia-Fälle ist sinnvoll. Nach den fürsorgerischen Erfahrungen ist bei denjenigen Lungentuberkulosen, bei denen nur mit verfeinerten Methoden (Kultur, Tierversuch) -

zumal nur ganz gelegentlich - Tuberkulosebakterien ohne Zeichen für eine Kaverne oder für eine Bronchustuberkulose nachgewiesen werden können, die Gefährdung für die Umgebung geringer. Daher hatte z.B. Schweden - ein Land, in dem Magensaft-Tierversuche schon seit Jahren in einem größeren Umfang routinemäßig vorgenommen werden - schon bald nach dem letzten Krieg die offenen Lungentuberkulosen in der Statistik in obigem Sinne unterteilt.

Infolge der höheren Überlebensdauer der Tuberkulösen als Auswirkung der Tuberkulosestatika ist es seit Jahren zu einer Zunahme der Chronisch-Tuberkulösen gekommen. Eine Sorge bereiten die Chronisch-Ansteckendtuberkulösen. Nach einer Umfrage des DZK wurden 1963 von 6 Tuberkulosefürsorgestellen im Durchschnitt 40,9 % von den Offentuberkulösen als Chronisch-Kranke angegeben. Überträgt man diese repräsentative Schnittzahl von 40,9 % auf den Gesamtbestand an Ia im Bundesgebiet und klammert die nur statistischen Ia-Fälle nach der Erhebung des DZK aus, dann konnte für die letzten Jahre die Zahl der Chronisch-Ansteckendtuberkulösen im Bundesgebiet grob auf etwa 20.000 bis 25.000 (!) geschätzt werden.

Die chronische Lungentuberkulose war ein Verhandlungsthema auf der XVIII. Internationalen Tuberkulosekonferenz 1965 in München (siehe Verhandlungsbericht) und auf der Deutschen Tagung für Tuberkulose und Lungenkrankheiten 1968 in Baden-Baden (sämtliche Vorträge werden im Kongreßbericht erscheinen). Auch der "Arbeitsausschuß für Tuberkulosefürsorge" im DZK hat sich im vergangenen Jahr mit der chronischen ansteckungsfähigen Lungentuberkulose befaßt.

In Baden-Baden errechnete Arens für die Tuberkulosefürsorgestelle Düsseldorf innerhalb des Bestandes an Ia-Fällen 35 % Chroniker (2 Jahre und länger Bakteriennachweis in Übereinstimmung mit der Internationalen Union). Wie Arens ausführte, leben heute nicht wenige Chronisch-Ansteckendtuberkulöse bis zu 10 Jahren, ja bis zu 20 Jahren und vereinzelt darüber. Es ergaben sich verschiedene ursächliche Faktoren: Schwerer Ausgangsbefund, Begleitkrankheiten (Emphysem, Asthma, Cor pulmonale, Silikose, Ulcus, Gallenleiden, Hepatitis, Diabetes mellitus usw.), psycho-physisches Fehlverhalten, Therapieversager, seltener hereditär schlechte Abwehrlage. Mit Recht verlangte Arens, daß die Gruppe der Chroniker gesondert geführt werden sollte. Eine sorgfältige Analyse der verschiedenen Faktoren sei nur mit Hilfe elektronischer Datenverarbeitung möglich.

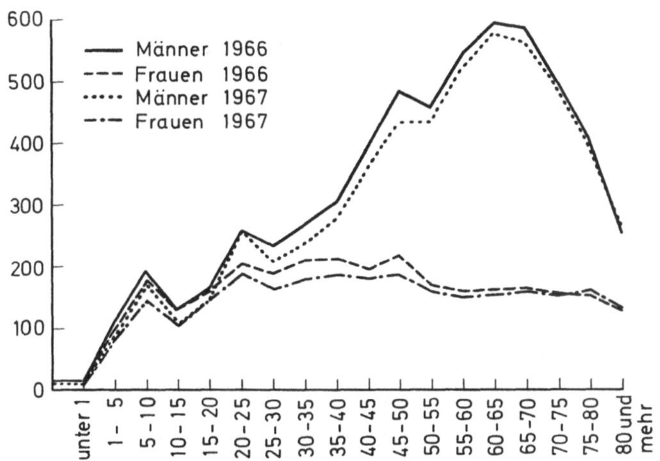

Abb. 6. Bestand an Personen mit nichtansteckender Lungentuberkulose (Ic) am 31.12.1966 im Bundesgebiet (mit Berlin) auf je 100.000 Männer und Frauen der betreffenden Altersgruppen.

Der Bestand an nicht ansteckenden Lungentuberkulosen (Ic) hat im Bundesgebiet einschließlich Berlin (West) am 31.12.1966 87.342 Männer (307,5/100.000 E.) und 53.254 weibliche Kranke (169,3/100.000) umfaßt. Abb. 6 zeigt die Aufgliederung des Bestandes an Personen mit nichtansteckender Lungentuberkulose am 31.12.1966 im Bundesgebiet mit Berlin (West) auf je 100.000 Männer und Frauen der betreffenden Altersgruppen. Der Gipfel bei den 5 - 10-jährigen flacht sich langsam ab. Bei den Männern steigt die Kurve wieder steil an mit einem Maximum zwischen 45 und 65 Jahren, bei den Frauen hingegen verläuft auch bei der nichtansteckenden aktiven Lungentbk. die Kurve niedriger und gleichmäßiger mit einem bedeutend niedrigeren Häufigkeitsgipfel zwischen 30 und 50 Jahren.

β) B e s t a n d a n K r a n k e n m i t a k t i v e r e x t r a p u l m o n a l e r T u b e r k u l o s e (Id)

Im Bundesgebiet einschließlich Berlin (West) waren am 31. 12.1966 37.019 extrapulmonale Tuberkulosen (ETB), d.h. 61,8 : 100.000 E. bekannt. Nach Geschlecht aufgegliedert waren 17.021 Männer (59,9/100.000) und 19.998 Frauen (63,6/100.000) an einer extrapulmonalen Tuberkulose erkrankt. Danach ist im Gegensatz zur Lungentuberkulose die ETB wie in den Vorjahren beim w e i b l i c h e n Geschlecht e t w a s h ä u f i g e r als beim männlichen.

Die Aufgliederung des Gesamtbestandes an ETB im Bundesgebiet nach 5-Jahres-Altersgruppen zeigt wie in den Vorjahren, daß der Häufigkeitsgipfel bei den meisten Lokalisationen in der L e b e n s m i t t e liegt.

Der Bestand an aktiver ETB ist in erhöhtem Maße mit U n s i c h e r h e i t e n behaftet. Neben Lücken in der Erfassung und Befolgung der Meldepflicht treten bei den verschiedenen extrapulmonalen Formen in vermehrtem Maße Schwierigkeiten in der Beurteilung, ob im vorliegenden Fall, z.B. bei einer Skelett-Tbk., der Prozeß noch aktiv oder schon inaktiv ist, hinzu. Hier ist eine engste Zusammenarbeit mit den behandelnden Fachärzten (Chirurgen, Orthopäden, Urologen, Gynäkologen, Augenarzt usw.) u n e r l ä ß l i c h.

b) B e s t a n d a n P e r s o n e n m i t i n a k t i v e r T u b e r k u l o s e

α) I n a k t i v e L u n g e n t u b e r k u l o s e (IIa)

Am 31.12.1966 wurden 653.398 Personen mit einer inaktiven Lungentuberkulose von den Fürsorgestellen des Bundesgebietes einschließlich Berlin (West) überwacht; (s. Tab. 6).

Die Verhältniszahlen in den einzelnen Bundesländern weichen erheblich voneinander ab. Dies hat mehrere Gründe:

1. Da es außer dem Tuberkulosebakteriennachweis kein anderes absolut sicheres Kriterium für die Feststellung einer aktiven Lungentuberkulose gibt, wird in Grenzfällen die Beur-

Tabelle 6. *Bestand an inaktiven Lungentuberkulosen (IIa) im Bundesgebiet einschl. Berlin-West am 31.12.1966 (nach Angaben der Statistischen Landesämter)*

Land	unter 15 Jahre männlich		unter 15 Jahre weiblich		über 15 Jahre männlich		über 15 Jahr weiblich		Insgesamt	
	absolut	auf 100000	absolut	auf 100000	absolut	auf 100000	absolut	auf 100000	absolut	auf 100000
Schleswig-Holstein	960	340	827	308	8640	855	6610	651	17037	685
Hamburg	1202	736,5	1065	685,3	17679	2535,7	13090	1567,1	33036	1731,3
Niedersachsen	4191	495,1	3486	435,7	35783	1446,6	26566	938,7	70026	1004,6
Bremen	1147	1457,4	833	1125,7	4936	1793,5	3421	1388,7	10337	1378,2
Nordrhein-Westfalen	–	–	–	–	–	–	–	–	134974	801,8
Hessen	–	–	–	–	–	–	–	–	39961	763,4
Rheinland-Pfalz	2744	524,6	2474	562,9	14535	1222,9	9955	720,9	29708	822,9
Baden-Württemberg	9970	953,4	9025	910,1	61352	2012,6	47206	1376,6	127553	1494,9
Bayern	–	–	–	–	78780 zus.	1638,2	63233 zus.	1179,1	142013	1389,4
Saarland	799	536,9	804	565,0	3593	916,3	2293	512,0	7498	662,3
Berlin-West	2547	1627,6	2240	1503,3	18489	2536,8	17959	1631,7	41235	1802,8
Bundesgebiet									653398	1092,7

teilung der Aktivität von der subjektiven Auffassung des untersuchenden Arztes bestimmt. In Fällen von fraglicher Aktivität neigt der eine Arzt mehr zur Annahme eines noch aktiven Prozesses (Ic), hingegen der andere Arzt zu der eines inaktiven Prozesses (IIa).

2. Auch bei der Beurteilung, ob ein nachgewiesener inaktiver Befund in Überwachung der Tuberkulosefürsorge genommen werden sollte, oder ob auf eine weitere Kontrolle verzichtet werden kann, spielen das Ermessen bzw. die Erfahrung des jeweiligen Arztes eine Rolle.

3. Eine RRU auf breitester Grundlage hat erfahrungsgemäß ein wesentliches Ansteigen auch bei den IIa-Fällen zur Folge; daher könnte es erklärt werden, daß abgesehen von den Stadtstaaten in Baden-Württemberg und Bayern, also in Ländern mit einer RRU auf gesetzlicher Grundlage, der Anteil an IIa-Fällen groß ist.

4. Die Zahl der IIa-Fälle wird auch von der Länge der Überwachungsdauer bestimmt.

Epidemiologische Bedeutung erlangen die inaktiven Tuberkulosen durch die relativ hohe Rückfallquote. Nach Tab. 12 sind 1966 8.099 Personen mit inaktiver Lungentuberkulose wieder an einem aktiven Prozeß erkrankt. Bezieht man ihre Anzahl auf die im Bundesgebiet (außer Schleswig-Holstein) registrierten inaktiven Fälle, so haben sich davon 1.272 von 100.000 oder 1,27 % verschlechtert (zum Vergleich: 1960 betrug die Verschlechterungsquote mindestens 2 %, 1964 1,67 %).

Im Tbk.-Jb. 1964/65 wurde darauf hingewiesen, daß bis 1964 das relativ hohe Erkrankungsrisiko bei "Befundträgern" im Bundesgebiet ziemlich konstant geblieben ist. Auch noch 1964 war das Risiko, an einer Lungentuberkulose zu erkranken, für einen IIa-Fall, 20,9mal so hoch wie für einen bisher nicht an Tuberkulose erkrankten Einwohner. Es wird nochmals auf die sorgfältigen Untersuchungsergebnisse von Ott ("Blätter gegen die Tuberkulose", 1964, Nr. 9) anhand der Schirmbildaktionen 1957/59 und 1960/62 im Kanton Solothurn hingewiesen:

Bei der einheimischen Bevölkerung mit einer normalen Lunge betrug die Jahresrate an Tuberkuloseerkrankungen 15 : 100.000, hingegen bei Personen mit "geheilten Läsionen" 98 : 100.000. Daher sollen nach der vom DZK überarbeiteten Neufassung der "Erläuterungen zur Tuberkulosestatistik der Gesundheitsämter" Erwachsene mit einer inaktiven Tuberkulose "je nach Ausgangsbefund, beruflicher Belastung usw. regelmäßig und langfristig - möglichst auch bakteriologisch - untersucht werden".

Langjährige pulmologische Beobachtungen lehren, daß sich in einem beachtlichen Prozentsatz inaktiv anmutende Lungentuberkulosen als noch aktiv, mitunter sogar als offen herausstellen, wenn man gründlich bakteriologisch (Kulturen) und mittels Schichtaufnahmen untersucht !

β) Inaktive extrapulmonale Tuberkulose (IIb)

In den Fürsorgestellen des Bundesgebietes einschließlich Berlin (West) waren am 31.12.1966 46.054 inaktive extrapulmonale Tuberkulosen, d.h. 77 : 100.000 Einwohner registriert.

Was die Zahlen an inaktiven extrapulmonalen Tuberkulosen betrifft, so gelten dieselben Einwände wie in dem vorhergehenden Kapitel über die inaktiven pulmonalen Tuberkulosen.

Selbstverständlich sind auch bei den verschiedenen extrapulmonalen Tuberkulosen Rückfälle möglich. Im Einzelfall wäre zu prüfen, ob eine echte Verschlechterung vorliegt oder ob nur zu früh fälschlich ein inaktiver Prozeß angenommen wurde.

Zum Thema "Akteninventur" wird auf S. 47 im Jahrbuch 1964/65 hingewiesen - der kurze Abschnitt ist auch heute noch aktuell.

Zusammenfassung

(Bestand an Tuberkulosekranken - Prävalenz)

Der Bestand an aktiven Tuberkulosen (Ia-Id-Fälle) hat in den letzten 10 Jahren um 53 % abgenommen. Nach dem Stand vom 31. Dezember 1966 waren im Bundesgebiet einschließlich Berlin

(West) jedoch noch immer 239.990 Kranke mit einer aktiven Tuberkulose bekannt, darunter 62.475 Kranke mit einer ansteckungsfähigen Lungentuberkulose (Ia/b-Fälle). Dabei kann es sich nur um die erfaßten Tuberkulosekranken handeln, die tatsächliche Zahl ist erfahrungsgemäß um ein Wesentliches höher. Die Unsicherheitsfaktoren in der Tuberkulose-Morbiditätsstatistik wurden skizziert.

Eindrucksvoll ist der Anstieg der aktiven Tuberkulose bei den Männern in den mittleren und höheren Altersstufen; in erhöhtem Maße gilt dies für die ansteckungsfähigen Lungentuberkulosen. Ihre Erfassung sowie ihre Sanierung gehören zu den vordringlichsten Aufgaben der Tuberkulosebekämpfung.

Innerhalb der Ia/b-Gruppe machen die Chronisch-Tuberkulösen (2 Jahre und länger Nachweis von Tuberkulosebakterien) einen erheblichen Prozentsatz (um 35 %) aus. Eine gesonderte statistische Führung ist anzustreben.

Bei der aktiven nichtansteckenden Lungentuberkulose (Ic) beginnt zwar der erste Gipfel in der Altersstufe 5 - 10 Jahre sich abzuflachen, doch tritt er noch immer deutlich hervor (Notwendigkeit der Intensivierung der präventiven Tuberkulosebekämpfung !). Die extrapulmonale Tuberkulose ist im Gegensatz zur Lungentuberkulose beim weiblichen Geschlecht etwas mehr verbreitet als beim männlichen. An die Spitze aller extrapulmonalen Tuberkulosen sind die Urogenitaltuberkulosen gerückt.

Am 31. Dezember 1966 waren 653.398 Personen mit einer inaktiven Lungentuberkulose (IIa) und 46.054 Personen mit einer inaktiven extrapulmonalen Tuberkulose (IIb) in den Tuberkulosefürsorgestellen registriert. Die epidemiologische Bedeutung der inaktiven Tuberkulosen liegt in der relativ hohen Rückfallquote.

Eine Akteninventur jeweils zum Jahresende hat sich zur Herbeiführung einer bereinigten Bestandsstatistik als unentbehrlich erwiesen.

c) Zugänge der an aktiver Tuberkulose Erkrankten (Inzidenz)

Bis zum Jahresende 1965 unterschied man unter den Zugängen an Tuberkulose

1. die Neuzugänge und
2. die Übergänge aus anderen Gruppen.

Die bisherigen "Neuzugänge" wiesen Unsicherheitsfaktoren auf. "Bei den Neuzugängen handelte es sich bekanntlich um keine einheitliche Gruppe, vielmehr setzten sich diese aus den Neuerfaßten, Wiedererfaßten und Zuzügen aus anderen Kreisen zusammen. Diese Untergliederung der Sammelgruppe "Neuzugänge" wurde wegen der uneinheitlichen Auffassung in den verschiedenen Bundesländern in den letzten Jahren für die Tuberkulosefürsorgestellen nicht mehr bindend. Schuld daran hatte vor allem der unglücklich gewählte Begriff "Wiedererkrankte", der durchaus zu Meinungsverschiedenheiten führen konnte. Unter "Wiedererkrankte" wollte die Zugangs-Statistik wieder bekannt gewordene (man hatte auch von Anfang an zu Recht von "Wiedererfaßten" gesprochen) Tuberkulosen verstanden wissen, nicht aber Wiedererkrankte klinisch gesehen im Sinne von Rückfällen (Breu, Öff. Gesundh.-Dienst 28, 1966).

Ab 1. Januar 1966 wurde der Begriff "Neuzugänge" fallengelassen, es wird nur noch von "Zugängen" gesprochen. Die einzelnen Untergruppen der "Zugänge" sind in der Neufassung der "Erläuterungen" aufgeführt:

1. Alle erstmals bekannt gewordenen Tuberkulösen einschließlich der aus den Gruppen IIc, IId, III und V übergehenden.
2. Alle Tuberkulösen, die in früheren Jahren aus der Tuberkulosefürsorge ausgeschieden waren und im Berichtsjahr neu in Überwachung genommen werden (darunter sind die "Wiedererkrankten", besser gesagt die "wieder bekannt gewordenen" Tuberkulosen zu verstehen).
3. Alle Tuberkulösen, die aus den Gruppen IIa und IIb in die Gruppe I übergehen.
4. Alle Tuberkulösen, die nach Umzug von einem in einen anderen Fürsorgebezirk dort registriert werden.

Die geänderte statistische Führung erschwert natürlich in der ersten Zeit den Vergleich, was die Zugänge an Tuberkulose betrifft. Da aber die Tuberkulosestatistik nunmehr Auskunft über alle bekannt gewordenen Zugänge an ansteckender Lungentuberkulose gibt, ist sie jetzt nicht nur hauptsächlich eine Leistungsstatistik, sondern auch eine Seuchenstatistik; damit ist dem sicher berechtigten Einwand von Meier (Bundesgesundheitsblatt 7, 289 und 308, 1964) Rechnung getragen.

Ab 1. Januar 1966 wurden für die Erstellung des Tuberkulose (Viertel-)-Jahresberichtes in den einzelnen Bundesländern neue Vordrucke verwendet.

Auf die einzelnen Unsicherheitsfaktoren, welche den Bestand an aktiven Tuberkulosen beeinflußen, wurde bereits nachdrücklich hingewiesen. In erhöhtem Maße sind die Zugänge von dem Grad der Erfassung, der Beurteilung der Aktivität und von der statistisch-technischen Einordnung abhängig.

Die richtige Diagnose ist die Voraussetzung für die richtige statistische Einordnung der Zugänge. Bei der Erstuntersuchung ist vielfach die Stellung einer sicheren Diagnose hinsichtlich Spezifität, Aktivität oder Infektiosität nicht möglich, erst die Beobachtung führt in den meisten Fällen zur Klärung.

Nach den Empfehlungen der beiden Arbeitsausschüsse für "Epidemiologie und Statistik" und "Tuberkulosefürsorge" sollen nur "bestätigte" Zugänge in die Statistik aufgenommen werden; andernfalls muß in einer wesentlichen Anzahl von Zugängen die Diagnose berichtigt und das Statistikzeichen geändert werden. Dabei handelt es sich selbstverständlich z. B., bei der Meldung einer positiven Kultur durch das Sanatorium bei einem angenommenen Ic-Fall nicht um eine Verschlechterung, sondern um die Diagnosensicherung. Daher muß in allen diagnostisch nicht genügend geklärten Fällen, auch bei Meldungen von "fakultativ offener" Lungentuberkulose oder "Kavernenverdacht", von den Tuberkulosefürsorgestellen nach einigen Wochen eine Anfrage an die zuständigen Stellen ergehen, ob inzwischen bei den betreffenden Patienten Tuberkulosebakterien oder eine eindeutige Kaverne nachgewiesen werden konnten oder ob eine nichttuberkulöse Erkrankung vorliegt; mitunter muß auch das Ergebnis der Kultur abgewartet werden. Nicht nur aus Gründen der Statistik, sondern auch wegen der Einleitung der notwendigen fürsorgerischen Maßnahmen hat sich dieses Vorgehen auch bei der Tuberkulosefürsorgestelle Ludwigsburg bestens bewährt.

Es ist in der Bundesrepublik notwendig, daß entsprechend dem Vorgehen in einer Reihe außerdeutscher Länder bei uns die bakteriologische Diagnostik intensiviert wird ! In besonderem Maße gilt dies auch für das Kulturverfahren. Bei uns hat man den Eindruck, daß verschiedentlich der Röntgenbefund überbewertet wird zuungunsten der bakteriologischen Diagnostik.

Bedauerlich ist die Tatsache, daß auch heute noch von den erstmalig gemeldeten Lungentuberkulosen ein größerer Prozentsatz schon ausgedehnt und fortgeschritten ist. In einem Teil der Fälle suchte der Patient den Arzt zu spät auf. Jedoch in einer Reihe von Fällen stand der Kranke schon längere Zeit in ärztlicher Behandlung, bis eine röntgenologische Untersuchung der Lunge veranlaßt wurde. Die Beobachtungen sprechen dafür, daß infolge des Rückgangs der Tuberkulose und wegen kritikloser Artikel in der Tagespresse bei Auftreten von tuberkuloseverdächtigen Beschwerden an das Vorliegen einer Tuberkulose in nicht wenigen Fällen überhaupt nicht mehr bzw. nicht rechtzeitig gedacht wird. Für die Diagnose "Tuberkulose" wäre daher schon viel gewonnen, wenn bei unklaren Beschwerden auch heute noch die Tuberkulose in die differentialdiagnostischen Erwägungen gezogen würde ! In den Fortbildungsprogrammen der Ärztekammern muß auch die Tuberkulose berücksichtigt werden.

α) Bestätigte Zugänge an aktiver Lungentuberkulose (Ia - Ic)

Auch die Kurve über die Entwicklung der Neuzugänge (bis 1965) bzw. Zugänge (ab 1966) an aktiver Tuberkulose aller Formen in den Jahren 1956 bis 1967 in der Bundesrepublik auf je 100.000 Einwohner (Abb. 7) ist langsam abfallend. Der Knick im Jahre 1966 nach oben ist durch die Erfassung der Gesamtzugänge im Sinne der geänderten Statistik (statt nur der "Neuzugänge") bedingt und für 1967 bereits wieder ausgeglichen. Dieselbe Entwicklung zeigt die Kurve für die ansteckungsfähige Lungentuberkulose in den Jahren 1956 - 1967.

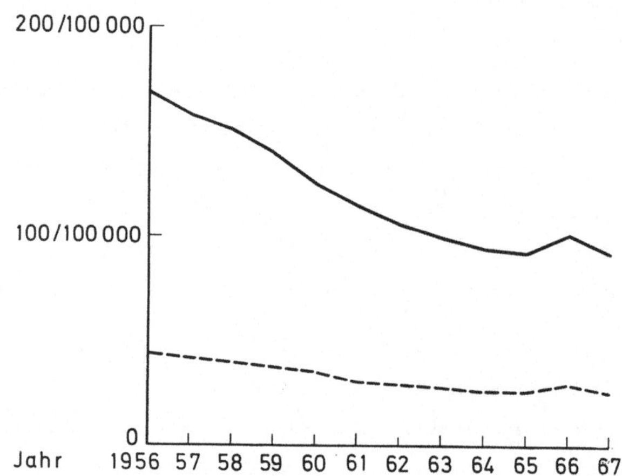

Abb. 7. Zugänge an aktiver Tuberkulose in der Bundesrepublik 1956 - 1967 auf je 100.000 Einwohner. ——— Tuberkulose aller Formen (Ia-Id). ------- ansteckungsfähige Lungentuberkulose (Ia und Ib).

Aber 1966, Tab. 7 (entnommen aus "Das Gesundheitswesen der Bundesrepublik Deutschland", Band 3) wurden im Bundesgebiet ohne Hessen 55.023 Zugänge (Neuzugänge und Verschlechterungen aus anderen Gruppen) an aktiver Tuberkulose aller Formen gemeldet, darunter 15.799 Fälle an ansteckungsfähiger Lungentuberkulose (Ia/b). Einschließlich Hessen waren es 1966 nach Tab. 8 (entnommen aus "Bevölkerung und Kultur", herausgegeben vom Statistischen Bundesamt, W. Kohlhammerverlag) 60.019 Zugänge an aktiver Tuberkulose aller Formen, darunter 17.127 Ia/b-Fälle.

Für das Jahr 1967 liegen die Berichte von den statistischen Landesämtern über die Zugänge, aufgeschlüsselt nach Diagnosengruppen wie für 1966, noch nicht vor. Aus der Tab. 8 sind die Zugänge der an aktiver Tuberkulose Erkrankten mit den einzelnen Diagnosengruppen für das gesamte Bundesgebiet, getrennt nach Männern und Frauen, ersichtlich. Danach waren es 1967

Tabelle 7. *Zugänge der an aktiver Tuberkulose Erkrankten 1966*

	Tuberkulose der Atmungsorgane			Tuberkulose anderer Organe	Tuberkulose aller Formen
	Ansteckungsfähig		Nicht ansteckungsfähig		
	Ia	Ib	Ic	Id	Ia–Id
Schleswig-Holstein	497	220	1212	354	2267
Hamburg	515	138	1388	332	2365
Niedersachsen	1393	396	3529	962	6033
Bremen	111	27	480	133	805
Nordrhein-Westfalen	3849	658	7039	2260	13806
Hessen	845	271	2705	963	4996
Rheinland-Pfalz	974	302	1695	609	3501
Baden-Württemberg	2140	461	6771	1655	10933
Bayern	2614	–	6540	1260	11026
Saarland	293	44	501	152	989
Berlin-West	860	26	2054	358	3298
Bundesgebiet	14091	2543	31209	8015	55023
			Auf 100000 Einwohner		
Schleswig-Holstein	20,1	8,9	69,3	14,4	92,2
Hamburg	28,9	7,4	75,0	17,9	127,7
Niedersachsen	19,9	5,6	50,8	13,0	86,8
Bremen	14,8	3,6	64,3	17,8	107,9
Nordrhein-Westfalen	22,8	3,9	41,9	13,4	82,1
Hessen	16,1	5,1	51,9	18,5	95,8
Rheinland-Pfalz	26,9	8,3	47,1	16,9	97,2
Baden-Württemberg	25,1	5,4	79,6	19,5	128,5
Bayern	25,6	–	64,3	12,4	108,3
Saarland	25,9	3,9	44,3	13,4	87,4
Berlin-West	39,3	1,2	93,7	16,3	150,5
Bundesgebiet	23,5	4,2	57,3	14,7	101,1

54.671 Zugänge an aktiver Tuberkulose aller Formen, darunter 15.535 Fälle an ansteckungsfähiger Lungentuberkulose. Somit hält die rückläufige Tendenz auch bei den Zugängen an aktiver Tuberkulose weiterhin an.

Tabelle 8. *Zugänge der an aktiver Tuberkulose Erkrankten*

Jahr	Tuberkulose aller Formen (Ia – Id)	der Atmungsorgane: ansteckungsfähig (offen) (Ia, Ib)	der Atmungsorgane: nicht ansteckungsfähig (geschlossen) (Ic)	anderer Organe (extra-pulmonal) (Id)
		Männlich		
1966 [1]	34189	11506	19101	3582
1967 [1]	30924	10301	17319	3304
		Weiblich		
1966 [1]	20834	4293	12108	4433
1967 [1]	19211	3935	11043	4233
		Insgesamt		
1966 [1]	55023	15799	31209	8015
1967 [1]	50135	14236	28362	7537
1966 [2]	60019	17127	33914	8978
1967 [2]	54671	15535	30731	8405
		auf 100000 Einwohner[3])		
		Männlich		
1966 [1]	*133,0*	*44,8*	*74,3*	*13,9*
1967 [1]	*119,5*	*39,8*	*67,0*	*12,8*
		Weiblich		
1966 [1]	*73,3*	*15,1*	*42,6*	*15,6*
1967 [1]	*67,3*	*13,8*	*38,7*	*14,8*
		Insgesamt		
1966 [1]	*101,7*	*29,2*	*57,7*	*14,8*
1967 [1]	*92,1*	*26,2*	*52,1*	*13,8*
1966 [2]	*100,6*	*28,7*	*56,9*	*15,1*
1967 [2]	*91,7*	*26,0*	*51,5*	*14,1*

[1]) Ohne Hessen. – [2]) Einschl. Hessen. – [3]) 1967 vorläufiges Ergebnis.

Tab. 9 zeigt die Zugänge an aktiver Tuberkulose aller Formen ohne Aufschlüsselung nach Diagnosengruppen in den verschiedenen Bundesländern in den Jahren 1966 und 1967.

Ein Vergleich über die Erkankungshäufigkeit an aktiver Tuberkulose im Bundesgebiet ist für die Jahre 1966 und 1967 gegenüber den Vorjahren recht schwierig, da bis zum 31. Dezember 1965 das Statistische Bundesamt nur über die "Neuzugänge" an

Tabelle 9. *Bestätigte Zugänge 1966 und 1967*

Land	1966		1967	
	ansolute Zahl	auf 100 000 Einwohner	absolute Zahl	auf 100 000 Einwohner
Schleswig-Holstein	2 267	92,2	2 287	91,9
Hamburg	2 365	127,7	1 838	99,9
Niedersachsen	6 033	86,8	5 441	77,9
Bremen	805	107,9	751	100,0
Nordrhein-Westfalen	13 806	82,1	12 832	76,2
Hessen	4 996	95,8	4 536	86,4
Rheinland-Pfalz	3 501	97,2	2 965	81,9
Baden-Württemberg	10 933	128,5	9 834	115,0
Bayern	11 026	108,3	10 343	100,9
Saarland	989	87,4	1 102	97,4
Berlin-West	3 298	150,5	2 742	126,1
Bundesgebiet	60 019	100,6	54 671	91,3

Tabelle 10.

Jahr	Offene Tuberkulose der Atmungsorgane (Ia- und Ib-Fälle)		Aktiv geschlossene Tuberkulose der Atmungsorgane (Ic-Fälle)		Aktive Tuberkulose anderer Organe (Id-Fälle)		Aktive Tuberkulose insgesamt (Ia- bis Id-Fälle)	
	Zahl	auf 100 000 der Bev.	Zahl	auf 100 000 der Bev.	Zahl	auf 100 000 der Bev.	Zahl	auf 100 000 der Bev.
1960	3 871	41	8 894	94	1 575	17	14 340	152
1961	3 534	37	8 301	87	1 569	17	13 404	141
1962	3 421	36	6 987	72	1 462	15	11 870	123
1963	3 310	34	6 867	70	1 378	14	11 555	118
1964	3 197	32	6 943	70	1 235	13	11 375	115
1965	3 306	33	7 048	70	1 317	13	11 671	116
1966	3 226	32	6 540	64	1 260	12	11 026	108
1967	3 018	30	6 158	60	1 167	11	10 343	101

Tuberkulose berichtet hat und seit 1. Januar 1966 "alle Zugänge" (Neuzugänge und Übergänge aus anderen Gruppen) registriert werden. Vergleichbare Zahlen liegen nur für B a y e r n vor ("Die Tuberkulose in Bayern 1967", herausgegeben vom Bayerischen Statistischen Landesamt): Es handelt sich dabei jeweils um Zugänge einschließlich der Übergänge aus der Gruppe der Überwachungsfälle, jedoch ohne Zugezogene. Nach der Tab. 10 lassen in Bayern die Zugänge an aktiver Tuberkulose aller Formen eine kontinuierliche Abnahme erkennen. Jedoch auch in diesem Bundesland waren in den Jahren 1963 bis 1966 die Erkrankungsfälle an ansteckungsfähiger Lungentuberkulose nicht wesentlich zurückgegangen. Eine solche Stagnation für die Gruppe der ansteckenden Lungentuberkulosen mußte für das gesamte Bundesgebiet zumindest für die Jahre 1962 bis 1964 registriert werden, worauf im Tbk.-Jb. 1964/65 S. 52 eingegangen wurde.

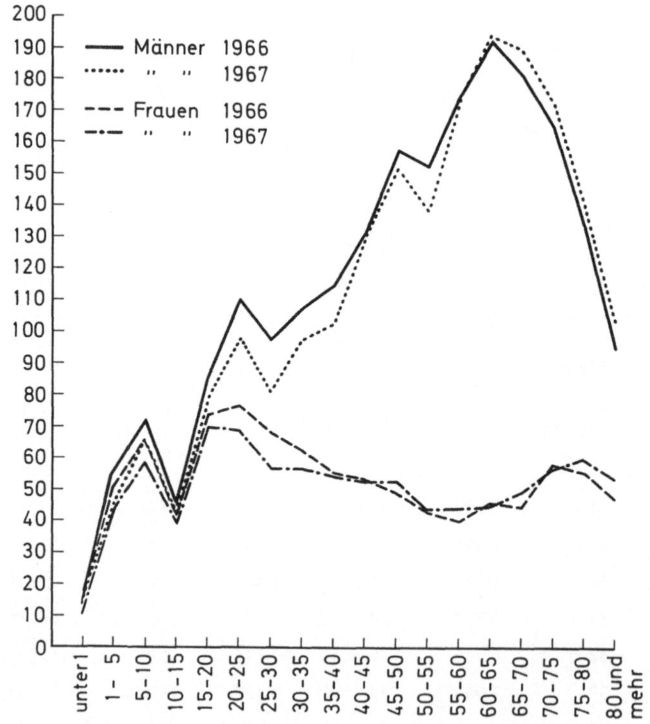

Abb. 8. Zugänge an aktiven Lungentuberkulosen (Ia-Ie) im Bundesgebiet 1966 und 1967 nach Alter und Geschlecht, auf je 100.000 Männer bzw. Frauen.

In Abb. 8 sind die Zugänge an aktiven Lungentuberkulosen (Ia - Ic) im Bundesgebiet 1966 und 1967 aufgegliedert nach Alter und Geschlecht auf je 100.000 Männer bzw. Frauen. Danach ist in Übereinstimmung mit den Bestandszahlen die Erkrankungshäufigkeit an aktiver Lungentuberkulose bei den M ä n n e r n gegenüber den Frauen in allen Altersklassen e r h ö h t, wobei das männliche Geschlecht mit zunehmendem Alter stärker befallen wird.

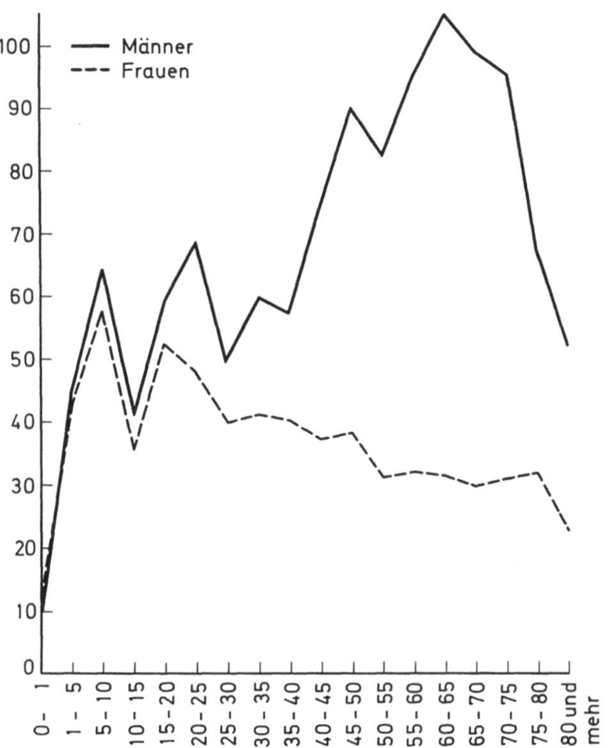

Abb. 9. Bestätigte Zugänge an Personen mit nichtansteckender Lungentuberkulose (Ic) im Jahre 1967 auf je 100.000 Männer bzw. Frauen im Bundesgebiet.

Bei den Zugängen an a k t i v e r n i c h t a n s t e k - k e n d e r L u n g e n t u b e r k u l o s e (Ic), Abb. 9, findet sich der bekannte e r s t e Gipfel bei den 5- bis 10-jährigen bei beiden Geschlechtern. Wir müssen uns dabei vor Augen halten, daß es sich bei den aktiven Tuberkulosen bis zu 15 Jahren größtenteils um die Folge der tuberkulösen Erstinfektion handelt ! Dieser Gipfel bei den Kindern mit Ic muß mit der nötigen Kritik aufgenommen werden, da erfahrungsgemäß bei der endothoracalen Tuberkulose im Kindesalter diagnostische Schwierigkeiten auftreten können und die Abweichungen in den einzelnen Fürsorgestellen sehr beachtlich sind.

Bei beiden Geschlechtern kommt es bei den etwa 25 Jahre alten Personen zu dem ebenfalls bekannten 2. Gipfel. Von hier ab unterscheiden sich seit Jahren bei beiden Geschlechtern die Kurven, bei der Frau fällt die Kurve mit zunehmenden Jahren ab, beim Mann hingegen wird dieser Abfall vermißt, vielmehr kommt es zu einem Ansteigen der Kurve mit zunehmendem Lebensalter mit Gipfel bei etwa 60 bis 65 Jahren.

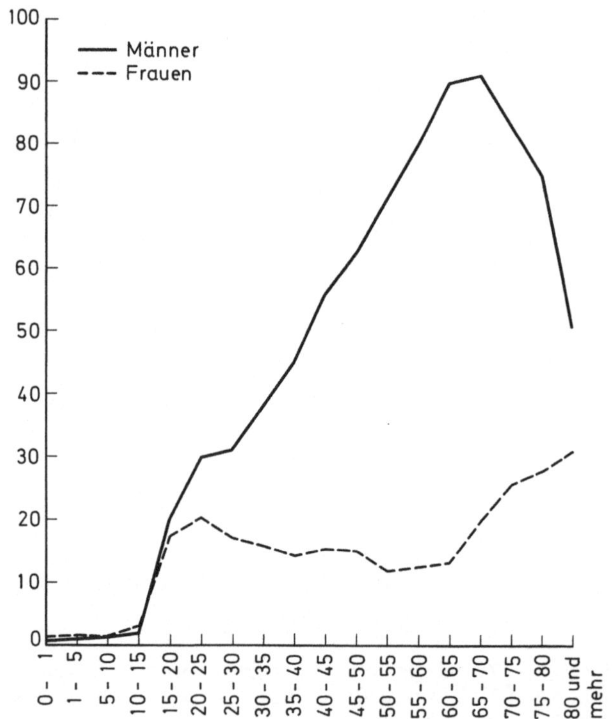

Abb. 10. Bestätigte Zugänge an Personen mit ansteckungsfähiger Lungentuberkulose (Ia und Ib) im Jahre 1967 auf je 100.000 Männer bzw. Frauen im Bundesgebiet.

Die Kurve über die Zugänge an a n s t e c k u n g s f ä h i g e r L u n g e n t u b e r k u l o s e (Ia/b) im Jahre 1967 (Abb. 10) zeigt – wie beim Bestand – d e n s t e i l e n A n s t i e g b e i d e n M ä n n e r n mit zunehmenden Jahren und mit dem Gipfel b e i e t w a 60 J a h r e n, bei der Frau ist dieser Altersgipfel zwar nicht so ausgeprägt, aber doch eindeutig. Zu dem Abfall der Kurve bei den Männern mit einer Ia/b-Erkrankung ab 60 bis 70 Jahre gilt dasselbe wie für den Bestand: Der Abfall dürfte nur dadurch zustandekommen, daß im hohen Alter nicht wenige ansteckungsfähige Lungentuberkulosen der Erfassung entgehen.

β) Bestätigte Zugänge an aktiver extrapulmonaler Tuberkulose (Id)

Im Jahre 1966 wurden im Bundesgebiet einschließlich Berlin (West) noch insgesamt 8.959 Erkrankungen an Tuberkulose anderer Organe = 16,4 auf 100.000 Einwohner (zum Vergleich: 1955 im Bundesgebiet 13.847 aktive extrapulmonale Tuberkulosen = 28 : 100.000, 1964 8.695 Fälle = 14,9 : 100.000) gemeldet. Danach sind auch die Zugänge an aktiver extrapulmonaler Tuberkulose gegenüber früheren Jahren zurückgegangen; der scheinbare Anstieg gegenüber 1964 dürfte vermutlich durch die Erfassung der Zugänge überhaupt, d.h. durch die geänderte Statistikführung bedingt sein.

Auch bei der Gliederung der Zugänge an aktiver extrapulmonaler Tuberkulose im Jahre 1966 nach Alter und Geschlecht waren zwischen dem 15. und 35. Lebensjahr die Frauen mehr befallen als die Männer (Abb. 11).

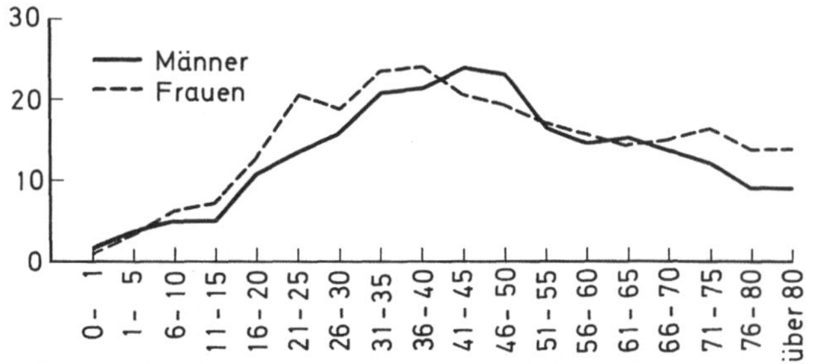

Abb. 11. Bestätigte Zugänge: Aktive extrapulmonale Tuberkulose im Jahre 1966, auf 100.000 Männer und Frauen im Bundesgebiet (einschließlich West-Berlin).

Abb. 12 zeigt die Zugänge der verschiedenen extrapulmonalen Organtuberkulosen in der Bundesrepublik ohne Schleswig-Holstein und Bayern im Jahre 1966: An der Spitze liegen die Urogenitaltuberkulos e n (durchschnittlich 5,0 auf 100.000 Einwohner), worauf auch bereits unter dem Abschnitt "Bestand an aktiver extrapulmonaler Tuberkulose" eingegangen wurde. Am niedrigsten liegen die Zugänge an M e n i n g i t i s t u b e r k u l o s a (0,4 : 100.000) und dann die an H a u t t u b e r k u l o s e (0,85 : 100.000).

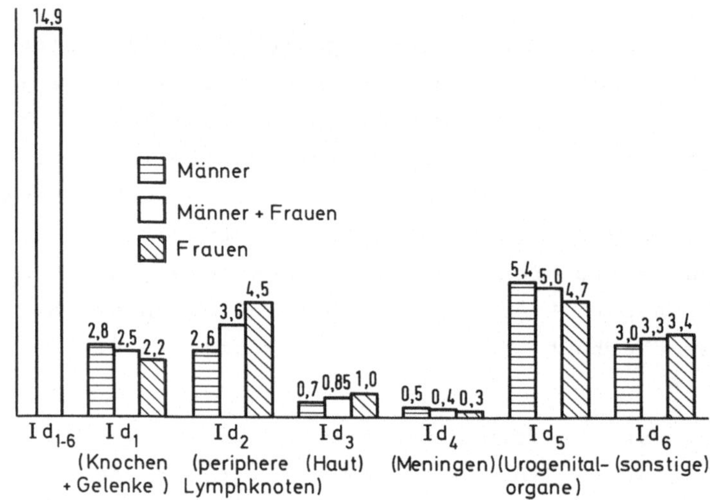

Abb. 12. Zugänge an neuen Fällen mit extrapulmonaler Tuberkulose 1966, Bundesrepublik ohne Schleswig-Holstein und Bayern. Berechnet auf 100.000 Einwohner.

Die Neuerkrankungen an M e n i n g i t i s t u b e r k u l o s a in allen Altersklassen sind gegenüber 1953 auf ein Fünftel (!) zurückgegangen: Nach dem Tbk-Jb. 1953/54 S. 109 betrugen die Neuerkrankungen an Meningitis tuberkulosa in mehreren Bundesländern um 2,0 auf je 100.000 Einwohner, 1966 (Abb. 14) um 0,4/100.000. 1953 hatte das Maximum bei der Altersklasse 1 - 5 Jahre gelegen, seit Jahren wird ein deutlicher Rückgang der Erkrankungsfälle an Meningitis tuberkulosa im Kleinkindesalter beobachtet, hingegen eine Zunahme über das jugendliche Alter hinaus, auch in den mittleren Altersstufen. Von 203 Zugängen an Meningitis tuberkulosa im Jahre 1965 waren 101 Patienten 20 Jahre und darüber und davon wieder 43 über 40 Jahre alt (Tab. 11). Für das Jahr 1966 liegen ähnliche Zahlen vor.

Tabelle 11. *Zugänge an Meningitis tuberc. 1965 und 1966*
Bundesrepublik ohne Bayern und Schleswig-Holstein (nach den Meldungen der Statistischen Landesämter)

Altersgruppen	Grundzahlen		Auf 100 000 Einwohner der betreffenden Altersgruppe	
	1965	1966	1965	1966
0 – 1	1	2	0,12	0,25
1 – 5	16	20	0,51	0,63
5 – 10	44	31	1,27	0,85
10 – 20	41	39	0,69	0,63
20 – 40	58	53	0,43	0,40
über 40	43	32	0,22	0,16
Summe	203	177	0,43	0,37
davon männlich	119	96	0,53	0,43
davon weiblich	84	81	0,34	0,33

Eine der Ursachen des Rückgangs der extrapulmonalen Tuberkulosen liegt in der Tilgung der Rindertuberkulose.

Neben dem Übergewicht der Lungentuberkulose werden die extrapulmonalen Tuberkuloseformen oft zu wenig beachtet. Als Anhang werden daher in diesem Band

1. ein Auszug aus dem Jahresbericht 1968 des Lupusbeauftragten für Nordbayern, Prof. Dr. Röckl, Würzburg und
2. ein Bericht über "Die Haut- und Lymphknotentuberkulose" von Prof. Dr. Ehring, Hornheide, Münster,

aufgenommen.

γ) Übergangsfälle aus anderen statistischen Gruppen (transitive Fälle)

Die Übergangsfälle werden zwar seit der Neufassung der Erläuterungen unter den "Zugängen" (im Sinne der Gesamtzugänge) geführt, aber für die gesamte Tuberkulosebekämpfung lohnt es sich, die Übergangsfälle gesondert zu behandeln. Wollte man sich auf die "Neuzugänge" an Tuberkulose beschränken, würde sowohl für den klinisch wie sozialhygienisch tätigen Arzt und darüber hinaus für die Verwaltungsstellen und die Kostenträger ein falsches Bild zustandekommen; denn die G e s a m t z u - g ä n g e an Tuberkulose bestehen aus den Neuzugängen und Zugängen aus anderen Gruppen.

Zur leichteren Auswertbarkeit der Diagnoseübergänge wird im neuen Vordruck für den Tuberkulose-(Viertel-)Jahresbericht auf die Ausfüllung des Blittersdorf'schen Schemas verzichtet. Dafür hat der neue Statistikbogen 3 Rubriken für Übergänge aus

a) Krankheitsgruppen von I
b) den Gruppen IIa, IIb
c) IIc, IId, III, V (Morbus Boeck).

Die Übergänge werden von den einzelnen Bundesländern unterschiedlich gemeldet, zum Teil noch nach dem Blittersdorf'schen Schema. Aus Gründen der Anschaulichkeit hat das DZK für das Jahr 1966 versucht, die Übergänge in das Blittersdorf'sche Schema einzuzeichnen (Tab. 12). Bei den einzelnen Zahlen sei vorausgeschickt, daß wie in früheren Jahren nicht überall die Übergänge richtig angegeben werden, so daß die Zahlen nur b e d i n g t zu verwerten sind. Für Schleswig-Holstein liegen diesbezügliche Zahlen nicht vor. Danach ist es aus den Gruppen Ic - IIa zu 8.085 V e r s c h l e c h t e r u n g e n nach der Gruppe der a n s t e c k u n g s f ä h i g e n Lungentuberkulose (Ia/b) gekommen. Die Verschlechterungsquote für die Übergänge von Ic-IIa nach der Gruppe Ia/b beträgt 1966 rund 1 %. Der größte Teil der Übergänge stammt erfahrungsgemäß aus der Gruppe Ic; einschränkend muß dabei berücksichtigt werden, daß ein Teil der sog. Verschlechterungen durch Diagnosenbereinigung bedingt ist. Die Verschlechterungsquote von IIa nach Ia/b (1.389 Verschlechterungen bei dem Gesamtbestand von 636.341 IIa-Fällen) beträgt 1966 0,21 % (1960 0,7 %, 1962 0,5 %, 1964 0,48 %).

Die Gesamtzugänge an ansteckungsfähiger Lungentuberkulose im Bundesgebiet einschließlich Berlin (West) betrugen 1966 17.127. Davon handelte es sich in 8.085 Fällen um eine Verschlechterung aus den Gruppen Ic bis IIa, dies waren rund 50 %. Ziemlich k o n s t a n t machen seit Jahren im Bundesgebiet die V e r s c h l e c h t e r u n g e n a u s a n d e r e n G r u p p e n n a c h Ia r u n d 50 % d e r G e s a m t z u g ä n g e a n Ia a u s !

Tabelle 12. *Blittersdorf'sches Schema der Diagnosenübergänge in der Tuberkulosestatistik, 1966. Die Meldungen der Übergänge sind nicht einheitlich und nicht vollständig*

nach \ von	Ia	Ib	Ic	Id	IIa	IIb	IIc	IId	III	Summe
Ia		578	6174	36	1107	12	85	55	11	8058
Ib	17		480	6	282	3	20	18	6	832
Ic	14581	4231		247	6559	20	2475	788	736	29637
Id	1	2	47		151	781	26	25	5	1038
IIa	146	24	41108	20		5	51	986	164	42504
IIb	–	1	–	6827	5		2	216	2	7053
IIc	–	–	1	1	324	21		188	212	747
IId	7	5	26	2	28	–	48		5	121
III	26	6	175	16	69	20	31	72		415
Summe	14778	4847	48011	7155	8525	862	2738	2348	1141	90405

6.806 Id bis IIa-Fälle haben sich zu einer aktiven nichtansteckenden Lungentuberkulose (Ic) verschlechtert. Die Verschlechterungsquote für diese Übergänge von Id - IIa nach der Gruppe Ic beträgt rund 1 %. Den weitaus größten Anteil an diesen Verschlechterungen stellen dabei die inaktiven Lungentuberkulosen (IIa-Fälle): 6.559 Personen aus dem Bestand an IIa-Fällen im Laufe des Jahres 1966 sind an einer aktiven geschlossenen Lungentuberkulose erkrankt.

δ) Exponierte und exponiert gewesene Personen (IIc)

Auch die Übergänge aus IIc nach den Gruppen I gehören zu den "Zugängen", jedoch verdienen auch diese eine gesonderte Besprechung.

Im Bundesgebiet einschließlich Berlin (West) wurden 1966, wie "Tab. 13" zeigt, 518.409 Exponierte und exponiert gewesene Personen statistisch geführt. Nach den Angaben der statistischen Landesämter liegen über dem Durchschnitt Berlin (West) und Hamburg, unter dem Durchschnitt Saarland.

Nach dem Blitterdorf'schen Schema sind 1966 2.606 Exponierte und Exponiert-gewesene, d.h. 515,0 : 100.000 IIc-Fälle, an einer aktiven Tuberkulose irgendeiner Form erkrankt. 1964 ergab sich für die IIc-Fälle eine 2,9 mal höhere Erkrankungshäufigkeit als für die Gesamtbevölkerung. Wenn die für 1966 gemeldeten Zahlen über die Erkrankungshäufigkeit bei den IIc-Fällen richtig wären, dann würden sie doppelt so hoch wie im Jahre 1964 liegen. Nun waren die gemeldeten Erkrankungszahlen bei den IIc-Fällen die ganzen Jahre über sehr schwankend, jedenfalls sind auch die gemeldeten Übergänge von den IIc nach der Gruppe I nur bedingt auszuwerten.

Bei den Umgebungsuntersuchungen handelt es sich zum einen um die Untersuchungen gefährdeter Personen in der Umgebung von Ansteckendtuberkulösen und zum anderen um die Rückwärtssuche zur Infektionsquelle bei Vorliegen einer frischen auch geschlossenen Tuberkuloseerkrankung oder auch schon bei erstmaliger positiver Tuberkulinprobe bei Kindern bis zu 6 Jahren

Tabelle 13. *Exponierte und exponiert gewesene Personen (IIc) im Bundesgebiet am 31.12.1966 (nach Angaben der statistischen Landesämter)*

Land	0 – 15 Jahre männl.		0 – 15 Jahre weibl.		über 15 Jahre männl.		über 15 Jahre weibl.		insgesamt		Einwohner
	absolut	auf 100000	absolut	auf 100000	absolut	auf 100000	absolut	auf 100000	absolut	auf 100000	
Schleswig-Holstein	1851	655	1817	770	4197	470	4927	480	12792	525	2473
Hamburg	2756	1688,7	2586	1660,9	9767	1400,8	11242	1345,9	26351	1426,6	1847
Niedersachsen	8525	1007,1	8298	1037,3	23227	939,0	24451	863,6	64501	924,3	6967
Bremen	1435	1810,8	1117	1509,4	2501	908,7	2289	718,9	7342	978,9	750
Nordrhein-Westfalen	–	–	–	–	–	–	–	–	134426	798,5	16835
Hessen	–	–	–	–	–	–	–	–	22355	426,4	5240
Rheinland-Pfalz	5482	1183,2	5253	1168,6	8657	693,4	12059	879,7	31451	870,5	3613
Baden-Württemberg	12146	1161,5	11476	1157,3	24837	814,7	25539	746,3	73998	867,1	8534
Bayern	–	–	–	–	–	–	–	–	102029	999,6	10217
Saarland	1068	717,7	1054	739,1	1833	467,4	2888	640,9	6843	604,5	1137
Berlin-West	4209	2679,8	4278	2865,7	11287	1128,7	16547	1150,1	36321	1662,7	2185
Bundesrepublik									518409	867,0	59793

(soweit diese nicht BCG-schutzgeimpft sind). Nach den fürsorgerischen Erfahrungen sind nicht BCG-geimpfte, noch Tuberkulin-negativ reagierende Kinder und Jugendliche im Falle eines Kontaktes mit einem Ansteckendtuberkulösen erheblich mehr gefährdet als Erwachsene.

Zusammenfassung

(Zugänge an aktiver Tuberkulose-Inzidenz)

Ab 1966 berichtet das Statistische Bundesamt nicht nur - wie bisher - über die Neuzugänge, sondern über alle "Zugänge" (Neuzugänge und Verschlechterungen aus anderen Gruppen) an aktiver Tuberkulose. Dies betrifft auch die ansteckungsfähigen Lungentuberkulosen. Dadurch ist die Tuberkulose-Morbiditätsstatistik nicht nur eine Erfassungs- und Leistungsstatistik, sondern nunmehr auch eine Seuchenstatistik. Die Grundlage hierfür ist die vom DZK überarbeitete "Neufassung zur Führung der Tuberkulosestatistik bei den Gesundheitsämtern".

Die Kurve über die Entwicklung der Neuzugänge (bis 1965) bzw. Zugänge (ab 1966) an aktiven Tuberkulosen insgesamt (Ia-Id-Fälle) in den letzten 10 Jahren im Bundesgebiet ist langsam, gleichmäßig abfallend. Die ansteckungsfähigen Lungentuberkulosen (Ia/b-Fälle) ließen in den Jahren 1963 - 1966 einen weiteren w e s e n t l i c h e n Rückgang nicht erkennen. 1966 wurden im Bundesgebiet einschließlich Berlin (West) in den Tuberkulosefürsorgestellen noch immer 58.354 Zugänge an aktiver Tuberkulose aller Formen registriert, darunter 16.634 Fälle an ansteckungsfähiger Lungentuberkulose. In Übereinstimmung mit den Bestandszahlen ist die Erkrankungshäufigkeit an aktiver Lungentuberkulose bei den Männern gegenüber den Frauen in allen Altersklassen im besonderen Maße in den mittleren und höheren Altersstufen, erhöht. Die Zahl der Zugänge an aktiver Tuberkulose ist in erhöhtem Maße von dem Grad der Erfassung und der Diagnostik im Einzelfall abhängig. Bei Auftreten von verdächtigen Beschwerden sollte verschiedentlich der praktische Arzt wieder m e h r an eine Tuberkulose denken.

In der Gruppe der aktiven extrapulmonalen Tuberkulosen (Id) liegt seit mehreren Jahren die Urogenitaltuberkulose an der Spitze. Die Meningitis tuberkulosa ist gegenüber 1953 auf 1/5 der Erkrankungsfälle zurückgegangen, hingegen wird eine Zunahme über das jugendliche Alter hinaus beobachtet.

Die Verschlechterungen aus anderen Gruppen nach der Gruppe der ansteckungsfähigen Lungentuberkulose (Ia/b) machen seit Jahren im Bundesgebiet rund 50 % der Gesamtzugänge aus.

Bei der Gruppe der Exponierten und exponiert Gewesenen (IIc) ist auch 1966 mindestens eine dreimal höhere Erkrankungshäufigkeit als für die Gesamtbevölkerung verzeichnet.

Tuberkulin-Kataster

Die beste Antwort auf die Frage nach dem Grad der Tuberkulose-Durchseuchung eines Landes oder eines Bezirkes gibt nur der Tuberkulin-Kataster. Dabei müssen wir bestrebt sein, zu möglichst zuverlässigen Zahlen zu kommen. Wir benötigen einmal eine leistungsfähige, leicht handzuhabende und mit wenig Komplikationen einhergehende Tuberkulinprobe, die sich auch für die Testung älterer Schüler und Jugendlicher eignet. Solche Tuberkulinproben stehen uns heute zur Verfügung, wie der von Spieß und Lüders angegebene verstärkte Perkutantest und der Tine-Test bzw. der Tubergen-Test der Behring-Werke; darauf wird noch an einer anderen Stelle eingegangen. Zum zweiten sollte es überall möglich sein, die BCG-schutzgeimpften Kinder ausklammern zu können. Auf den Abschnitt "Tuberkulin-Kataster und BCG-Schutzimpfung" wird verwiesen.

d) Die Sarkoidosen

Ab 1. Januar 1966 ist in die Tuberkulose-Morbiditäts-Statistik auf Bundesebene eine eigene Gruppe (V) für die Sarkoidosen eingeführt worden. Dadurch soll ein grober Überblick über die Häufigkeit der Sarkoidose im Bundesgebiet gewonnen werden. Dabei sind wir uns der Unzulänglichkeiten bewußt, da zum einen bei der Sarkoidose im Gegensatz zur Tuberkulose eine

Trennung zwischen aktiv und inaktiv kaum möglich ist und zum anderen aus der Statistik auch eine Unterteilung in überwiegende Organ-Sarkoidosen nicht hervorgeht. Bisher war auch eine grobe Information über die Häufigkeit der Sarkoidosen nicht möglich, da das Boeck'sche Sarkoid, dessen Ätiologie auch heute noch umstritten ist, je nach Auffassung des Fürsorgearztes teils unter Ic, teils unter III geführt wurde.

Tab. 14 (entnommen aus der Veröffentlichung von cand. med. C. Neumann in "Praxis der Pneumologie" 1969, Heft 2) zeigt den Bestand und die Zugänge an Sarkoidose-Fällen in den Jahren 1966 und 1967 nach Angaben der statistischen Landesämter. "Mit Ausnahme von Bremen und Berlin liegen bei den statistischen Landesämtern die Bestandszahlen für 31.12.1967 vor. Der Bestand vom 31.12.1965 wurde nur teilweise erhoben; gleiches gilt für die Zugänge 1966 und 1967. Rheinland-Pfalz und Schleswig-Holstein registrieren Zugänge erst ab 1967, Hessen nur den Bestand" (C. Neumann).

Tabelle 14. *Sarkoidose-Fälle, erfaßt bei den Gesundheitsämtern der Bundesrepublik*[1])

	Bestand[2])						Zugänge			
	1965		1966		1967		1966		1967	
	n	‰o	n	‰o	n	‰o	n	‰o	n	‰o
Schleswig-Holstein	–	–	394	15,9	572	23,0	–	–	254	10,0
Hamburg	269	14,5	322	17,4	458	25,0	100	5,4	77	4,2
Niedersachsen	–	–	1004	14,4	1501	21,5	818	11,7	680	9,7
Nordrhein-Westfalen	420	2,5	936	5,6	1335	7,9	561	3,3	499	3,0
Hessen	538	10,4	536	10,7	731	13,9	–	–	–	–
Rheinland-Pfalz	–	–	259	7,2	304	8,4	–	–	50	1,4
Baden-Württemberg	690	8,2	2142	25,0	2611	30,5	941	11,1	770	8,9
Bayern	–	–	1064	10,4	1534	8,9	1073	10,5	566	5,5
Saarland	29	2,6	40	3,5	55	4,9	20	1,8	22	1,9
Sa.	1946	5,8	6724	12,6	9100	16,0	3513	7,7	2908	5,1
Bundesrepublik[3])										
Minimum	1482	2,5	2093	3,5	2938	4,9	1074	1,8	839	1,4
Durchschnitt	3439	5,8	7534	12,6	9592	16,0	4592	7,7	3057	5,1
Maximum	8598	14,5	14948	25,0	18284	30,5	6978	11,7	5995	10,0

[1]) nach Angaben der statistischen Landesämter [2]) jeweils 31.12. [3]) Hochrechnung

Tabelle 15. *Sarkoidose-Fälle, erfaßt bei den Gesundheitsämtern der Bundesrepublik, Gliederung nach Geschlechtern.*

	Bestand[1])												Zugänge							
	1965				1966				1967				1966				1967			
	♂		♀		♂		♀		♂		♀		♂		♀		♂		♀	
	n	‱	n	‱	n	‱	n	‱	n	‱	n	‱	n	‱	n	‱	n	‱	n	‱
Hamburg	121	14,3	148	14,9	148	17,2	174	17,6	178	21,0	280	28,5	49	5,7	51	5,1	35	4,2	42	4,2
Niedersachsen	–	–	–	–	448	13,5	556	15,3	661	19,9	840	23,1	358	10,8	460	12,7	312	9,4	368	10,1
Nordrhein-Westfalen	224	2,8	196	2,2	499	6,2	437	5,0	691	8,6	644	7,3	301	3,7	260	3,2	254	3,2	245	2,8
Hessen	298	12,0	240	8,9	266	11,8	297	10,5	345	13,7	386	14,0	–	–	–	–	–	–	–	–
Rheinland-Pfalz	–	–	–	–	141	8,2	118	6,2	157	9,1	147	7,7	–	–	–	–	17	1,0	33	1,7
Baden-Württemberg	338	8,3	352	8,0	1 031	25,2	1 111	25,0	1 261	30,8	1 350	30,2	465	11,4	476	10,8	379	9,3	391	8,8
Bayern	–	–	–	–	–	–	–	–	–	–	–	–	–	–	–	–	294	6,1	272	5,0
Saarland	19	3,5	10	1,7	–	–	–	–	–	–	–	–	17	3,1	3	0,5	–	–	–	–

[1]) jeweils 31.12.

Bei den angegebenen Zahlen handelt es sich um Mindestwerte, zumal die Sarkoidose nicht meldepflichtig ist. Immer wieder sieht man in der Tbk-Fürsorgestelle ganz zufällig Sarkoidose-Patienten, die aus irgendeinem Grund das Gesundheitsamt aufsuchen und bislang nicht bekannt waren. Die Aufstellung läßt erkennen, daß die Häufigkeitszahlen recht unterschiedlich sind. An der Spitze liegen die Bundesländer Baden-Württemberg, Schleswig-Holstein und Niedersachsen. Es erscheint verständlich, daß Länder mit einem Gesetz über die RRU mehr Sarkoidose-Fälle kennen, da doch die Sarkoidosen ganz überwiegend symptomarm verlaufen und nach den vorliegenden Beobachtungen durch die RRU immer wieder eine stattliche Anzahl von Sarkoidose-Fällen ermittelt wird.

Daher muß bei der Sarkoidose ohne RRU auf breiter Basis mit einer erheblichen Dunkelziffer gerechnet werden!

Im Raum von Stuttgart-Ludwigsburg-Esslingen fand C. Neumann eine Sarkoidose-Häufigkeit (Bestand) von 38,5 : 100.000 Einwohner. Würde man diesen repräsentativen Schnitt auf das gesamte Bundesgebiet übertragen, käme man nach C. Neumann auf eine Anzahl von etwa 23.000 Sarkoidose-Fällen (am 31.12.1967 waren 9.100 bekannt).

Tab. 15 (2. Tabelle aus der Arbeit von C. Neumann) zeigt Sarkoidose-Fälle, erfaßt bei den Gesundheitsämtern der Bundesrepublik, Gliederung nach Geschlecht.

Zusammenfassung
(Sarkoidosen)

am 1. Januar 1966 wurde in die Tuberkulose-Morbiditätsstatistik eine eigene Gruppe (V) für die Sarkoidosefälle eingeführt, um einen groben Überblick über die Häufigkeit der Sarkoidose im Bundesgebiet zu gewinnen. Am 31.12.1967 waren im Bundesgebiet 9.100 Fälle von Sarkoidose (Bestand) registriert. Nach repräsentativen Erhebungen im Raum Stuttgart-Ludwigsburg-Esslingen in Nordwürttemberg wäre für das Bundesgebiet mit einer Gesamtzahl von 23.000 Sarkoidosefällen zu rechnen. Die beträchtlichen Differenzen zwischen den Ländern lassen sich erklären durch echte regionale Unterschiede, unterschiedliche Erfassung, Unsicherheit in der Diagnostik.

3. Tuberkulose-Mortalität

Die Tuberkulose-Sterblichkeitskurve (die Kurve von 1876 - 1964 ist im Tbk.-Jb. 1964/65 S. 62 abgebildet), die im Deutschen Reich schon seit Ende des vorigen Jahrhunderts einen stetig langsamen Abfall mit Anstieg im ersten und zweiten Weltkrieg aufweist, läßt in ihrem Verlauf zweimal ein größeres Gefälle erkennen. Einmal zeigt diese ab 1925 - 1932 ein stärkeres Absinken gegenüber der allgemeinen Sterblichkeit; wir dürfen berechtigt annehmen, daß dies nicht nur der Verbesserung der allgemeinen Lebensbedingungen und Hygiene zu verdanken war, sondern auch dem Umstand, daß in diesen Jahren eine klinische sowie soziale Bekämpfung der Volksseuche Tuberkulose einsetzte. Zum anderen ist 1951/52 in allen Kulturländern der Erde ein außergewöhnlich starker Rückgang der Tuberkulose-Sterblichkeit zu verzeichnen. Betrug diese im Deutschen Reich 1938 noch 62 auf je 100.000 der Bevölkerung, so war sie für die Bundesrepublik 1954 auf 20,4 : 100.000 abgesunken. Ursache dafür war neben der Verbesserung der Lebensbedingungen und neben der Intensivierung der Erfassung in erster Linie die moderne Chemotherapie der Tuberkulose in Verbindung mit dem Ausbau der Lungenchirurgie.

Tuberkulosesterblichkeit 1965 - 1967

Jahr	insgesamt	männl.	weibl.	darunter extrapulmonal zusammen	männl.	weibl.
1965	7.574	5.707	1.867	477	250	227
1966	7.138	5.392	1.746	442	203	239
1967*)	6.414	4.844	1.570	436	200	236

Jahr	Auf 100.000 insgesamt	männl.	weibl.	darunter extrapulmonal zusammen	männl.	weibl.
1965	12,8	20,4	6,0	0,8	0,9	0,7
1966	12,0	19,0	5,6	0,7	0,7	0,8
1967*)	10,7	17,0	5,0	0,7	0,7	0,8

*)vorläufig

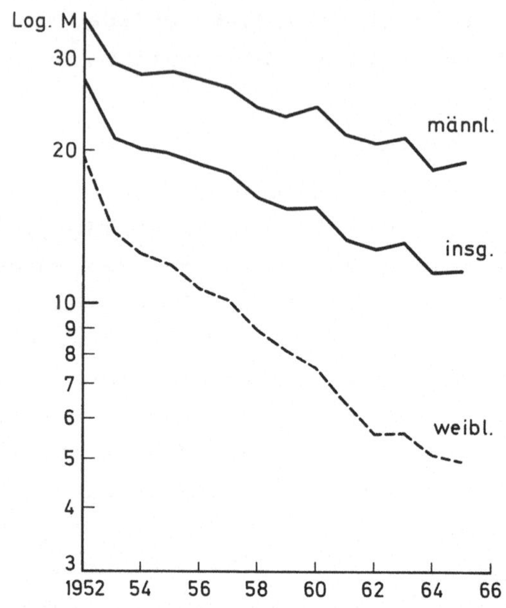

Abb. 13. Standardisierte Sterbeziffern an Tuberkulose aller Formen.

Abb. 13 zeigt den Rückgang der Tuberkulose-Mortalität im Bundesgebiet von 1952 - 1965, gegliedert nach Männern und Frauen. Die Abbildung ist entnommen aus "Das Gesundheitswesen der Bundesrepublik Deutschland", Band 3, herausgegeben vom Bundesministerium für Gesundheitswesen, Verlag Kohlhammer GmbH, Stuttgart/Mainz. Im Jahre 1963 war es mit 14,3 : 100.000 erstmalig nach dem zweiten Weltkrieg zu einer geringfügigen Sterblichkeitszunahme gekommen. Seit 1952, d.h. seitdem wir eine wirksame Chemotherapie gegen die Tuberkulose haben, haben die Tuberkulose-Todesfälle um rund 50 % abgenommen. Wie aus Abb. 13 hervorgeht, ist der Rückgang der Sterbefälle bei den Frauen in weit höherem Maße als bei den Männern eingetreten. Im übrigen liegen seit Jahren die Tuberkulose-Sterbefälle bei den Männern wesentlich höher als bei den Frauen. 1966 betrugen die Tuberkulose-Todesfälle bei den Männern 19,0, hingegen bei den Frauen nur 5,6 auf je 100.000 Einwohner.

Abb. 14 zeigt den seit Jahren bekannten Anstieg der Tuberkulose-Todesfälle im höheren Lebensalter sowohl bei den Männern als auch bei den Frauen. Eindrucksvoll ist die Höhersterblichk e i t b e i d e n M ä n n e r n i n d e n h ö h e r e n u n d h o h e n A l t e r s s t u f e n – ein Phänomen, über das aus allen Ländern der Erde berichtet wird.

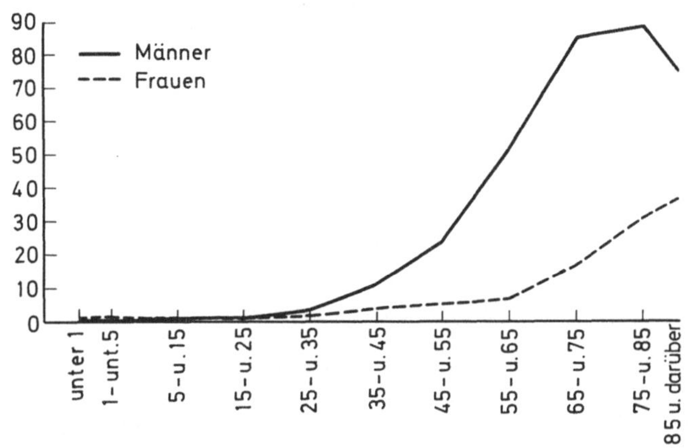

Abb. 14. Tuberkulosesterblichkeit im Bundesgebiet einschließlich West-Berlin im Jahre 1966, nach Alter und Geschlecht auf je 100.000 Einwohner der gleichen Altersgruppe. (Nach Angaben des Statistischen Bundesamtes).

Zum leichten Abfall der Sterblichkeitskurve ab 70 Jahre gelten die Einwände, die unter den Abschnitten "Bestand" und "Zugänge" vorgebracht wurden. Wenn a l l e Tuberkulose-Todesfälle, auch im hohen Alter bekannt würden, würde die Sterblichkeitskurve in den hohen Altersstufen anders verlaufen, d.h. die Kurve würde vermutlich auch über das 70. Lebensjahr hinaus weiter ansteigen.

Es kann sich bei den registrierten Tuberkulose-Todesfällen nur um die bekannt gewordenen handeln, die t a t s ä c h l i c h e n T u b e r k u l o s e - T o d e s f ä l l e l i e g e n h ö h e r. Nicht wenige intra vitam unbekannt gewesene aktive, auch offene Lungentuberkulosen werden erst durch die Sektion aufgedeckt (s. Tbk.-Jb. 1964/65, S. 41).

Die Tuberkulose-Mortalitätszahlen weisen weitere U n s i c h e r h e i t e n auf, die nach unseren Erfahrungen in der Tuberkulosefürsorge seit Jahren zunehmen. Während noch vor etwa 15 – 20 Jahren die Ursache des Todes bei den Offentuberkulösen fast immer die Lungentuberkulose war, lag bereits 1956 im Bundesgebiet bei etwa 35 % der verstorbenen Tuberkulösen eine andere Todesursache vor; dieser Satz hat sich auch nach den Beobachtungen in der Tuberkulosefürsorge noch wesentlich erhöht. Aus dieser Erfahrung heraus empfiehlt es sich für die Tuberkulosefürsorgestellen der Gesundheitsämter, anhand der von den Standesämtern zugeleiteten Sterbekarten die Kartei durchzusehen, ob nicht Tuberkulöse darunter sind. Gleichzeitig sollten die Meldungen der Standesämter und der Tuberkulosefürsorgestellen über die Tuberkulose-Todesfälle miteinander verglichen werden, um eine weitgehende Übereinstimmung zu erreichen.

Zusammenfassung

(Tuberkulose-Mortalität)

Die Tuberkulose-Mortalität insgesamt beträgt für das Jahr 1966 12,0 auf je 100.000 der Bevölkerung. In absoluten Zahlen ausgedrückt waren es noch 7.138 Kranke, die 1966 im Bundesgebiet an Tuberkulose starben. Beim Vergleich der Jahre 1952 bis 1966 haben die Tuberkulose-Todesfälle prozentual um fast 50 % abgenommen. Bei den Frauen ist gegenüber den Männern ein stärkerer Rückgang der Todesfälle zu verzeichnen. Eindrucksvoll ist die seit Jahren bekannte Höhersterblichkeit bei den Männern in den höheren und hohen Altersstufen. Für die tatsächlichen Tuberkulose-Todesfälle müssen insbesondere nach den Ergebnissen von Sektionen höhere Werte gegenüber den gemeldeten Zahlen angenommen werden; dies gilt im besonderen Maße für die hohen Altersstufen.

4. Die Tuberkulose in Mitteldeutschland

Nach den vorliegenden Berichten, die das Jahr 1966 mit umfassen, ruht die Tuberkulosebekämpfung in der DDR nach wie vor auf den 3 Hauptsäulen: BCG-Impfung, RRU und intensive bakteriologische Diagnostik. Die Tabellen sind dem Bericht von P. Steinbrück: "Die Tuberkulosebekämpfung in der Deutschen demokratischen Republik" in Nr. 9/1966 der "Monatsschrift für Lungenkrankheiten und Tuberkulosebekämpfung" entnommen.

Die Tab. 16 zeigt, daß die Neugeborenen schon seit 1960 nahezu 100 %ig BCG-geimpft werden. Der Umfang der RRU geht aus Tab. 20 hervor: jährlich über 10 Millionen Aufnahmen, d.h. daß (nach Steinbrück) etwa 90 % aller Personen im Alter über 15 Jahren jährlich einmal geröntgt werden, woraus im Laufe einiger Jahre ein praktisch vollständiger Röntgenkataster der Bevölkerung resultiert.

Die Tab. 18 bringt die bakteriologischen Untersuchungen und zeigt den kontinuierlichen Anstieg der kulturellen Untersuchungen und den entsprechenden Rückgang der nur mikroskopischen Sputumkontrolle. Zu den mitgeteilten Zahlen kommen noch ca. 400.000 Kulturen für die stationär behandelten Kranken.

Die Morbidität der Tuberkulose ist auf den Tab. 19 - 22 dargestellt. Der Bestand (Prävalenz) ist nur für die Ia-Fälle aufgeführt, während bei den Zugängen lediglich die extrapulmonalen Tuberkulosen nicht erwähnt sind. Die letzte Tabelle betrifft die Tuberkulosesterblichkeit seit 1949. Die Zahlen sprechen für sich selbst und bedürfen keiner näheren Erläuterung, der Rückgang der Zahlen ist evident. Interessant ist, daß auch aus der DDR Beobachtungen vorliegen, die auf eine "Stagnation" seit 1962 hinweisen. Heinrichs hat in Nr. 10/1968 der "Monatsschrift für Lungenkrankheiten und Tuberkulosebekämpfung" aus Leipzig entsprechende Zahlen mitgeteilt. In der Tabelle über den Bestand an ansteckender Tuberkulose der Atemwege sind die "Chroniker" gesondert ausgewiesen mit genauer Definition dieses Begriffes.

Tabelle 16. *BCG-Impfungen nach Impflingsgruppen seit 1951 in der Deutschen Demokratischen Republik*

Jahr	insgesamt	davon					
		Neugeborene		Säuglinge	Kleinkinder	Schüler	sonstige Personen
		absolut	in vH der Lebendgeborenen[1])				
1951/52	911332	–	–	.	.	.	.
1953	186802	33888	11,9	8046	36535	107613	720
1954	252150	99125	35,3	9898	30934	110879	1314
1955	345134	165637	56,5	7910	38820	131122	1645
1956	371980	199061	70,8	6672	44047	121397	803
1957	392011	220204	80,1	4632	39107	127215	853
1958	424338	239040	88,2	4416	25893	152755	2234
1959	500116	271955	93,2	3796	28890	191291	4184
1960	508971	281023	96,8	2752	29361	192131	3704
1961	540702	291357	98,2	2612	24118	210999	11616
1962	482197	291649	99,0	2191	17941	155675	14741
1963	458463	295203	99,1	1895	14493	135674	11198
1964	425540	288200	99,2	1674	11833	110453	13380
1965	365447	275959	99,4	1408	9222	66882	11976
1966	348312	264581	99,4	1375	9505	62708	10143

[1]) Ab 1960 in vH der Lebendgeborenen minus der vor der Impfung verstorbenen Neugeborenen

Tabelle 17. *Volksröntgenreihenuntersuchungen (VRRU) in der Deutschen Demokratischen Republik (Ergebnisse über die in den Jahren 1955 bis 1966 abgeschlossenen Aktionen) – Zahl der zu den VRRU erschienenen Personen und Zahl der in Betreuung genommenen Personen insgesamt, darunter wegen aktiver Tuberkulose der Atemwege insgesamt[1]) und wegen ansteckender Lungentuberkulose mit TB-Nachweis sowie wegen Bronchialtumor in Betreuung genommenen Personen (absolut und auf 100 000 zu den VRRU Erschienene)*

Jahr	Zahl der zu den VRRU erschienenen Personen in 1 000	Von den zu den VRRU erschienenen Pers. wurden in Betreuung genommen[2])							
		absolute Zahlen				auf 100 000 Erschienene			
		insgesamt	darunter wegen aktiver T der Atemwege insgesamt	darunter wegen darunter Lungen-T mit TB-Nachweis	Bronchialtumor[3])	insgesamt	darunter wegen aktiver T der Atemwege insgesamt	darunter wegen darunter Lungen-T mit TB-Nachweis	Bronchialtumor[3])
1955	4 796	32 679	8 254	.	.	791,5	199,9	.	.
1956	7 163	47 153	11 273	.	.	658,3	157,4	.	.
1957	7 197	39 216	8 519	.	1 575	544,9	118,4	.	21,9
1958	9 178	43 011	9 556	.	1 687	468,7	104,1	.	18,4
1959	8 788	37 062	8 350	.	1 895	421,7	95,0	.	21,6
1960	10 124	39 384	9 011	.	1 970	389,0	89,0	.	19,5
1961	10 323	38 614	8 430	.	2 192	374,0	81,7	.	21,2
1962	10 523	34 580	8 718	.	2 358	328,6	82,9	.	22,4
1963	10 908	31 338	8 900	1 543	2 257	287,3	81,6	14,1	20,7
1964	11 303	25 553	8 592	1 456	2 284	226,1	76,0	12,9	20,2
1965	10 954	18 344	7 161	1 543	2 220	167,5	65,4	14,1	20,3
1966	10 697	17 094	5 985	1 284	2 319	159,8	56,0	12,0	21,7

[1]) siehe Definition auf S. 397 unten [2]) 1955 ohne Nachmeldungen.

[3]) 1955 bis 1964 einschließlich Tumorverdacht, ab 1965 bestätigte Tumoren.

Tabelle 18. *Auf Tuberkelbakterien untersuchte Materialien für bei den Kreisstellen für Tuberkulose und Lungenkrankheiten der DDR in ambulanter Überwachung stehende Personen nach der Auswertungsmethode in den Jahren 1960 bis 1967*

Jahr	Auf Tuberkelbakterien untersuchte Materialien insgesamt	davon ausgewertet					
		nur mikroskopisch		mikroskopisch und kulturell		nur kulturell	
		absolut	in %	absolut	in %	absolut	in %
1960	370 336	287 388	77,6	52 065	14,1	30 883	8,3
1961	358 954	220 501	61,4	85 662	23,9	52 791	14,7
1962	368 651	167 762	45,5	106 853	29,0	94 036	25,5
1963	412 197	119 414	29,0	93 449	22,7	199 334	48,3
1964	475 019	53 603	11,3	68 978	14,5	352 438	74,2
1965	635 293	16 435	2,6	55 395	8,7	563 463	88,7
1966	804 010	5 192	0,6	32 521	4,1	766 297	95,3
1967	802 666	4 830	0,6	.	.	.	.

Tabelle 19. *Bestand (Prävalenz) der ansteckenden Tuberkulose der Atemwege mit TB-Nachweis im Berichtsjahr, darunter chronische Tuberkulose der Atemwege*[1]) *Ende der Jahre 1964 bis 1967 in der Deutschen Demokratischen Republik*

Ende des Jahres	absolute Zahlen männlich	weiblich	zusammen	auf 100000 Einwohner männlich	weiblich	zusammen
Ansteckende Tuberkulose der Atemwege mit TB-Nachweis im Berichtsjahr						
1964	.	.	15912	.	.	93,5
1965	.	.	13920	.	.	81,7
1966	.	.	10868	.	.	63,6
1967	.	.	8953	.	.	52,4
darunter chronische Tuberkulose der Atemwege[1])						
1964	3646	1018	4664	47,0	11,0	27,4
1965	3215	858	4073	41,3	9,3	23,9
1966	2705	685	3390	34,6	7,4	19,8
1967	2252	519	2771	28,8	5,6	16,2

[1]) Personen, bei denen sowohl im Berichtsjahr als auch in jedem der beiden vorangegangenen Kalenderjahre mindestens einmal Tuberkelbakterien nachgewiesen worden sind.

Tabelle 20. *Neuzugänge an aktiver Tuberkulose der Atemwege (mit und ohne TB-Nachweis)*

Jahr	Aktive Tuberkulose der Atemwege insgesamt männlich	weiblich	zusammen
1954	324,9	191,7	251,1
1959	176,4	94,8	131,5
1964	134,1	64,2	96,1
1965	110,6	52,4	79,0
1966	95,3	44,4	67,7
1967	87,2	40,5	61,9

Tabelle 21. *Neuzugänge an ansteckender Tuberkulose der Atemwege nach Geschlecht und Altersgruppen in den Jahren 1954[1]), 1958 und 1964 bis 1966 in der Deutschen Demokratischen Republik – auf 100000 Lebende jeder Altersgruppe –*

Altersgruppen	1954[1])	1958	1964	1965	1966
männlich					
unter einem Jahr	5,6	0,74	0,69	–	–
1 bis unter 5 Jahre	6,1	0,91	0,34	0,17	–
5 bis unter 10 Jahre } 10 bis unter 15 Jahre	4,3	2,2	0,60	0,15	–
10 bis unter 15 Jahre			1,80	0,90	2,08
unter 15 Jahre	4,9	1,7	0,92	0,39	0,67
15 bis unter 20 Jahre } 20 bis unter 25 Jahre	92,1	33,3	13,2	8,7	8,7
20 bis unter 25 Jahre		64,0	22,0	21,4	18,3
25 bis unter 30 Jahre } 30 bis unter 40 Jahre } 40 bis unter 45 Jahre	106,9	65,7	25,5	22,7	22,3
30 bis unter 40 Jahre		53,7	34,6	33,2	26,4
40 bis unter 45 Jahre		69,1	33,4	29,8	37,7
45 bis unter 50 Jahre } 50 bis unter 60 Jahre } 60 bis unter 65 Jahre	120,8	70,8	40,4	38,5	34,7
50 bis unter 60 Jahre		78,6	63,6	55,0	52,4
60 bis unter 65 Jahre		88,0	73,2	67,4	62,4
65 Jahre und älter	121,8	77,8	72,4	76,3	66,4
zusammen	84,2	51,3	33,3	31,2	28,3
weiblich					
unter einem Jahr	2,3	0,78	–	–	–
1 bis unter 5 Jahre	5,4	0,77	0,36	–	0,18
5 bis unter 10 Jahre } 10 bis unter 15 Jahre	7,3	2,1	0,31	0,78	0,15
10 bis unter 15 Jahre			2,69	1,42	1,72
unter 15 Jahre	6,4	1,6	1,06	0,71	0,66
15 bis unter 20 Jahre } 20 bis unter 25 Jahre	61,7	25,9	10,9	10,6	6,5
20 bis unter 25 Jahre		40,6	18,3	16,8	10,5
25 bis unter 30 Jahre } 30 bis unter 40 Jahre } 40 bis unter 45 Jahre	44,0	29,4	16,1	14,2	12,1
30 bis unter 40 Jahre		23,5	11,5	14,8	9,8
40 bis unter 45 Jahre		22,9	13,2	10,3	11,3
45 bis unter 50 Jahre } 50 bis unter 60 Jahre } 60 bis unter 65 Jahre	27,2	15,1	7,7	11,9	8,4
50 bis unter 60 Jahre		13,7	11,0	11,8	8,8
60 bis unter 65 Jahre		24,2	16,9	16,3	14,5
65 Jahre und älter	49,0	30,0	30,0	35,1	28,9
zusammen	35,0	20,0	13,3	14,3	11,3

[1]) DDR ohne Hauptstadt Berlin.

Tabelle 22. *Sterbefälle an Tuberkulose nach dem Geschlecht in den Jahren 1949, 1954 bis 1967 in der Deutschen Demokratischen Republik – auf 100000 Einwohner*

Jahr	männlich	weiblich	zusammen
1949	148,3	74,4	106,9
1954	40,9	17,4	27,9
1959	30,1	9,8	18,9
1964	17,6	5,2	10,9
1965	15,8	4,8	9,8
1966	11,9	3,5	7,3
1967	10,6	3,8	6,9

5. Tiertuberkulose

Auch für den 15. Band des Tuberkulosejahrbuches hat das Bundesministerium für Ernährung, Landwirtschaft und Forsten durch Herrn Oberreg. Vet. Rat Dr. R o j a h n in entgegenkommender Weise die dort gesammelten Untersuchungsbefunde bei Schlachttieren zur Verfügung gestellt.

Die folgende Tab. 23 gibt Auskunft über die 1964/65 und 1965/66 erhobenen Befunde. Bei etwa gleich hoher Untersuchungsbeteiligung in beiden Zeitabschnitten wurden in 1,41 bzw. 1,15 % der untersuchten Tiere positive Tuberkulinreaktionen ermittelt: Es ist also eine gewisse Senkung der Reagentenzahl eingetreten, die auch in der Zahl der getesteten Bestände nachweisbar ist. Dort betrug der Abfall 0,9 %. Mit dem Mykobakterium bovis waren im ersten Zeitabschnitt 0,15, im zweiten noch 0,10 % der untersuchten Tiere infiziert, mit Mykobakterium tuberculosis 0,01 bzw. 0,01 % und mit dem Mykobakterium avium 0,37 bzw. 0,26 %. Die Senkung hat somit die Infektion mit allen drei Bakterienstämmen betroffen. Man kann das als einen weiteren Erfolg des systematischen Vorgehend bei der Tuberkulosetilgungsaktion ansehen. Auffallend ist indessen ein gewisser Unterschied in den einzelnen Bundesländern, bei denen Bayern und Nordrhein-Westfalen mit 0,13 bzw. 0,15 % hinsichtlich der bovinen Infektion den Bundesdurchschnitt von 0,09 %, bezogen auf die Zahl der getesteten Tiere, übertroffen haben. Die Infektion mit humanen Bakterien liegt einheitlich bei 0,01. Bei Nachweis von Mykobakterium avium über-

Tabelle 23. *Zusammenstellung der in amtlich anerkannten tuberkulosefreien Rinderbeständen ermittelten Tuberkulinreaktionen*

Bundesrepublik	Anzahl der Rinder in tuberkulose-freien Beständen	Anzahl der getesteten Tiere	Tuberkulinreagenten		Aufschlüsselung der Reagenten (Sp. 4) nach Reaktionsursachen (soweit nachgewiesen)					
					bov. Infektion		humane Infektion		aviäre Infektion	
			Anzahl	% von 3	Anzahl	% von 4	Anzahl	% von 4	Anzahl	% von 4
1	2	3	4	5	6	7	8	9	10	11
Berichtszeit										
1.7.60 – 30.6.61	12685809	–	192307	–	32078	16,7	2109	1,1	28442	14,7
1.7.61 – 30.6.62	13212385	–	188270	–	20043	10,6	1745	0,9	32331	17,2
1.7.62 – 30.6.63	13285300	–	182175	–	18449	10,1	1472	0,8	37781	20,7
1.7.63 – 30.5.64	13001516	–	115521	–	11332	9,8	1190	1,0	31097	27,0
1.7.64 – 30.6.65	12972438	7143803	100966	1,41	11032	9,2	1039	1,0	26462	26,2
1.7.65 – 30.6.66	13621835	7073019	81265	1,15	7056	8,8	678	0,8	18314	22,6
1.7.66 – 30.6.67	14012721	6850919	59454	0,87	5856	9,8	463	0,8	13467	22,7

Tabelle 24. *Tuberkulose bei Schlachttieren*
Bundesgebiet einschl. Berlin-West

Schlachtungen von Tieren inländischer Herkunft	1966	%
1. Rinder insgesamt (Ochsen, Bullen, Kühe, weibl. Rinder 3 Monate und älter bis zum ersten Kalb)		
geschlachtet	3695367	
davon mit Tb behaftet	5928	0,2
Nach Geschlecht und Altersklassen aufgeschlüsselt		
a) Ochsen		
geschlachtet	112802	
davon mit Tb behaftet	49	0,0
b) Bullen		
geschlachtet	1519903	
davon mit Tb behaftet	2354	0,2
c) Kühe		
geschlachtet	1275758	
davon mit Tb behaftet	2447	0,2
d) weibl. Rinder 3 Monate und älter bis zum ersten Kalb		
geschlachtet	786904	
davon mit Tb behaftet	1078	0,1
2. Kälber (bis zu 3 Monaten)		
geschlachtet	1672606	
davon mit Tb behaftet	71	0,0
3. Schweine		
geschlachtet	24679036	
davon mit Tb behaftet	78664	0,3
4. Schafe		
geschlachtet	430370	
davon mit Tb behaftet	50	0,0
5. Ziegen		
geschlachtet	15892	
davon mit Tb behaftet	25	0,2
6. Pferde		
geschlachtet	29601	
davon mit Tb behaftet	11	0,0

Tabelle 25. *Fleischbeschaurechtliche Beanstandungen wegen Tuberkulose*

1966	Gesamtzahl der mit Tuberkulose behafteten Schlachttiere (Bundesgebiet einschl. Berlin-West)	als bedingt tauglich beanstandete ganze Tierkörper (§ 36 II, 1 AB.A)	Zahl der Tiere, von denen Teile beanstandet wurden (§ 34, 4 AB.A)					
			Köpfe	Zungen	Lungen	Lebern	Därme	Sonstige Organe
1	2	3	4	5	6	7	8	9
Rinder	5928	5883	46	12	2945	387	2956	739
Kälber	71	69	4	1	45	13	23	8
Schweine	78664	78471	2565	1164	17180	8709	54869	12810
Schafe	50	49	–	–	20	4	24	6
Ziegen	25	24	–	–	14	4	7	4
Pferde	11	10	1	2	9	3	4	5

trifft bei einem Bundesdurchschnitt von 0,20 die Zahl von Hamburg, Rheinland-Pfalz und Baden-Württemberg die der übrigen Länder nicht unerheblich mit 0,39, 0,41 und 0,37. Es ist anzunehmen, daß in diesen Ländern besonderes Augenmerk gerade auf die Art der Mykobakterieninfektion gelegt worden ist, die Feststellungen betreffen doch nur solche Fälle, in denen der Nachweis eines bestimmten Bakterienstammes gelungen ist.

Die Tab. 24 zeigt den Tuberkulosebefund bei geschlachteten Tieren, wobei, wie in Band 14 schon nachgewiesen, 1965 bei 78.664 Schweinen eine nennenswert hohe absolute Zahl von Befunden erhoben werden konnte, auch dieser Befund übertrifft aber mit 0,3 % nur unwesentlich den Befund bei Rindern, Bullen, Kühen und Ziegen mit je 0,2 %. 0,0 % wurden bei Kälbern unter 3 Monaten Lebensalter, bei Schafen und bei Pferden ermittelt. Bei den hohen absoluten Zahlen der geschlachteten Tiere (3,7 Mio. Rinder, 1,5 Mio. Bullen, 1,28 Mio. Kühen und 24,7 Mio. Schweinen) kann man das Gesamtergebnis als sehr befriedigend bezeichnen.

Wegen Tuberkulose sind 1965 im ganzen Bundesgebiet 5.376 Rinder, 124 Kälber, 89.328 Schweine, 60 Schafe, 20 Ziegen und 17 Pferde als "bedingt tauglich" beanstandet worden. Diese Zahlen übertreffen die wegen allen anderen zur Beanstandung führenden Schlachttiererkrankungen bei weitem.

In Tab. 25 wird wieder der Bakterienbefund in den verschiedenen Organen der Schlachttierarten mitgeteilt.

Die Befundzahlen gleichen fast vollkommen denen, die schon in Band 14 mitgeteilt worden sind. Bei allen Tierarten sind die Lungen und die Därme als Hauptsitz von Veränderungen anzusehen; interessant wäre es, noch zu erfahren, ob bei Nachweis von andersartigen Mykobakterien als dem M. bovis Generalisationen festgestellt werden konnten und insbesondere auch, ob der Befund von M. tuberculosis in der Milch noch einmal ermittelt wurde.

Es ist mit Rücksicht auf die Erfolge der Tuberkulose-Bekämpfung bei Schlachttieren nicht erstaunlich, daß man im Arbeitsausschuß für Beziehungen zwischen Tier- und Menschentuberkulose (Vorsitzender: Prof. Dr. F r i t z s c h e) auf

Feststellungen bei fleischfressenden Haustieren ausgewichen ist. In einem im September 1967 herausgegebenen Merkblatt ist auf die Möglichkeit der Tuberkuloseerkrankung bei Katzen und Hunden hingewiesen worden, vor allem auf Tiere, die sich im Haushalt von Kranken befinden, die an ansteckender Lungentuberkulose gelitten haben.

Im Arbeitsausschuß wurde auch das Ergebnis der vom Bundesministerium angeregten Untersuchungen von Geflügel und Eiern auf den Nachweis von Mykobakterien bekanntgegeben, wobei bei ungenügender Zubereitung von Suppenhühnern in deren Leber noch virulente Erreger der Geflügeltuberkulose nachgewiesen werden konnten, nicht dagegen bei Masthähnchen.

Auch die Untersuchung von 2.517 Eiern aus 86 verschiedenen Herkunftsorten ergab in 41 Eiern = 1,63 % aviäre Mykobakterien und in 34 Eiern = 1,35 % atypische Mykobakterien. Die Schlußfolgerung, die im Ausschuß aus den Untersuchungsergebnissen gezogen werden konnte, mußte aufgrund dieser Forschungsergebnisse dahin zusammengefaßt werden, daß für die menschliche Gesundheit durch den Genuß von Geflügel und Eiern bei sachgemäßer Zubereitung keinerlei Gefahr besteht.

Schließlich ist noch auf 2 für die Tiertuberkuloselage bedeutsame Veröffentlichungen hinzuweisen, die erste von Beerwerth "Das Vorkommen von Mykobakterien im Kot der Haustiere, ihre Züchtung und epizootologische Bedeutung", die mit einem Franz-Redeker-Preis des DZK ausgezeichnet worden ist und sich mit dem , allerdings sehr selten gelungenen Nachweis von Mykobakterien im Stallmist befaßt hat und eine zweite von Stoll und Wagner (Der Landarzt, 44. Jg, H. 22). Diese hat den Titel "Epidemiologische Beziehungen zwischen der menschlichen und tierischen Tuberkulose und anderen Mykobakteriosen". Auf diese ebenfalls sehr gründliche Untersuchung kann nur hingewiesen werden, da auch eine kurze Inhaltsangabe den Rahmen der üblichen Berichterstattung überschreiten würde.

Tabelle 26. *Zahl der Tuberkulosefürsorgestellen und ihr Personal im Jahre 1966 (nach Angaben der Statistischen Landesämter)*

Land	Fürsorgestellen			Tuberkulose-fürsorgeärzte	1 Tuberkulose-fürsorgearzt auf 2457000 Einwohner	Zahl der Fürsorgerinnen			1 Fürsorgerin auf 2457000 Einwohner
	Haupt-stellen	Außen-stellen	Neben-stellen			allgemein	Tuberk.-fürsorge	zu-sammen	
Schleswig-Holstein	20	15	16	43	57100	133	15	148	16600
Hamburg	18	–	2	29	97000	1	57	58	31300
Niedersachsen	75	34	8	146	47700	522	34	556	12500
Bremen	3	–	–	7	107000	141	12	153	4900
Nordrhein-Westfalen	94	84	196	263	64000	1609	35	1644	10200
Hessen	45	–	18	56	93500	167	28	195	26800
Rheinland-Pfalz	39	10	10	34	106200	179	5	184	19600
Baden-Württemberg	66	33	14	69	123600	308	29	337	25300
Bayern	141	10	44	60	170100	676	18	694	14700
Saarland	8	4	5	12	94300	65	3	68	16600
Berlin-West	12	7	–	35	62400	–	108	108	20200
Bundesgebiet	531	190	313	755	78900	3801	344	4145	14400

B. Stand der Abwehrmaßnahmen

1. Tuberkulosefürsorge

a) Tätigkeit der Tuberkulosefürsorgestellen

Tab. 26 zeigt die Zahl der Tuberkulosefürsorgestellen und ihr Personal im Bundesgebiet einschließlich Berlin (West) im Jahr 1966 (nach Angaben der Statistischen Landesämter).

Tab. 27 gibt eine Übersicht über die in der Tuberkulosefürsorge tätigen Ärzte im Bundesgebiet einschließlich Berlin (West) im Jahr 1966. Von den insgesamt 759 in der Tuberkulosefürsorge tätigen Ärzte im Jahr 1964 waren nur 220 Lungenfachärzte und 24 Nichtlungenfachärzte = rund 31 % ausschließlich als Tuberkulosefürsorgeärzte tätig. Also rund 69 % der in der Tuberkulosefürsorge beschäftigten Ärzte widmeten sich nicht ausschließlich der Tuberkulosefürsorge, sondern waren entweder auch auf den übrigen Gebieten des Gesundheitsamtes eingesetzt oder freipraktizierende Ärzte, meist freipraktizierende Lungenfachärzte. Im Jahr 1966 waren die Verhältnisse unverändert.

Den in ihrer Tätigkeit bewährten Tuberkulosefürsorgeärzten ist schon nach dem Runderlaß des ehemaligen RMdI vom 31.1.1944 "zur Hebung ihrer Arbeit- und Verantwortungsfreudigkeit eine weitgehende Selbständigkeit einzuräumen. Sie sind bei allen von dem Gesundheitsamt zu treffenden Maßnahmen und Entscheidungen, die die Tuberkulosebekämpfung berühren, zu beteiligen."

Die Anerkennung als Facharzt für Lungenkrankheiten, die im Rahmen der Facharztausbildung eine 1-jährige internistische Tätigkeit vorschreibt, ist ein Vorteil nicht nur in Bezug auf die Diagnose und Differentialdiagnose, sondern auch im Hinblick auf die Beurteilung der Folgezustände einer Lungentuberkulose (Bronchitis, Emphysem, Cor pulmonale). In dieser Richtung wurden Vorschläge für die künftige Ausbildung zum Facharzt für Lungenkrankheiten von der Deutschen Gesellschaft für Tuberkulose und Lungenkrankheiten sowie von dem Berufsverband der Lungenfachärzte Deutschlands ausgearbeitet. Seit mehreren Jahren wurde ein von der Ständigen Facharztkonferenz bei der

Tabelle 27. *Ärzte in den Fürsorgestellen 1966*

Land	Gesamt-Zahl d. in den Tbk.-Fürsorgestellen tätigen Ärzte	Lungenfachärzte						Lungenfachärzte insges. Spalten 4 und 7	Nichtlungenfachärzte						Nichtlungenfachärzte insges. Spalten 11 u. 14
		Hauptamtl. als Ärzte des öffentl. Gesundheitsdienstes tätig			Nebenamtlich als Tuberkulose-Fürsorgeärzte tätig				Hauptamtl. als Ärzte des öffentl. Gesundheitsdienstes tätig			Nebenamtlich als Tuberkulose-Fürsorgeärzte tätig			
		ausschl. als Tbk.-Fürsorgeärzte	nicht ausschl. als Tbk.-Fürsorgeärzte	zus. Sp. 2 und 3	hauptberufl. in freier Praxis	hauptberufl. in Heilstätt. und Krankenhäuser	zus. Sp. 5 und 6		ausschl. als Tbk.-Fürsorgeärzte	nicht ausschl. als Tbk.-Fürsorgeärzte	zus. Sp. 9 und 10	hauptberufl. in freier Praxis	hauptberufl. in Heilstätt. und Krankenhäuser	zus. Sp. 12 und 13	
	1	2	3	4	5	6	7	8	9	10	11	12	13	14	15
Schleswig-Holstein	43	7	4	11	3	4	7	18	9	16	25	–	–	–	25
Hamburg	23	19	–	19	–	–	–	19	–	–	–	–	4	4	4
Niedersachsen	145	8	7	15	27	38	65	80	2	53	55	7	6	13	68
Bremen	7	6	1	7	–	–	–	7	–	–	–	–	–	–	–
Nordrhein-Westfalen	263	33	36	69	13	14	27	96	10	151	161	3	3	6	167
Hessen	56	15	5	20	10	13	23	43	2	9	11	–	2	2	13
Rheinland-Pfalz	34	18	2	20	–	7	7	27	–	7	7	–	–	–	7
Baden-Württemberg	69	55	5	60	2	5	7	67	1	–	1	–	1	1	2
Bayern	60	46	2	48	8	3	11	59	1	–	1	–	–	–	1
Saarland	12	4	3	7	1	–	1	8	–	1	1	1	2	3	4
Berlin-West	35	21	–	21	4	–	4	25	10	–	10	–	–	–	10
Bundesgebiet	747	232	65	297	68	84	152	449	35	237	272	11	18	29	301

Bundesärztekammer vorgelegter Plan hinsichtlich der Weiterbildungsordnung lebhaft diskutiert. Danach sollte der selbständige Facharzt für Lungenkrankheiten abgeschafft werden und die Ausbildung über den Internisten erfolgen. Dieser - um 2 Jahre - verlängerte Ausbildungsweg von 4 auf 6 Jahre sollte dem Pulmologen besser gerecht werden. Demgegenüber setzten sich die Deutsche Gesellschaft für Tuberkulose und Lungenkrankheiten, das Deutsche Zentralkomitee zur Bekämpfung der Tuberkulose und der Berufsverband der Lungenfachärzte mit Nachdruck für die Beibehaltung des selbständigen Facharztes für Lungenkrankheiten ein, und zwar mit 2 wesentlichen Argumenten: Einmal läßt der verlängerte Ausbildungsweg über den Internisten eine Zunahme der schon jetzt bestehenden Nachwuchsschwierigkeiten befürchten, insbesondere auch auf dem Gebiet der Tuberkulosefürsorge. Zweitens könnten bei dem Weg über den Internisten in fachlicher Hinsicht Nachteile auftreten, wenn während der internistischen Tätigkeit der Kontakt mit der Pulmologie zu gering sei; dann seien eben 2 Jahre Ausbildung auf dem Gebiet der Pulmologie viel zu gering. Die beste Ausbildung - so wiesen die 3 Fachgremien eindrucksvoll darauf hin - sei in den modernen Lungenkliniken gegeben. Im Bundesgebiet gäbe es bereits eine Reihe solcher besteingerichteter und bestarbeitender Lungenkliniken und mit der Entwicklung weiterer Lungenkliniken sei in den nächsten Jahren zu rechnen. Trotz dieser Einwände hat der Deutsche Ärztetag 1968 in Wiesbaden eine *zweigleisige Ausbildungsmöglichkeit* beschlossen: Zwar einmal Beibehaltung des alten Facharztes für Lungenkrankheiten einschließlich Bronchialkrankheiten, aber auch der Ausbildungsweg über den Internisten.

Aus den beiden Tabellen 28 und 29 gehen die *Laboratoriumsuntersuchungen der Tuberkulosefürsorgestellen* 1965 und 1966 hervor.

Das *Sputum* soll auch in der Tuberkulosefürsorge so oft wie möglich untersucht werden und nicht nur bei Einschmelzungsverdacht (Bronchustuberkulose !), auch bei den anscheinend geschlossenen Tuberkulosen, erforderlichenfalls unter Heranziehung des Kehlkopfabstriches oder des Magennüchtern-

Tabelle 28. *Laboratoriumsuntersuchungen der Tuberkulosefürsorgestellen 1965 (nach den Länderstatistiken)*

Land	Direkte Sputum-untersuchung	Kehlkopf-abstriche	Magensaft-untersuchungen	Kulturen	Tier-versuche	Sputumuntersuchungen bezogen auf			Blutsenkungen	Blutbilder	Tuberkulinproben in den Fürsorgestellen	Urinuntersuchungen auf Tb
						Ia + Ib Bestand	Ia – Ic Bestand	Ia – Ic Neuzugänge				
Schleswig-Holstein	8037	447	13	817	190	2,8	0,8	3,0	13931	1340	23774	5712
Hamburg	3224	3701	29	1716	109	0,9	0,2	2,0	14343	624	64523	1680
Niedersachsen	28837	528	123	2135	765	4,3	1,3	5,9	28432	3427	38159	112
Bremen	4061	261	6	2312	8	5,6	1,5	8,7	2255	1914	1912	580
Nordrhein-Westfalen	51725	2953	145	3554	361	2,7	0,8	4,6	94014	18255	561622	90054
Hessen	6127	868	63	942	73	1,9	0,4	1,7	7273	476	12544	771
Rheinland-Pfalz	11354	15	8	7505	237	2,6	0,9	4,4	16752	1741	35360	810
Baden-Württemberg	15552	2558	215	6663	848	1,9	0,6	2,0	19064	1457	71576	2484
Bayern	32997	1020	99	8514	1010	2,9	1,0	4,1	28030	2128	41609	685
Saarland	4472	52	84	185	120	2,6	1,0	4,2	2661	443	17869	144
Berlin-West	15935	9021	7	15319	16	3,1	0,8	5,1	9159	154	4159	97

Tabelle 29. *Laboratoriumsuntersuchungen der Tuberkulosefürsorgestellen 1966 (nach den Länderstatistiken)*

Land	Direkte Sputum-untersuchung	Kehlkopf-abstriche	Magensaft-untersuchungen	Kulturen	Tierversuche	Sputumuntersuchungen bezogen auf			Blutsenkungen	Blutbilder	Tuberkulinproben in den Fürsorgestellen	Urinuntersuchungen auf Tb
						Ia + Ib Bestand	Ia – Ic Bestand	Ia – Ic Zugänge				
Schleswig-Holstein	7654	292	8	869	1426	2,8	0,8	3,8	10969	1487	11069	5642
Hamburg	2929	3165	26	1805	160	1,0	0,2	1,4	12999	493	68619	1501
Niedersachsen	25216	228	424	2551	626	4,1	1,2	4,4	33397	3123	37728	152
Bremen	3810	334	9	1814	–	5,7	1,6	9,7	2514	2489	2051	728
Nordrhein-Westfalen	47190	2467	78	4283	782	2,6	0,8	4,8	70722	13310	477613	68247
Hessen	5952	639	10	1020	79	1,7	0,4	1,7	6787	538	12207	619
Rheinland-Pfalz	11468	13	19	7186	278	2,7	0,9	3,6	16745	1964	36177	732
Baden-Württemberg	12840	2603	227	7393	781	1,7	0,5	1,3	17342	1432	57808	5242
Bayern	32229	738	58	9169	733	2,9	1,1	4,2	32810	2775	49901	668
Saarland	4971	18	39	122	63	3,2	1,2	5,9	2780	539	28413	112
Berlin-West	15425	7339	3	15935	18	3,2	0,8	5,2	8244	101	5334	149
Bundesgebiet	169684	17836	901	52147	4946	2,7	0,8	3,6	216209	28251	784920	83792

sekretes. Da unter den Auswirkungen der tuberkulostatischen Mittel das Wachstum der Tuberkulosebakterien so geschädigt sein kann, daß ihr bakterioskopischer Nachweis erschwert ist, haben das Kulturverfahren und der Tierversuch an Bedeutung gewonnen. Bereits vor Jahren hat das DZK gefordert, daß in den verschiedenen Bundesländern Sputumuntersuchungen auf Tuberkulosebakterien im Kulturverfahren bei negativer Ausstrichuntersuchung in allen Medizinaluntersuchungsämtern kostenlos durchgeführt werden. Immerhin werden jetzt offenbar durch die Tuberkulosefürsorgestellen mehr Kulturen veranlaßt, als dies in früheren Jahren der Fall war. Während 1960 im Bundesgebiet im Bereich der Tuberkulosefürsorgestellen 23.714 Kulturen und Tierversuchen 225.223 direkten Sputumuntersuchungen bei einem Verhältnis von etwa 1 : 10 gegenüberstanden, betrug dieses Verhältnis für das Jahr 1965 bei 53.399 Kulturen und Tierversuchen gegenüber 182.321 direkten Auswurfuntersuchungen 1 : 3,5. Bei den angegebenen Zahlen für Sputumuntersuchungen ist zu berücksichtigen, daß seit mehreren Jahren das Gros der Kranken mit einer Ia-Ic-Lungentuberkulose im Anschluß an die Heilstättenbehandlung wegen der notwendigen chemotherapeutischen Nachbehandlung bei den freipraktizierenden Lungenfachärzten in Behandlung steht.

Die Zahlen über die durchgeführten Tuberkulintests gehen in den einzelnen Bundesländern sehr auseinander. Es liegt die Annahme nahe, daß in den Zahlen einiger Bundesländer nur die in den Tuberkulosefürsorgestellen durchgeführten Tuberkulinprüfungen enthalten sind, hingegen in anderen Bundesländern auch die in Schulen und Kindergärten vorgenommenen Tuberkulintests. Die Tuberkulinprüfungen haben bei dem Rückgang der Tuberkulose-Durchseuchung erheblich an praktischer Bedeutung gewonnen und sollten in größtmöglichem Umfang, auch bei Umgebungsuntersuchungen, durchgeführt werden! Die in den Schulen und Kindergärten vorgenommenen Tuberkulinprüfungen sind nach einer jetzt geltenden Regelung in den von den Gesundheitsämtern zu erstellenden allgemeinen Jahresgesundheitsbericht aufzunehmen; dabei müssen die BCG-schutzgeimpften, positiven Reagenten ausgeklammert werden, sonst kommt man zu falschen Zahlen.

Tabelle 30. *Röntgenleistungen der Tuberkulosefürsorgestellen 1966 (nach den Länderstatistiken)*

Land	Sprechstunden-durchleuchtungen (Erst- und Kontrollunters.)		Großaufnahmen		Schirmbildaufnahmen im Mittelformat im Rahmen der Tbk-Fürsorge		gezielte RRU mit Schirmbildaufnahmen außerhalb von Röntg.kataster		Durchleuchtungen pro Aufnahme		Reihendurchleuchtungen außerhalb der Sprechtage		Schichtaufnahmen	
	1965	1966	1965	1966	1965	1966	1965	1966	1965	1966	1965	1966	1965	1966
Schleswig-Holstein	36879	35845	16649	15282	75404	54274	63557	99522	2,2	2,3	8117	7486	6118	5218
Hamburg	37354	29891	29526	30883	66867	60282	25969	28524	1,2	0,9	–	–	10665	9559
Niedersachsen	77336	125176	40732	23800	171357	130016	91108	111581	1,9	5,2	7459	6413	13468	8322
Bremen	25912	15571	7216	8344	11776	10564	15983	16034	3,5	1,8	554	445	3089	3225
Nordrhein-Westfalen	158608	138887	134331	122510	338849	347578	305148	250209	1,2	1,1	19666	14403	21785	21912
Hessen	57496	51554	17602	17583	64900	71075	12040	5544	3,2	2,9	–	–	935	954
Rheinland-Pfalz	80611	75808	17989	17727	41703	43198	70655	77690	4,4	4,2	12362	8946	3352	3125
Baden-Württemberg	191446	171178	56203	48071	169516	171335	227680	224930	3,4	3,5	–	–	14831	4446
Bayern	283704	381727	49274	63700	87043	297598	192898	–	5,7	6,0	38893	–	9384	12783
Saarland	12726	14137	2332	2484	14386	24455	32377	23588	5,4	5,6	2809	4905	639	658
Berlin/West	13649	7966	22670	24515	66877	63690	–	–	0,6	0,3	–	–	10068	10220
Bundesgebiet	975721	1047740	394524	374899	1108678	1274065	1037415	837622	2,6	2,7	89860	42598	94334	80422

Tab. 30 zeigt die Röntgenleistungen der Tuberkulosefürsorgestellen im Bundesgebiet einschließlich Berlin (West) im Jahr 1966.

b) Ausbau der Tuberkulosefürsorgestellen

Über den Wiederaufbau und Ausbau der Tuberkulosefürsorgestellen nach dem letzten Krieg wurde im Tbk.-Jb. 1964/65 S. 82 berichtet.

Die Anzahl der Röntgenapparate in den Tuberkulosefürsorgestellen im Jahr 1966 geht aus der Tab. 31 hervor. In den meisten Bundesländern - aber nicht in allen - verfügen fast alle Hauptfürsorgestellen über ein Schirmbildgerät im Mittelformat, Odelca 70 x 70 oder 100 x 100 mm. Nordrhein-Westfalen meldet 1966 165 Schirmbildgeräte gegenüber 144 im Jahr 1964. Für Bayern und Schleswig-Holstein liegen keine Angaben vor.

Die Ausstattung der Gesundheitsämter in den einzelnen Bundesländern mit Schirmbildgeräten im Mittelformat ermöglicht die Verschiebung des Verhältnisses von Durchleuchtung zur Aufnahme zugunsten der Aufnahmetechnik. Im Jahr 1960 wurden im Bundesgebiet 29.060 Schirmbildaufnahmen im Rahmen der Tuberkulosefürsorge angefertigt, 1966 waren es 1.108.678.

Das Röntgenschichtverfahren der Lunge hat erheblich die Diagnostik der Kaverne, d.h. der Streuquellen, verbessert; daher ist auch für die Tuberkulosefürsorge das Schichtverfahren in indizierten Fällen unerläßlich, wenn die Fürsorgestelle ihrer gesetzlichen Aufgabe, nämlich der Auffindung der Infektionsquellen und Verhütung der Weiterverbreitung der Infektion, gerecht werden soll. Auch für die Beurteilung der Aktivität ist die Tomographie bedeutungsvoll; immer wieder lassen Schichtaufnahmen einen wesentlich ausgedehnteren Befund erkennen als die Durchleuchtung und die Übersichtsaufnahme vermuten lassen.

"Dem Fürsorgearzt muß es ermöglicht werden, in jedem Fall, der zur Klärung des Krankheitsprozesses Schichtaufnahmen benö-

Tabelle 31. *Anzahl der Röntgenapparate in den Tuberkulosefürsorgestellen 1966*

Land	Röntgenapparate in Tuberkulosefürsorgestellen				Tuberkulosefürsorgestellen ohne eigenen Apparat				Schichtgeräte in Tuberkulosefürsorgestellen	Schirmbildgeräte in Gesundheitsämtern und sonstigen Stellen
	Hauptstellen	Außenstellen	Nebenstellen	insgesamt	Hauptstellen	Außenstellen	Nebenstellen	insgesamt		
Schleswig-Holstein	29	13	12	54	–	2	1	3	14	43
Hamburg	27	–	–	27	–	–	–	–	14	29
Niedersachsen	83	29	7	119	1	14	–	15	5	84
Bremen	7	–	–	7	–	–	–	–	2	4
Nordrhein-Westfalen	146	64	109	319	–	18	94	112	61	165
Hessen	47	–	21	68	2	–	1	3	16	56
Rheinland-Pfalz	45	6	8	59	–	6	2	8	7	47
Baden-Württemberg	80	18	11	109	–	15	1	16	17	75
Bayern										8 RRU
Saarland	8	2	4	14	–	–	–	–	1	13
Berlin-West	22	–	–	22	–	–	–	–	10	24
Bundesgebiet	494	132	172	798	3	55	99	157	147	548

tigt, solche anfertigen zu lassen. Größere Fürsorgestellen sollten als Zentralstellen für Schichtaufnahmen, derer sich die umliegenden kleineren Gesundheitsämter bedienen können, eingerichtet werden" (Tbk.-Jb. 1950/51, S. 18).

Ein weiterer Fortschritt auch für Diagnostik in den Tuberkulosefürsorgestellen ist der Bildverstärker mit Fernsehdurchleuchtung. Auf die Vorteile gegenüber der herkömmlichen Durchleuchtung wurde im Tbk.-Jb. 1963/64, S. 85, hingewiesen. Gebauer, Gebhardt und Starke haben darüber auf der Deutschen Tagung für Tuberkulose und Lungenkrankheiten 1968 in Baden-Baden berichtet (die Vorträge werden im Kongreßbericht erscheinen).

Wenn über den Ausbau der Tuberkulosefürsorgestellen gesprochen werden soll, dann muß auch in diesem Zusammenhang nochmals die Intensivierung der bakteriologischen Diagnostik in allen Tuberkulosefürsorgestellen gefordert werden. Aufgrund langjähriger Beobachtungen kommt man zu der Feststellung, daß bei uns, im Land von Robert Koch, da und dort der Röntgenbefund zu ungunsten der bakteriologischen Diagnose überbewertet wird!

Unser Ziel muß die schnellere Überwindung der Tuberkulose als Volkskrankheit sein!

Diese Forderung wurde bereits im Jahrbuch 1964/65 erhoben. Man kann sich des Eindrucks nicht erwehren, daß die vorhandenen Mittel und Möglichkeiten nicht überall konsequent ausgenützt werden (s. Göttsching: "Die Stagnation in der Tuberkulosebekämpfung").

Zur Frage der Planung des weiteren Kampfes gegen die Tuberkulose ist schon in der Einleitung Stellung genommen worden. Bei dem zweifellos notwendigen verstärkten Einsatz der Tuberkulosefürsorgestellen erschweren die folgenden vier Gruppen von Kranken die erfolgreiche Tuberkulosebekämpfung:

1. Die Chronisch-Ansteckend-Tuberkulösen. Über ihre Häufigkeit wurden bereits unter dem Abschnitt "Bestand an Ia-Fällen" Angaben gemacht.

2. Die Alterstuberkulose: Sowohl im Bestand als auch bei den Zugängen an Ia-Fällen liegt der Gipfel um 60 - 65 Jahre, in besonderem Maß bei den Männern.

3. Mit dem Ansteigen der Zahl der a u s l ä n d i s c h e n A r b e i t n e h m e r gewinnt auch die Tuberkulose bei dieser Gruppe wieder an Bedeutung.

4. Die disziplinmäßig schwierigen Tuberkulösen.

Die mit diesen Gruppen von Kranken zusammenhängenden Probleme stellen sich den Tuberkulosefürsorgestellen täglich neu und bilden das stärkste Argument dafür, daß die Tuberkulosefürsorge trotz dem Rückgang der Tuberkulose noch nicht abgebaut werden darf.

Zusammenfassung

(Tätigkeit der Tuberkulosefürsorgestellen)

1. Die Notwendigkeit der Tuberkulosefürsorgestellen ergibt sich

   a) aus den bisherigen Leistungen und Erfolgen in der Bekämpfung der Tuberkulose als Volksseuche,

   b) aus dem epidemiologischen Stand der Tuberkulose von heute und

   c) aus den noch zu bewältigenden Aufgaben der Tuberkulosebekämpfung.

2. Die überwiegende Mehrzahl der Gesundheitsämter in den einzelnen Bundesländern verfügt über ein Schirmbildgerät, Odelca, Format 70 x 70 oder 100 x 100 mm. Das Verhältnis der Rö-Durchleuchtungen zu den Rö-Aufnahmen hat sich zugunsten der Aufnahmetechnik verschoben.

3. Unser Ziel muß die s c h n e l l e r e Überwindung der Tuberkulose als Volkskrankheit sein. Bei der Planung der einzelnen Maßnahmen muß der veränderten Tuberkulosesituation Rechnung getragen werden. Dazu ist im Rahmen der ge-

samten Tuberkulosebekämpfung verschiedentlich auch eine Intensivierung der Tuberkulosefürsorge erforderlich.

4. Aktuelle Probleme sind

   a) die chronische Tuberkulose,

   b) die Alterstuberkulose,

   c) die disziplinmäßig schwierigen Tuberkulösen und

   d) die Tuberkulose bei den ausländischen Arbeitnehmern.

   Hierzu müssen alle geeigneten klinischen wie sozialhygienischen Maßnahmen ausgeschöpft werden.

5. Die Tuberkulosefürsorgestellen sind aufgrund ihres reichhaltigen Krankengutes dazu berufen, Dokumentation wie auch Fortbildung zu betreiben.

6. Die Tuberkulosefürsorgestellen sollen allerorts über die Tuberkulose hinaus im Rahmen ihrer vorhandenen diagnostischen Möglichkeiten die behandelnden Ärzte unterstützen im Sinne der Verstärkung der präventiven Medizin (z.B. Verdacht auf Lungenkrebs oder auf eine Herzerkrankung).

c) Röntgenreihenuntersuchungen

Die Zahl der Schirmbildaufnahmen im Bundesgebiet hat sich in den Jahren 1965 und 1966 gegenüber 1964 um etwa 300.000 (< 1 % der > 15 Jahre alten Einwohner) auf über 6 Mill. erhöht. Die Zahl der dabei gefundenen bisher unbekannten aktiven Lungentuberkulose-Erkrankungen ist 1965 um ~200 höher, 1966 um ~250 niedriger als 1964. Der Anteil der RRU-Neuzugänge an allen Neuzugängen Ia-c ist von 13 % im Jahre 1964 auf 13,8 im Jahre 1965 angestiegen und 1966 auf 12,7 % gesunken. Die Neuzugänge 1966 sind aber nicht mit den Vorjahren vergleichbar, da die Übergänge aus den Gruppen IIc, IId, III und V 1966 erstmalig in den Neuzugängen enthalten sind (Tab. 33).

In den einzelnen Ländern nimmt der Anteil der RRU-Neuzugänge mit steigender Schirmbildfrequenz zu. Dieser Effekt ist bei einer Schirmbildfrequenz von über 60 % aller Einwohner in der DDR besonders deutlich: nach Masuhr waren 1965 56,8 % aller Neuzugänge RRU-Fälle, 1956 waren es nur 33,4 %.

Tabelle 32. *Bei RRU ausgewählter Personengruppen gefundene bisher unbekannte Fälle von aktiver und inaktiver Lungentuberkulose 1965 und 66 auf 10000 Untersuchte*

	Aufn.-Zahl	Iab	Ic	Ia–c	IIa
Hessen					
Schüler, Studenten	119293	0,7	3,0	3,7	9,1
Lehrer, Schulpersonal	40596	0,0	2,2	2,2	13,1
Staatsbedienstete	43371	0,9	4,2	5,1	24,7
Betriebsangehörige	146926	1,7	6,7	8,4	35,3
Umgebungsuntersuchungen	77569	3,0	5,9	8,9	36,9
Sonstige Kollektive	24091	1,2	6,6	7,9	37,8
geschlossene Kollektive am Arbeitsplatz	451846	1,4	5,0	6,4	25,8
Bevölkerungsuntersuchungen	601593	1,2	4,4	5,6	29,8
Bayern					
Bevölkerungsuntersuchungen	1725670	4,2	11,1	15,3	60,0
Sonstige Untersuchungen	297260	1,5	6,7	8,1	60,0
Berlin					
Gruppe I	80635	3,0	13,9	16,9	72,2
Gruppe II	341704	1,9	9,0	10,9	41,2
Gruppe III	209765	5,4	23,0	28,4	105,0
Gruppe IV	74081	3,8	21,1	24,8	89,5

Tabelle 33. *Anteil der RRU-Neuzugänge Ia–c in allen Neuzugängen Ia–c in den Ländern der Bundesrepublik 1965 und 1966 in %*

Land	1965	1966
Schleswig-Holstein	8,9	12,1
Hamburg	8,0	6,0
Niedersachsen	30,0	25,4
Bremen	8,3	8,1
Nordrhein-Westfalen	5,7	5,5
Hessen	9,5	9,8
Rheinland-Pfalz	3,5	2,9
Baden-Württemberg	16,5	13,2
Bayern	18,7	19,5
Saarland	8,2	10,3
Berlin	22,2	22,1
Bundesgebiet	13,8	13,0

Bei dieser Betrachtungsweise faßt man die bei RRU gefundenen bisher unbekannten aktiven Lungentuberkulose-Erkrankungen als Neuzugänge auf und stellt sie den konventionell gefundenen gegenüber. Andererseits kann man aber auch die gefundenen Fälle auf die Zahl der Untersuchten beziehen und erhält damit den Bestand an unbekannten Lungentuberkulose-Erkrankungen in den untersuchten Bevölkerungsgruppen. Dieser Bestand ist offenbar abhängig von gewissen Unterschieden der Einstufung in die Diagnosegruppen und sonstigen statistischen Gepflogenheiten, der allgemeinen Tuberkulosemorbidität des betreffenden Landes, des Krankheits-Erfassungsgrades - also u.a. auch von dem Zeitpunkt der vorangegangenen RRU - und der Zusammensetzung der untersuchten Bevölkerungsgruppen.

Wenn in einzelnen Bundesländern von den Schirmbildstellen für unterschiedliche RRU getrennte Statistiken erstellt werden, so spielt für auftretende Unterschiede offenbar die allgemeine Morbiditätslage des Landes und die subjektive Einstellung der Schirmbildärzte keine Rolle, sondern vielmehr ausschließlich die unterschiedliche Zusammensetzung der untersuchten Bevölkerungskreise und der Grad der Tuberkulose-Erfassung vor der jeweiligen RRU. Anhand der aufgegliederten Ergebnisse hessischer, bayrischer und Berliner RRU (Tab. 32) sind demnach Aussagen im oben skizzierten Sinne möglich.

Es handelt sich in der Regel um obligatorische oder freiwillige Bevölkerungsuntersuchungen einerseits und Untersuchungen bestimmter ausgewählter Personengruppen andererseits. Bei den obligatorischen RRU in Bayern ist der Unterschied zwischen den Bevölkerungsuntersuchungen und den regelmäßig wiederholten Untersuchungen der Beschäftigten in Betrieben, insbesondere Lebensmittelbetrieben, Behörden sowie Lehrern und Schulbediensteten beträchtlich, am meisten bei den anstekkungsfähigen Iab-Fällen. Hier scheint bei den Bevölkerungsuntersuchungen das längere Intervall, die niedrigere Ordnungszahl der RRU und das höhere Lebensalter der Untersuchten Hauptursache zu sein.

Bei den Schirmbilduntersuchungen in Berlin werden 4 Personengruppen unterschieden. Es handelt sich um freiwillige Schirmbilduntersuchungen unausgewählter Bevölkerungskreise in den Schirmbildstellen der Bezirks-Gesundheitsämter (I) und der Belegschaft größerer Betriebe mit guter Beteiligung im Schirmbildwagen (IV), woraus die höheren Ergebnisse dieser Gruppe zu erklären sein dürften. Die Untersuchungen der Gruppe II entsprechen den bayrischen RRU ausgewählter Personenkreise hauptsächlich nach dem BSG, während die Berliner Gruppe III aus Personen mit erhöhtem Krankheitsrisiko besteht, die als Selbstmelder zur Untersuchung kommen, von Ärzten zur Klärung überwiesen werden oder gezielt im Rahmen von Umgebungs- und Einstellungsuntersuchungen untersucht werden. Nach dem Berliner Bericht gibt es eine weitere nicht in der Tabelle aufgeführte Gruppe V, die die Schirmbilduntersuchungen in den Berliner Haftanstalten umfaßt und eine besonders hohe Morbidität aufweist: von 9.996 Untersuchten hatten 171 (1,7 %) eine aktive Lungentuberkulose, davon waren 56 (= 1/3) bisher unbekannt.

Bei den Schirmbilduntersuchungen in Hessen kann man freiwillige Bevölkerungsuntersuchungen am Wohnort und mehr oder weniger freiwillige RRU geschlossener Kollektive am Arbeitsplatz unterscheiden. Letztere werden wesentlich häufiger wiederholt als die Bevölkerungsuntersuchungen am Wohnort. Sie sind in Tab. 32 nach Berufsgruppen aufgegliedert aufgeführt. Bei den Untersuchten am Arbeitsplatz sind die ermittelten bisher unbekannten aktiven Lungentuberkulose-Erkrankungen, wenn auch geringfügig, zahlreicher. Die geringste Morbidität zeigen die obligatorisch jährlich wiederholten Lehrer- und Schulbedienstetenuntersuchungen noch vor den Schülern und Studenten und den Behördenbediensteten. Die Betriebs- und Umgebungsuntersuchungen zeigen höhere Ergebnisse, obwohl bei den Umgebungsuntersuchungen der Begriff der "Umgebung" sehr weit gefaßt ist, da im Durchschnitt auf jeden Erkrankungsfall 225 "Umgebungsuntersuchungen" kommen und z.B. bei Schulepidemien wiederholte Untersuchungen desselben Personenkreises durchgeführt werden müssen. In Hessen ergeben sich gegenüber Bayern umgekehrte Verhältnisse. Die häufig wiederholten Untersuchungen am Arbeitsplatz bringen zwar in der Größenordnung dieselben Zahlen von unbekannten Lungentuberkulose-Erkrankungen, dagegen sind die obligatorischen Bevölkerungsuntersuchungen in Bayern doppelt so ergiebig wie in Hessen.

Zusammenfassung

Die RRU wurden in der Bundesrepublik in den Berichtsjahren in etwa gleichem Umfang wie in den Vorjahren durchgeführt und zeigten in etwa auch dieselben Ergebnisse. Ihr Anteil an der Erfassung der Neuzugänge ist nach wie vor in erster Linie von der Schirmbildfrequenz abhängig, dann aber auch von der Zusammensetzung der untersuchten Kollektive.

d) Tuberkulinkataster und BCG-Schutzimpfung

Der letzte Satz in der Zusammenfassung zu diesem Kapital im Jahrbuch 1964/65, S. 102, lautet: "Es ist zu erwarten, daß von 1966 ab ein geschlossener Überblick über die Durchseuchung und die Impfprophylaxe im Bundesgebiet gegeben werden kann." Diese Erwartung ist nicht eingetroffen und wird, im Sinne eines vollständigen Tuberkulinkatasters, wahrscheinlich nicht so bald eintreffen. Der Umstand, daß die Gesundheitsvorsorge Ländersache ist, erschwert eine bundeseinheitliche Regelung. Die Verhältnisse in den Ländern sind außerordentlich verschieden, nicht nur in Bezug auf die Durchführung von Tuberkulintestungen, sondern auch auf deren Meldung an die Länderzentralen. Es fehlt weithin an den für eine systematische Durchtestung der Schüler notwendigen Kräften und darüber hinaus noch an einer Registrierung der Ergebnisse, die eine vergleichende Auswertung erlauben würde - von den Unterschieden in den Methoden der Testung ganz zu schweigen. So erhielt das DZK auf seine Anfragen bei den Gesundheitsabteilungen der Länderregierungen, wie die Ergebnisse der Tuberkulintestungen im Rahmen des Schulgesundheitsdienstes, die ja nicht im Tuberkulosejahresbericht der Gesundheitsämter erscheinen, ausgefallen seien, die verschiedensten Antworten: Fehlanzeigen, Hinweise auf Sammelberichte, in denen einige Zahlen erschienen sind, aber auch dankenswerte Bemühungen um eine Zusammenstellung der Meldungen speziell auf die Anfrage hin. Es ist bedauerlich, daß hier keine Einheitlichkeit und keine Vollständigkeit besteht. Trotzdem sind die gemeldeten Zahlen wertvoll und sollen hier mitgeteilt werden. Die Tabellen 34 und 35 bringen eine Übersicht über die 1965 und 1966 vom Schulgesundheitsdienst getätigten Tuberkulintestungen der Schulanfänger und Schulentlassenen mit der Pflasterprobe (Hamburger-forte-Salbe).

Tabelle 34. *Tuberkulintestungen in den Volksschulen 1965*

Land	Schulanfänger		Schulentlassene		Bemerkungen
	Zahl der Getesteten	davon + in %	Zahl der Getesteten	davon + in %	
Schleswig-Holstein					
Hamburg	7329	5,7	7963	3,7	Schulentlassene, die früher schon positiv gewesen, sind nicht mit getestet, sie müssen dazu gerechnet werden, zusammen ca. 10%
Niedersachsen	65184	18,3	22936	12,1	
Bremen					Keine Meldung
Nordrhein-Westfalen					Keine Erhebungen
Hessen	42152	5,1	5868	8,1	
Rheinland-Pfalz					Keine Erhebungen
Baden-Württemberg	107508	4,5			
Bayern	144841	4,5	15329	7,6	
Saarland					
Berlin	4491	8,5	5567	21,7	16 und 17jährige 35,5 %

Tabelle 35. *Tuberkulintestungen in den Volksschulen 1966*

Land	Schulanfänger		Schulentlassene		Bemerkungen
	Zahl der Getesteten	davon + in %	Zahl der Getesteten	davon + in %	
Schleswig-Holstein	670	5,7	808	6,2	Nur einzelne Landkreise
Hamburg	6801	5,9	7419	3,7	Schulentlassene, die früher schon positiv gewesenen Schüler sind nicht mitgetestet und müssen dazugerechnet werden, ca. 12% zusammen
Niedersachsen	62789	19,5	14385	11,5	
Bremen	4198	9,4	186	3,7	Nicht BCG-Geimpfe Tuberkulin S
Nordrhein-Westfalen					Keine Erhebungen
Hessen	46253	4,6	5901	6,7	
Rheinland-Pfalz					Keine Erhebungen
Baden-Württemberg	106466	3,9			4. Schulj. 4,0 %
Bayern	150562	4,2	15421	7,4	
Saarland					
Berlin	5171	9,2	9882	20,1	

Die Prozentzahlen der positiven Reaktionen haben sich von 1965 auf 1966 praktisch nicht geändert und soweit überhaupt vergleichbare Testungen vorgelegen haben, sind die Prozentzahlen auch 1964 und 1963 schon so gewesen (z.B. Hamburg 1963: 5,6 % der Schulanfänger, Rheinland-Pfalz 1963: 5,0 %). Man muß schon bis 1960 zurückgehen, um deutlich höhere Zahlen zu finden (z. B. Hessen 10,4 %, Baden-Württemberg 7,0 %). Die auffallenden Zahlen für die Schulanfänger in Niedersachsen dürften dadurch bedingt sein, daß die schutzgeimpften Kinder nicht oder nicht vollständig ausgeschieden worden sind, während für die niedrigere Zahl bei den Schulentlassenen dieselben Gründe, wie in Hamburg (s. Spalte: Bemerkungen), vorliegen könnten.

Da die Tuberkulosezahlen von Berlin ganz allgemein erheblich über dem Bundesdurchschnitt liegen, so nimmt man die 9 % für die Schulanfänger und die 20 % für die Schulentlassenen als gegeben hin - die ganze Problematik der Tuberkulintestungen tut sich aber auf, wenn man im Jahrbuch 1963, S. 90 liest, daß Berlin damals nur 3,6 % positive Schulanfänger meldete und daß dies als Hinweis dafür angesehen wurde, daß dort durch energische Bekämpfung der besonders schweren Nachkriegsepidemie der erwartete Rückgang eingetreten ist. Damit soll keine Polemik eröffnet und nicht der Eindruck erweckt werden, als ob die Tuberkulose in Berlin wieder in Zunahme begriffen sei - vielmehr sollte nur gezeigt werden, w i e r e l a t i v all diese Zahlen sind und daß es wenig Sinn hätte, sie zusammenzuzählen und einen Durchschnitt zu errechnen. Soweit sie greifbar waren, sind unter Bemerkungen noch einige Zahlen von 1967 hinzugefügt.

Inzwischen sind Zweifel daran laut geworden, ob es lohnend und erstrebenswert sei, einen allgemeinen Tuberkulinkataster durchzuführen. Es wird darauf hingewiesen, daß es nicht genug sachkundige Ärzte und nicht genug geschultes Hilfspersonal für eine solche Aktion gäbe und daß die Fragen der anzuwendenden Methoden und der Bewertung der Reaktionen noch im Fluß seien. Anstelle von mangelhaft ausgeführtern Massenuntersuchungen mit kaum vergleichbaren Ergebnissen seien daher begrenzte Untersuchungsreihen durch geschulte Teams ("Feldversuche") vorzuziehen. Das DZK hat schon mehrere solche Aktionen finanziell unterstützt und erwartet von ihnen stichhaltige Zahlen über die Durchseuchung und zugleich Verbesserungen der Prüfmethoden. An dem Ziel, einen möglichst vollständigen Kataster zu erstellen, wird jedoch festgehalten. Der Arbeitsausschuß für Kindertuberkulose und Impf- und Chemoprophylaxe hat in seiner Sitzung in Wangen am 6.7.1968 beschlossen, mit entsprechenden präzisen Vorschlägen an die Gesundheitsbehörden der Länderregierungen heranzutreten. Allerdings wird dadurch, daß immer wieder neue Tuberkulinpräparate und neue Arten der Applikation empfohlen werden, die Methodik in Unruhe und Unsicherheit gehalten, jedoch sind jetzt vereinfachte, für Massenuntersuchungen geeignete Verfahren erprobt worden (Stempeltest, Hochdruckinjektor). Die erwähnten Vorschläge an die Behörden werden daher auch Angaben über die Prüfmethoden enthalten müssen. Die gezielten Aktionen der Gesundheitsämter nach den lokalen Erfordernissen der Seuchenbekämpfung werden davon nicht berührt.

An dieser Stelle darf auf einen kürzlich erschienen Bericht von Matthäus (Praxis der Pneumologie 11/1968) über den Tuberkulinkataster im Kreis Biberach hingewiesen werden. Dort wurde seit 20 Jahren regelmäßig und mit der gleichen Methode getestet, und die Ergebnisse wurden sorgfältig registriert. Die Tabelle zeigt den gleichmäßigen und weitgehenden Rückgang der Durchseuchung seit 1947 und vermittelt den Eindruck, daß man mit dem geschilderten Vorgehen auch mit der Moroprobe, die heute als ungenügend angesehen wird, brauchbare Resultate erzielen kann. Der Verfasser hat denn auch nicht gezögert, seine Schlüsse zu ziehen.

In der Tabelle 36 sind die Ergebnisse einiger "Feldversuche" mit verbesserten Prüfmethoden zusammengestellt. Auch hier zeigen sich noch erhebliche Unterschiede in den Ergebnissen, besonders bei den Schulentlassenen (sicher sind die Ergebnisse bei den Schulanfängern zuverlässiger und vergleichbarer als diejenigen bei den Schulentlassenen, allein schon wegen der viel größeren Zahl von Getesteten und dann wegen der geringeren Ausbeute der Perkutanprobe mit zunehmendem Lebensalter).

Soweit Ergebnisse von mehreren Jahren vorliegen, wie von Augsburg, Kreis Tölz, München und Freiburg, ist der Abfall der

Tabelle 36. *Tuberkulintestungen 1965 – 1967* *Einzelaktionen – Volksschulen*

Stadt, Kreis oder Autor	Jahr	Schulanfänger		Schulentlassene		Bemerkungen
		Zahl der Getesteten	% +	Zahl der Getesteten	% +	
Augsburg	1965	2467	3,1	–	–	1963 Schulanfänger 4,5 %
Dr. Liebknecht	1966	2668	3,3	–	–	
	1967	2652	1,7	1234	16,6	Moro + Tine
	1968	2582	1,88	1053	8,2	Moro + Tine Pers. Mittlg.
Gaissach	1961	413	6,3	–	–	10jährige zeigen praktisch dieselben Prozentsätze.
Kr. Tölz	1964	497	5,2	–	–	
Dr. P. Ch. Schmid	1967	451	2,4	–	–	Ab 1967 Moro-Einreibg. + Moro-Pflaster + Tine-Test (Pers. Mittlg.)
Stadt München	1965	9622	9,8	–	–	Pflasterproben
Ges. Amt	1966	10730	7,9	112	12,6	Im 4. Schuljahr 10,0 % Pers. Mittlg.
Dr. Zellhuber	1967	11145	5,4	–	–	
Stadt Stuttgart Ges. Amt Dr. Neumann	1964	246	1,6	129	15,5	RT 23, 1 TE 8jährige und 15jährige Praxis Pneumol. 7/67, S. 389
Landkreis Göttingen Dr. Höfer	1963	581	6,4	788	11,0	5 TE GT Hoechst mit „Dermojet" Beitr. Klin. Tuberk. 133 (1966)DZK
Hamburg Universitäts-Kinderklinik	Zugänge 1963 – 1965	131	5,3	48	22,9	Zugänge der Klinik ohne BCG-Geimpfte und ohne Tuberkulosekranke; mit 50 TE intrakutan. Grüttner, Schäfer, Wirth aus: Die Tub. d. Kindes, Internat. Kolloqu. Borstel, Springer 1968
Stadt Freiburg	1961	–	9,8	–	–	Pflasterproben seit 1961 bei allen Schulanfängern. Der plötzliche Abfall von 1962 zu 1963 ist *nicht* erklärt.
Dr. Göttsching	1962	–	7,6	–	–	Aus: Göttsching, Stagnation
	1963	–	1,3	–	–	
	1964	–	3,1	–	–	
	1965	–	2,2	–	–	
	1966	959	1,7	–	–	
Lkr. Fürstenfeldbruck	1968	–	2,8	–	16,8	Moro + intrakutan.33 Einh. GT
und Neumarkt-St. Veit Dr. Blaha	1968	–	2,5	–	10,0	Vgl. 1949: 23% und 40,3 % Moro-Probe + intrakutan mit 33 GT
Ludwigsburg Dr. Breu	1966	1789	6,8	–	–	Pflasterprobe mit Tuberkulin S-Salbe
Nieders. Verein z. Bek.	1966	1436	0,9			Intrakutan mit 5 TE. Injektor
d. Tbk., Testaktion im	1967	1947	3,4	1727	5,8	
südlichen Niedersachsen				2824	7,2	

Prozentzahlen von Reagenten deutlich. Für Freiburg bedarf der Sprung von 7,6 % auf 1,3 % zwischen 1962 und 1963 noch der Erklärung. Bemerkenswert sind die niedrigen Zahlen aus den Städten Augsburg, Freiburg und Stuttgart, die intensive Befürsorgung dieser Städte ist bekannt und an der Zuverlässigkeit gerade dieser Zahlen ist nicht zu zweifeln.

Überblickt man alle diese Zahlen, so konnte man also 1966 in der Bundesrepublik mit 2 - 9 % positiven Schulanfängern und 7 - 20 % bei den Schulentlassenen rechnen. Die Gesamttendenz der Prozentzahlen ist fallend, was örtliche Schwankungen nach oben nicht ausschließt. Für die Schweiz meldet Mordasini (Schw. Med. Wo. Nr. 15, 1966) 2 - 10 % für 7jährige und 10 - 20 % für 14jährige Schüler, also Zahlen derselben Größenordnung wie in der Bundesrepublik. In Padua, das in der Einwohnerzahl etwa Augsburg entspricht, wurden 1964/65 5,4 % aller Volksschüler zusammen tuberkulinpositiv gefunden, für das erste und das letzte Schuljahr wird man also etwa dieselben Zahlen schätzen dürfen wie in Augsburg. 1959/60 waren in Padua noch 10,5 % der Schüler positiv, 1955/56 14,3 %. In Wien waren 1962 - 1964 von den 9- und 10-jährigen Schülern 8,1 % positiv (Junker, Wiener Med. Wo. Nr. 6, 1966).

Für Jugendliche liegen einige Zahlen von Routineuntersuchungen in Ober- und Berufsschulen vor (s. Tabelle 37). Da es sich um Perkutanproben gehandelt hat, sind die Ergebnisse unsicher und entsprechend ungleich. Die auffallend niedrigen Prozentzahlen aus Hamburg bedürfen derselben Anmerkung wie in Tab. 1 und 2. Zum Vergleich: Blaha fand 1968 unter 129 15- bis 17-jährigen Schülern einer landwirtschaftlichen Berufsschule 13,1 % Reagenten durch intrakutane Prüfung.

Wertvoll sind die Ergebnisse von speziellen Untersuchungsaktionen an Erwachsenen. Höfer (Beitr. Klinik d. Tbk., Band 133, 1966) hat 1963 bei der Durchtestung des Landkreises Göttingen mit 5 TE GT Hoechst (Dermojet Druckinjektor) unter Männern im Alter von 19 - 22 Jahren 34 - 45 % Reagenten gefunden. Im Gegensatz dazu hat der Bundesgrenzschutz bei den 18 - 21-jährigen Dienstanfängern 1963 74,5 % positiv gefunden (intrakutan, 50 TE GT). Die Ergebnisse sind von 1957 bis

Tabelle 37. *Tuberkulintestungen in Oberschulen und Berufsschulen 1965 und 1966*

Land	Alter	1965		1966		Bemerkungen
		Zahl der Getesteten	+ in %	Zahl der Getesteten	+ in %	
Hamburg	16 – 17	1267	7,0	1072	3,9	
	18 – 19	273	2,9	328	5,5	
Niedersachsen	18 – 19	329	17,3	122	12,3	
Bayern	10. Klassen Oberschüler	2215	8,6	1015	9,0	
	13. Klassen Gymnas.	276	16,3	418	20,8	
	2. Klassen Berufssch.	1125	12,9	539	8,7	
	15 – 16	3985	30,7	3383	27,2	
	16 – 17	2056	35,5	2601	27,5	
Schleswig-Holstein	17			175	6,8	

1967 ziemlich regelmäßig von 82 auf 66 % abgesunken. (s. auch unter B 2 für Bundesgrenzschutz). Jensen berichtet von Tine-Testung bei einer größeren Einheit der Bundeswehr 1966: 65 % positiv, 1968 mit dem Tubergentest an 18 - 25-jährigen Soldaten 67,4 % ! Unter 411 Soldaten einer technischen Schule (Fahnenjunker-Kompanie) waren jedoch nur 41,5 % Reagenten, d. h., das soziale Milieu, aus dem die Getesteten kommen, scheint eine erhebliche Rolle zu spielen. Zum Vergleich: Studenten in Lille 1966 41 %, in Straßburg 1964 48 %, Rekruten in den Niederlanden 6 %, in den USA 5 % !

Die Höfersche Tabelle zeigt den Anstieg der Prozentzahlen mit zunehmendem Alter (bis 78 % bei den Männern) und den Wiederabfall im hohen Alter. Meindl (Mitteilungen an das DZK) hat 1968 in Remscheid in Altersheimen und Unterkünften 69 - 76 % Reagenten festgestellt.

Prüfmethoden

In der Frage der Methoden der Tuberkulinprüfung lassen die zahlreichen einschlägigen Arbeiten in den letzten Jahren erkennen, daß die Zeiten vorbei sind, in denen die Moro-Probe für die Kinder und die Intrakutantestung nach Mendel-Mantoux für die Erwachsenen als Standardmethoden allgemein anerkannt wurden. Die Ansprüche an die Probe sind gestiegen, denn es gilt, nicht nur die Kranken herauszufinden, wie früher, sondern einen Kataster aller Infizierten, mit oft nur schwacher Reaktion, aufzustellen. Folgendes ist festzuhalten:

1. Die Intrakutanprobe nach Mendel-Mantoux mit standardisiertem gereinigtem Tuberkulin ist immer noch die sicherste Methode.

2. Die Moro-Pflaster-Probe mit Hamburger-forte-Salbe gilt als ungenügend, nur mit der verstärkten Tuberkulin-Salbe S nach Spiess kann sie noch bei der Testung in den Volksschulen verwendet werden. Der höhere Preis muß und kann in Kauf genommen werden, da eine höhere Ausbeute gewährleistet ist.

3. Die Stempelteste ("Tine" und die deutsche Abwandlung in "Tubergen") sind verbessert worden und werden durch die

leichte Anwendbarkeit den Mendel-Mantoux ersetzen, wenn es um Reihenuntersuchungen geht und wenn die Stempel mit gereinigtem Tuberkulin beschickt werden.

4. Speziell für Massenuntersuchungen erscheint der Dermojet-Injektor geeignet, seiner weitgehenden Einführung dürfte wohl der hohe Preis des Gerätes und die Tatsache entgegenstehen, daß die Applikationsweise als Intrakutantest gilt und bei Kindern eine Befragung der Eltern voraussetzt; dasselbe gilt auch für die Stempelteste.

Auf dem Gebiet der BCG-Impfung hat sich in den letzten Jahren nichts geändert, die bekannten Gegensätze in der Bewertung und Durchführung bzw. Nicht-Durchführung sind geblieben. In der Tabelle 5 werden daher lediglich die gemeldeten Zahlen mitgeteilt. Sie zeigen, daß dort, wo bisher schon BCG-geimpft worden ist, die Impfungen in gleichem Umfang weitergeführt werden.

Zusammenfassung

Der seit Jahren geforderte durchgehende Tuberkulinkataster der Bevölkerung oder wenigstens der Schulkinder konnte bis jetzt nicht erstellt werden und wird von manchen Sachverständigen nicht mehr für erforderlich gehalten, da man mit Einzelaktionen durch geschulte Teams auf billigere Weise einen genügenden Einblick in die Durchseuchung erreichen könne; er wird jedoch vom DZK weiterhin angestrebt. Soweit sie erreichbar waren, sind die Ergebnisse solcher Einzelaktionen, neben den Ergebnissen der routinemäßigen Schuluntersuchungen, mitgeteilt worden. Bei aller Zurückhaltung, die diesen Zahlen gegenüber angebracht ist, lassen sie doch eine fallende Tendenz erkennen, aber der Rückgang ist langsam und gebietsweise sehr verschieden und erlaubt keine Voraussage (z.B. wann etwa die niedrigen Zahlen von Holland erreicht sein werden). Jedenfalls gehört die Bundesrepublik noch nicht zu den Ländern, in denen die Tuberkulose nach den Richtlinien des WHO als "unter Kontrolle gebracht" gelten kann.

Von den Schulanfängern sind in der Bundesrepublik 2 - 9 % positiv, von den Schulentlassenen 7 - 20 %. Die Dienstanfän-

Tabelle 38. *BCG-Impfungen*

Land	Impfungen im Rahmen der Tuberkulose-Fürsorge		Neugeborenen-Impfung		
	1965	1966	1964	1965	1966
Schleswig-Holstein	960	–	15836	20885	–
Hamburg	7391	7172	29078	28714	30823
Niedersachsen	13189	12548	65313	77321	90096
Bremen	–	–	–	–	15172
Nordrhein-Westfalen	63156	–	266101	217053	264957
Hessen	165	4935	22582	38782	–
Rheinland-Pfalz	9782	7559	27413	43283	48333
Baden-Württemberg	Keine Meldung				
Bayern	Keine Meldung				
Saarland	4192	6445	13907	11930	14411
Berlin	1058	1646	24746	22446	24366

ger bei der Bundeswehr reagierten noch bis zu 67 % positiv (gegenüber 5 % in USA!)

Von der BCG-Impfung kann nichts Neues berichtet werden, es werden lediglich die gemeldeten Zahlen mitgeteilt (Tab. 38).

2. Heilbehandlung

a) Stationäre und ambulante Behandlung

Die Tabelle 39 orientiert über die Ende 1966 in der Bundesrepublik vorhandenen Tuberkuloseanstalten und Krankenhäuser mit Tuberkulosebetten. Die Zahlen entstammen den Jahreberichten der Tuberkulosefürsorgestellen.

Die Erläuterungen zu der entsprechenden Tabelle im Jahrbuch 1964/65, S. 103, gelten auch heute noch uneingeschränkt und brauchen nicht wiederholt zu werden. Die Zahlen gehen zurück, weitaus am stärksten, wie nicht anders zu erwarten, die Zahl der Tuberkulosebetten für Kinder.

Die von den Tuberkulosefürsorgestellen in stationäre und ambulante Behandlung überwiesenen Kranken sind in der Tabelle 40 aufgeführt.

Da die Länder Baden-Württemberg und Bayern diese Zahlen nicht erhoben haben, sind die Summen natürlich nicht repräsentativ für die Bundesrepublik. Wertvoll ist die Tabelle zum Vergleich mit den früheren, für die einzelnen Länder. Die zurückgehenden Prozentzahlen in Spalte 6 mögen die Tendenz zur ambulanten Behandlung beleuchten - dies sei jedoch nur mit größtem Vorbehalt gesagt, da die Zahl der ambulanten Behandlungen äußerst unsicher ist. Auch zu dieser Sache sei auf die Ausführungen im letzten Jahrbuch verwiesen (s. 104).

Zusammenfassung

(stationäre und ambulante Behandlung)

Am Ende des Jahres 1966 gab es in der Bundesrepublik noch 231 Tuberkuloseanstalten und 294 allgemeine Krankenanstalten mit Tuberkulosebetten, zusammen standen 43.208 Betten zur Verfügung, was einem Rückgang von 5,8 % gegenüber 1964 entspricht.

Tabelle 39. *Planmäßige Tuberkulosebetten 1966*

Land	Tuberkuloseanstalten				Allgemeine Krankenanstalten			
	Zahl der Tuberkuloseanstalten und Heime		Zahl der planmäßigen Betten		Zahl der allgemeinen und sonstigen Krankenhäuser mit Tbk-Betten		Zahl der Tuberkulosebetten dieser Krankenhäuser	
	Erwachsene	Kinder	Erwachsene	Kinder	Erwachsene	Kinder	Erwachsene	Kinder
Schleswig-Holstein	12	1	1905	70	15	4	2322	135
Hamburg	–	–	–	–	2	–	134	–
Niedersachsen	31	2	4612	280	27	5	853	91
Bremen	1	–	168	–	–	2	–	30
Nordrhein-Westfalen	34	5	4753	681	115		2774	
Hessen	22	4	2962	405	19		268	
Rheinland-Pfalz	9	1	1196	200	28		542	133
Baden-Württemberg	65	9	8488		25	–	932	–
Bayern	25	4	5681	730	23	11	509	188
Saarland	2	1	242	121	6	2	193	88
Berlin-West	3	–	1068	–	7	3	424	50
Bundesgebiet	204	27	31075	2487	294		9646	

Tabelle 40. *Zahl der in stationäre und ambulante Behandlung überwiesenen Personen im Jahre 1966*

Land	Stationäre Behandlung			Ambulante Behandlung	Behandlungen gesamt	stationäre Behandlung in % der gesamten Behandlungen
	absolut	auf 100 000	in % des Bestandes			
	1	2	3	4	5	6
Schleswig-Holstein	1957	80,0	19,0	1 061	3 018	61,5
Hamburg	972	52,6	7,1	2 659	3 631	26,7
Niedersachsen	6 265	89,9	25,3	4 926	11 191	55,9
Bremen	1 186	155,9	39,3	232	1 418	83,6
Nordrhein-Westfalen	17 873	106,1	26,5	10 557	28 430	62,9
Hessen	5 003	95,5	32,0	936	5 939	84,2
Rheinland-Pfalz	4 647	128,6	31,7	1 566	6 213	75,1
Baden-Württemberg	–	–	–	–	–	–
Bayern	–	–	–	–	–	–
Saarland	881	88,0	19,6	617	1 498	58,9
Berlin-West	2 366	100,8	11,7	1 729	4 095	57,8
Bundesgebiet	41 150	100,0	17,1	24 283	65 433	62,9

Die Zahlen der stationären und ambulanten Behandlungen sind nicht repräsentativ für die Bundesrepublik, da nicht alle Länder gemeldet haben. Die Tendenz zur ambulanten Behandlung scheint sich langsam zu verstärken.

b) Tätigkeit der Träger der gesetzlichen Rentenversicherung auf dem Gebiete der Heilbehandlung

Die Deutsche Rentenversicherung ist durch Gesetz verpflichtet, ihren Versicherten sowie deren nichtversicherten Familienangehörigen, bei Erkrankung an aktiver Tuberkulose stationäre Behandlung zu gewähren. Da der überwiegende Anteil der Bevölkerung in der Bundesrepublik der gesetzlichen Rentenversicherung angehört, ergibt sich aus diesem Auftrag, daß in der Bundesrepublik die Rentenversicherung hauptsächlicher Träger der stationären Behandlung bei Tuberkulose ist, und zwar in über 80 %.

Keine der anderen Institutionen, die sich ebenfalls mit der Tuberkulosebekämpfung befassen umschließt einen derart großen Kreis von Tuberkulosekranken. Es haben daher alle Zahlenangaben der Deutschen Rentenversicherung, welche auf der Gesamtzahl der von ihr betreuten Tuberkulosekranken basieren, eine erhebliche Aussagekraft. Sie sind für die gesamte Bundesrepublik als repräsentativ anzusehen.

Seit dem Jahre 1960 wird im Bereich der Deutschen Rentenversicherung über jede einzelne stationäre Behandlung wegen Tuberkulose eine Vielzahl von Daten registriert. Diese werden in der jährlich erscheinenden "Statistik über die Gesundheitsmaßnahmen" - herausgegeben vom Verband Deutscher Rentenversicherungsträger - zusammengestellt und veröffentlicht. Es gibt keine vergleichbare statistische Zusammenstellung aus dem Bereich der stationären Tuberkulosebehandlung, welche über einen derart großen Personenkreis so zahlreiche detaillierte Aufschlüsse gibt.

Die Statistik über Gesundheitsmaßnahmen in der Deutschen Rentenversicherung ist für alle, die sich mit Fragen der Tuberkulose beschäftigen - sei es unter vorwiegend klinischen, sei es unter mehr epidemiologischen Gesichtspunkten - eine Fundgrube an Informationen.

Die ausschließliche Zusammenstellung der Daten in Tabellenform erschwert jedoch - zumindest bei nur oberflächlicher Beschäftigung - die Erkennung zahlreicher in ihnen enthaltenen Aussagen. So sind die Tabellen zum großen Teil nur als statistisches "Rohmaterial" anzusehen. Durch Umgruppierungen, Zusammenfassungen unter verschiedenen Gesichtspunkten, Änderungen der Relationen, lassen sich immer wieder neue, aufschlußreiche Informationen ableiten und neue Erkenntnisse gewinnen, die insbesondere als Unterlage für Bettenplanungen und andere organisatorische Fragen von großer Bedeutung sein können.

In dem nachfolgenden Beitrag kann von der Vielzahl der Informationen, welche das statistische "Rohmaterial" der Deutschen Rentenversicherung bei intensiver Beschäftigung liefert, nur eine kleine Auswahl mitgeteilt werden. Es wurden Daten ausgewählt, von denen anzunehmen ist, daß sie nicht nur den Epidemiologen, sondern vor allem auch den Kliniker interessieren. So finden sich unter den nachfolgenden statistischen Zusammenstellungen in erster Linie solche, die Alltagsprobleme des Klinikers betreffen. Sie sollen ihm die Möglichkeit geben, Erfahrungen seines Bereiches mit den Ergebnissen aus dem Bereich der gesamten Rentenversicherung zu vergleichen.

Wegen der Dynamik der Tuberkulose-Epidemiologie interessiert bei allen statistischen Erfassungen in diesem Bereich der Vergleich mit den Zahlen der Vorjahre. Nur auf diese Weise ist die Richtung von Trendentwicklungen zu erkennen, die meist wertvollere Aufschlüsse geben als die Zahlen eines einzigen Jahres. Es wurden deshalb bei den meisten Daten die Ergebnisse mehrerer Jahre nebeneinander gestellt. Interessante Aufschlüsse ergeben sich sehr oft erst bei Aufgliederung der Gesamtzahlen nach verschiedenen Gesichtspunkten, vor allem bei Gliederung nach Geschlecht und Alter. Die Tabellen in der Statistik des Verbandes Deutscher Rentenversicherungsträger sind grundsätzlich für jedes Geschlecht getrennt zusammengestellt. Sie erlauben daher immer eine nach Geschlecht gegliederte Aussage. In den nachfolgenden Zusammenstellungen werden, da wo es für die Fragestellung interessant erscheint, neben den Gesamtzahlen auch immer die Zahlen angeführt, die sich bei einer Aufgliederung nach Geschlecht ergeben.

Um Mißverständnisse zu vermeiden wird darauf hingewiesen, daß die Zahlenangaben sich auf abgeschlossene Behandlungen beziehen und nicht auf Personen, mit anderen Worten, wenn ein und dieselbe Person im gleichen Berichtsjahr mehrmals die Behandlungsstätte wechselt, dann wird diese Person nicht nur einmal gezählt, sie erscheint vielmehr so oft in der Statistik, wie sie im Berichtsjahr aus einer stationären Tuberkulosebehandlung entlassen wurde. Durch diese Mehrfachzählungen kann sich zweifellos für verschiedene Fragestellungen ein etwas verzerrtes Bild ergeben, insbesondere bei Betrachtung der Erfolgsergebnisse. Die mitgeteilten Zahlen behalten trotzdem einen hohen Aussagewert, da die für eine Erfolgsbewertung entscheidenden Parameter, wie Bakterienverhalten und Kavernenverhalten stets nach den verschiedenen Formen der Entlassung, Verlegungen usw. aufgegliedert sind.

α) Anzahl der abgeschlossenen stationären Behandlungen wegen Tuberkulose (einschließlich Sarkoidose)

Im Bereich der Deutschen Rentenversicherung wurden im Jahre 1967 insgesamt 70.208 stationäre Behandlungen wegen Tuberkulose, einschließlich Sarkoidose, abgeschlossen. Über den Trend der Gesamtzahl von abgeschlossenen stationären Tuberkulosebehandlungen von 1960 - 1967 informiert Abbildung 15. Mit Ausnahme des Jahres 1962 liegen die Zahlen, wie aus Abbildung 1 zu ersehen ist, jeweils niedriger als im Vorjahr. Die Rückbildungsquoten schwanken beim Vergleich der Gesamtzahlen an stat. Behandlungen zwischen 3 und 7 %. Bei den absoluten Zahlen liegen die Quoten zwischen 2.000 und 5.000. Berechnet man aus der Gesamtzahl des Rückganges an stat. Behandlungen in dem Zeitraum 1960 - 1967 für die einzelnen dazwischen liegenden Jahre einen Mittelwert, so ergibt sich pro Jahr ein durchschnittlicher Rückgang an stat. Behandlungen von 2.750. Aus dieser Zahl wiederum läßt sich berechnen, auf wieviel Tuberkulosebetten Jahr für Jahr verzeichnet werden könnte. Da die durchschnittliche Behandlungsdauer nicht ganz 6 Monate beträgt, läßt sich hieraus ableiten, daß in den letzten 7 Jahren im Bundesgebiet im Durchschnitt mindestens 1.000 bis 1.500 Tuberkulosebetten pro Jahr überzählig wurden.

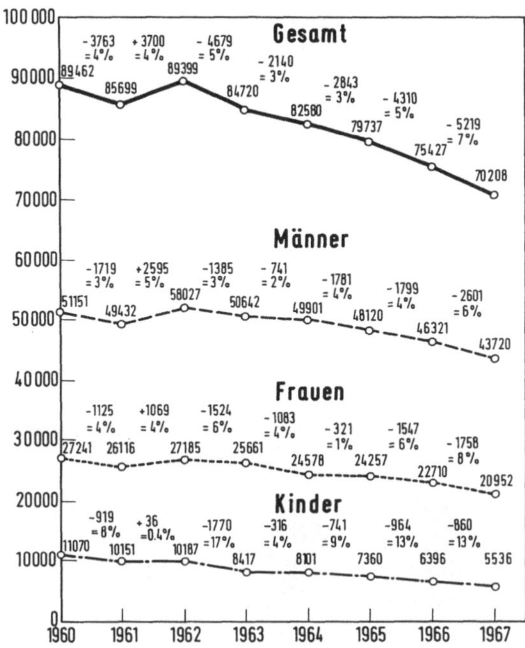

Abb. 15. Anzahl der stationären Behandlungen wegen Tuberkulose im Bereich der Deutschen Rentenversicherung in den Jahren 1960 - 1967. Gesamtzahl sowie gegliedert nach Männern, Frauen und Kindern.

a.) Gliederung der abgeschlossenen stationären Behandlungen nach Versicherungsträgern und Geschlecht

Wie aus Abb. 16 zu ersehen ist, war bei 52.992 = 75 % abgeschlossenen stat. Behandlungen die Arbeiterrentenversicherung Kostenträger der Behandlung, bei 15.308 = 22 % war es die Angestelltenversicherung und bei 1.908 = 3 % die Knappschaft.

Abb. 16 gibt auch Auskunft darüber, wie sich innerhalb der drei verschiedenen Zweige der Rentenversicherung die stat. Behandlungen auf beide Geschlechter verteilten. Hierbei zeigt sich, daß die Geschlechtszusammensetzung bei der Arbeiterrentenversicherung und der Angestelltenversicherung sehr unterschiedlich ist. Während das Verhältnis von Männern und Frauen bei der Arbeiterrentenversicherung 72 % : 28 % beträgt, ist das Verhältnis bei der Angestelltenversicherung 51 % : 49 %.

Abgeschlossene Tbc-Behandlungen (stat.) in der gesetzlichen deutschen Rentenversicherung
1967

Gesamtzahl: 70208

Anteil der einzelnen Versicherungsträger

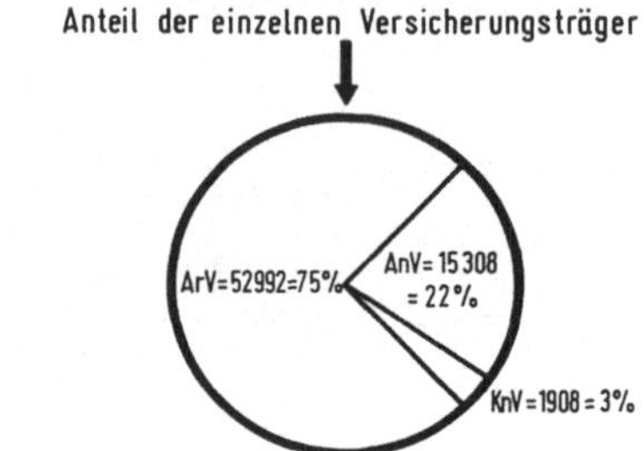

Geschlechtsverteilung innerhalb der einzelnen Versicherungsträger (ohne Kinder)

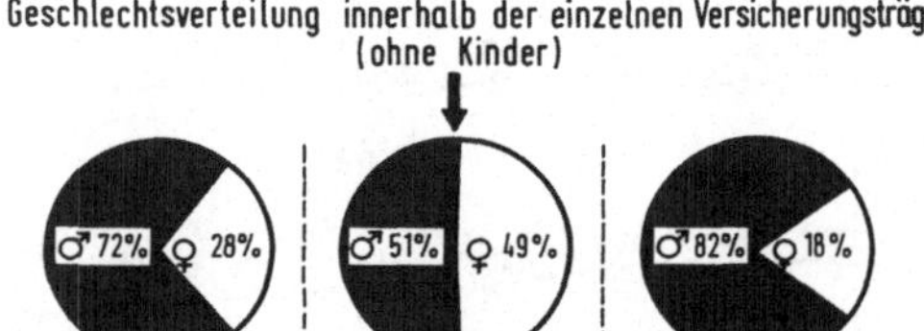

Abb. 16. Gesamtzahl der stationären Behandlungen wegen Tuberkulose im Bereich der Deutschen Rentenversicherung, gegliedert nach Versicherungsträger und Geschlecht.

Ohne Zweifel ergibt sich dieser Unterschied daraus, daß unter den Angestelltenberufen der Anteil an Frauen größer ist als unter den Berufen, die von Arbeitern ausgeübt werden. Ganz deutlich wird dies bei der Knappschaft, hier beträgt das Verhältnis sogar 82 % : 18 %. Die Kenntnis der unterschiedlichen Geschlechtszusammensetzung der verschiedenen Rentenversicherungsträger kann bei verschiedenen Fragestellungen von Bedeutung sein; so muß z.B. bei einem konkurrierendem Vergleich der Behandlungserfolge zwischen Arbeiterrentenversicherung und Angestelltenversicherung die unterschiedliche Geschlechtsrelation unbedingt berücksichtigt werden; denn bei Frauen liegen die Behandlungserfolge, gleichgültig ob es sich um Frauen der Arbeiterrentenversicherung oder der Angestelltenversicherung handelt, immer um einige Prozent höher. So könnte bei einer unkritischen Gegenüberstellung der Behandlungserfolge beider Zweige der Rentenversicherung - falls sich für die Angestellten günstigere Resultate ergeben sollten - leicht der Fehler gemacht werden, die Ursache hierfür in den unterschiedlichen

Berufstätigkeiten oder anderen Besonderheiten zwischen Arbeitern und Angestellten zu sehen, während sie möglicherweise nur auf die andere Geschlechtszusammensetzung zurückzuführen sind.

In den Abbildungen 1 und 3 sind neben den Untergliederungen nach Geschlecht und Versicherungsträger auch die Zahlen der Vorjahre, zurück bis 1960 vermerkt. Zwischen den Zahlenangaben für die einzelnen Jahre sind auch die jeweiligen Differenzen zum Vorjahr eingetragen,und zwar sowohl der absolute Wert, als auch die prozentuale Differenz. Infolge der erheblichen Größenunterschiede der absoluten Zahlen bei den einzelnen Untergliederungen in Abbildung 15 und 17 sind die einzelnen Kurven nicht geeignet,einen guten optischen Eindruck von der Richtung des Trends und dem Ausmaß der Rückbildungsquoten in den einzelnen Untergliederungen zu vermitteln. Es wurden daher in den Abbildungen 18 und 19 eine andere Darstellungsweise gewählt. Der Wert für die jährlichen prozentualen

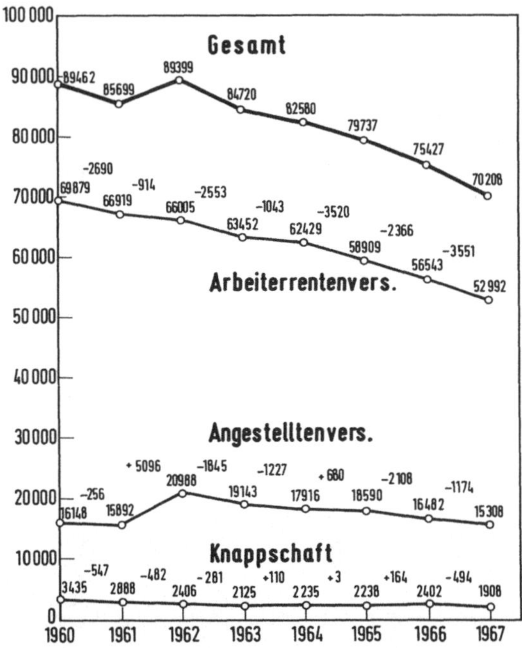

Abb. 17. Anzahl der stationären Behandlungen wegen Tuberkulose im Bereich der Deutschen Rentenversicherung in den Jahren 1960 - 1967. Gesamtzahl sowie gegliedert nach Versicherungszweig.

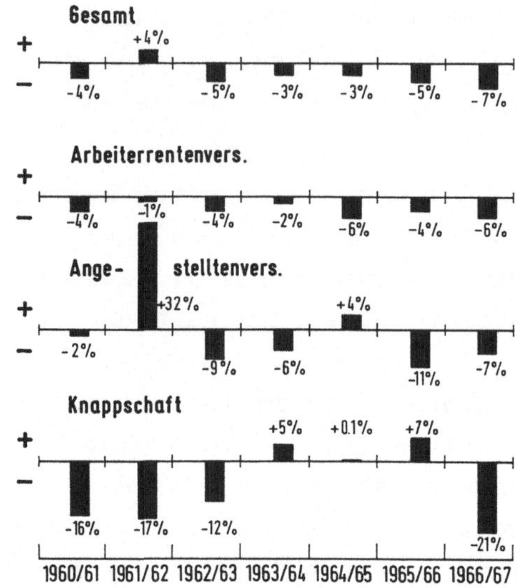

Abb. 18. Rückbildungs- bzw. Zugangsquoten an stationären Behandlungen wegen Tuberkulose in den Jahren 1961 - 1967 im Bereich der Deutschen Rentenversicherung, insgesamt und gegliedert nach Versicherungszweig.

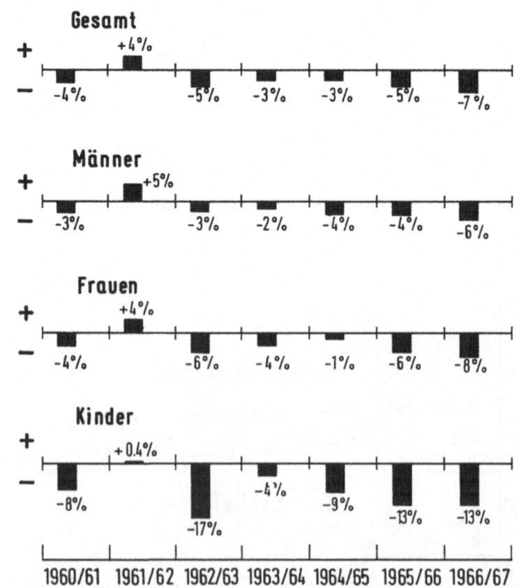

Abb. 19. Rückbildungs- bzw. Zugangsquoten an stationären Behandlungen wegen Tuberkulose in den Jahren 1961 - 1967 im Bereich der Deutschen Rentenversicherung, insgesamt und gegliedert nach Männern, Frauen und Kindern.

Differenzen wurde in Form von Säulendiagrammen oberhalb und unterhalb einer Nullinie dargestellt. Diese Form der Darstellung läßt mit einem Blick erkennen, wie groß die Differenzen in den einzelnen Gruppen jeweils im Vergleich zu dem Vorjahr waren. Hierbei fällt bei der Angestelltenversicherung von 1961 auf 1962 eine Differenz von + 32 % auf, die völlig aus dem Rahmen fällt. Ohne Zweifel liegt hier eine geänderte statistische Erfassung zugrunde und nicht eine so sprunghafte reelle Zunahme.

Die Abbildungen 18 und 19 zeigen, daß die Rückbildungsquoten an stat. Tuberkulosebehandlung bei der Angestelltenversicherung etwas höher liegen als bei der Rentenversicherung und daß die höchsten Rückgangsquoten bei den Kinderheilverfahren zu beobachten sind.

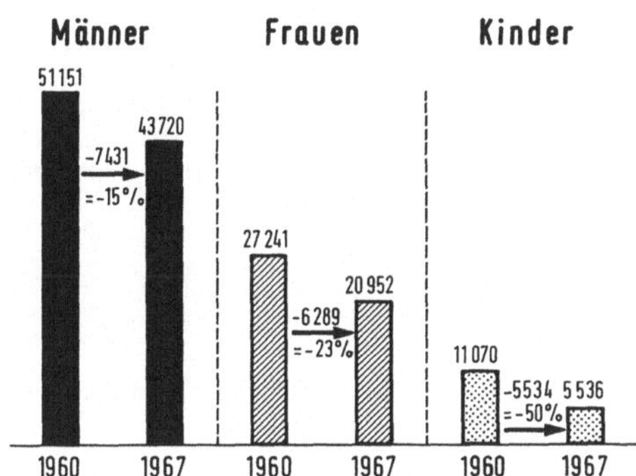

Abb. 20. Gegenüberstellung der Anzahl an stationären Behandlungen wegen Tuberkulose im Bereich der Deutschen Rentenversicherung in den Jahren 1960 und 1967 mit Angabe der absoluten und prozentualen Differenz sowie gegliedert nach Männern, Frauen und Kindern.

In Abbildung 20 wurden noch einmal die Zahlen der Heilbehandlungen des Jahres 1967, untergliedert nach Männern, Frauen und Kindern, den Zahlen des Jahres 1960 gegenüber gestellt. Die Differenz zwischen 1960 und 1967 ist sowohl absolut als auch in Prozenten eingetragen.

Aus dieser Gegenüberstellung ist deutlich zu ersehen, daß die stat. Behandlungen zwischen 1960 und 1967 bei den Frauen stärker zurückgegangen sind als bei den Männern, Frauen - 23 %, Männer - 15 %, am stärksten jedoch bei den Kindern -

50 %. Eine ähnliche Gegenüberstellung ist in Abbildung 21 dargestellt, und zwar zwischen Arbeiterrentenversicherung und Angestelltenversicherung. Es wurde von den zurückliegenden Jahren das Jahr 1962 gewählt, da die Zahlen der Angestelltenversicherung für die Jahre 1960 und 1961 - wie der Trend ab 1962 vermuten läßt - fehlerhaft sind.

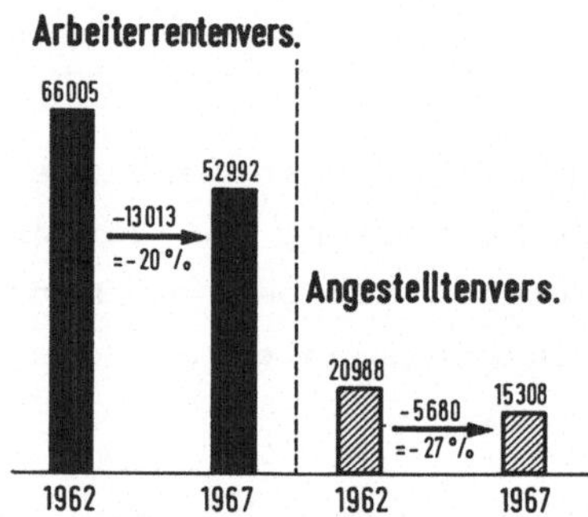

Abb. 21. Gegenüberstellung der Anzahl an stationären Behandlungen wegen Tuberkulose in den Jahren 1962 und 1967 im Bereich der Deutschen Rentenversicherung, gegliedert nach Arbeiterrentenversicherung und Angestelltenversicherung mit Angabe der absoluten und prozentualen Differenz.

b.) Gliederung der stat. Behandlungen nach pulmonaler und extrapulmonaler Tuberkulose

Aus zahlreichen statistischen Erhebungen ist bekannt, daß sich pulmonale und extrapulmonale Tuberkulose epidemiologisch sehr unterschiedlich verhalten.

Wenn es sich bei den Zahlen der Statistik der Deutschen Rentenversicherung auch nur um die Anzahl der stat. Behandlungen handelt und nicht um alle bekannt gewordenen Erkrankungsfälle, wie bei der Statistik der Gesundheitsämter, so können dennoch die Ergebnisse, welche sich bei einer gegenüberstellenden Betrachtung der verschiedenen Tuberkuloseformen zeigen, wertvolle Aufschlüsse geben und die Statistiken der Gesundheitsämter ergänzen. Die Zahl der abgeschlossenen stat. Behandlungen wegen extrapulmonaler Tuberkulose betrug 1967 im Bereich der Deutschen Rentenversicherung 11.007. Hiervon waren Männer = 5.174= 12 %, bezogen auf die Gesamtzahl der Tuberkulosebehandlungen bei Männern, bei Frauen = 5.833 = 29 %, bezogen auf die Gesamtzahl Tuberkulosebehandlungen bei Frauen. Der Anteil der Behandlungen wegen extrapulmonaler Tuberkulose war demnach bei Frauen über das doppelte höher als bei den Männern.

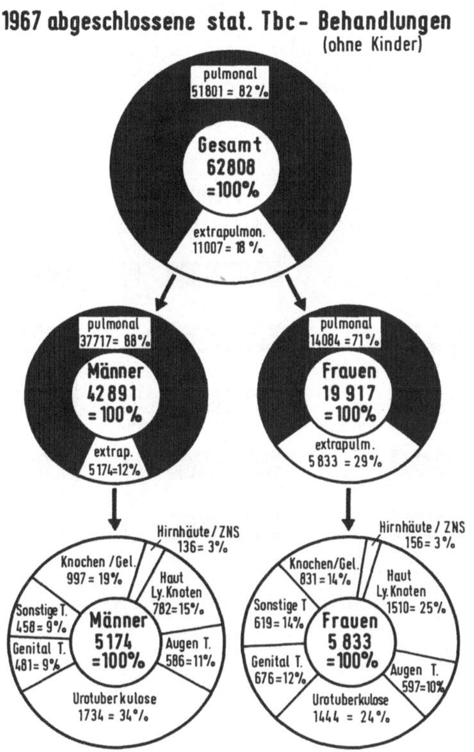

Abb. 22. Anzahl der im Jahre 1967 im Bereich der Deutschen Rentenversicherung abgeschlossenen stationären Behandlungen (ohne Kinder) mit Gliederung nach Behandlungen wegen pulmonaler und extrapulmonaler Tuberkulose sowie weiteren Untergliederungen.

In Abbildung 22 ist die Relation der stat. Behandlungen wegen pulmonaler und extrapulmonaler Tuberkulose, sowohl für die Gesamtzahl der Behandlungen, als auch nach Geschlecht getrennt, dargestellt. Der bedeutend größere Anteil an stat. Behandlungen wegen extrapulmonaler Tuberkulose beim weiblichen Geschlecht ist bei dieser Darstellungsweise deutlich erkennbar. Aus der gleichen Abbildung ist auch zu ersehen, welche Organtuberkulosen im einzelnen vorgelegen haben. Bei beiden Geschlechtern ist der Anteil der Urogenitaltuberkulose sehr groß, Männer = 43 % der gesamten extrapulmonalen Behandlungen, Frauen = 36 %. Da Urotuberkulose und Genitaltuberkulose getrennt registriert werden, ist zu ersehen, daß der Anteil der reinen Genitaltuberkulose bei den Frauen höher ist als bei den Männern. Frauen = 12 %, Männer = 9 %. Die prozentuale Aufteilung der extrapulmonalen Tuberkuloseformen läßt auch eine Eigenart des weiblichen Geschlechts erkennen, die bereits aus anderen statistischen Erhebungen gut bekannt ist, nämlich der bedeutend höhere Anteil an Drüsentuberkulosen.

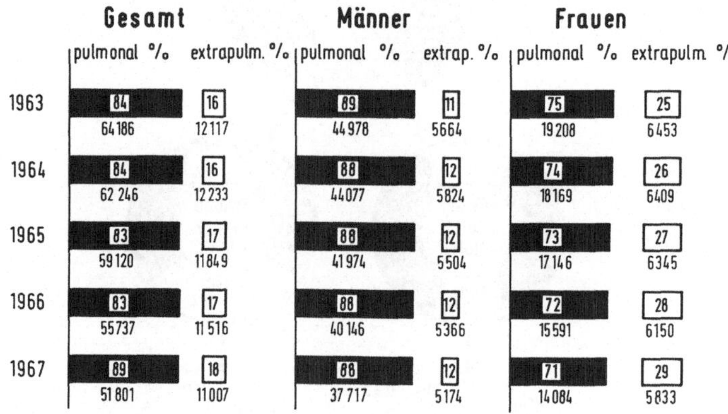

Abb. 23. Gegenüberstellung der prozentualen Anteile an Behandlungen wegen pulmonaler und extrapulmonaler Tuberkulose im Bereich der Deutschen Rentenversicherung in den Jahren 1963 - 1967 gegliedert nach Gesamtzahl, Männer und Frauen.

Eine interessante Beobachtung ergibt sich, wenn man die Relation von pulmonalen zu extrapulmonalen stat. Behandlungen über mehrere Jahre verfolgt. In Abbildung 23 ist diese Relation für die Jahre 1963 - 1967 zusammengestellt, und zwar sowohl für die Gesamtzahl der Behandlungen, als auch nach Geschlecht gegliedert. Es zeigt sich, daß die Relation beim männlichen Geschlecht in den Jahren von 1963 - 1967, Jahr für Jahr ziemlich konstant blieb, nämlich 88 : 12, während beim weiblichen Geschlecht der Anteil der Behandlungen wegen extrapulmonaler Tuberkulose Jahr für Jahr um 1 % angestiegen ist, und zwar von 25 % im Jahre 1963 auf 29 % im Jahre 1967. Die Zahlenunterlagen sind sicher nicht ausreichend, um hieraus weitreichende Schlußfolgerungen zu ziehen. Es kann aber festgestellt werden, daß nach der Anzahl der stat. Behandlungen zu urteilen, beim weiblichen Geschlecht eine gewisse Verschiebung von der pulmonalen zur extrapulmonalen Tuberkulose zu beobachten ist.

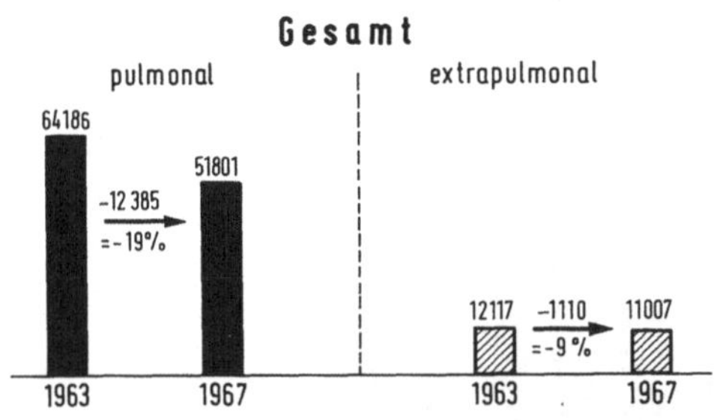

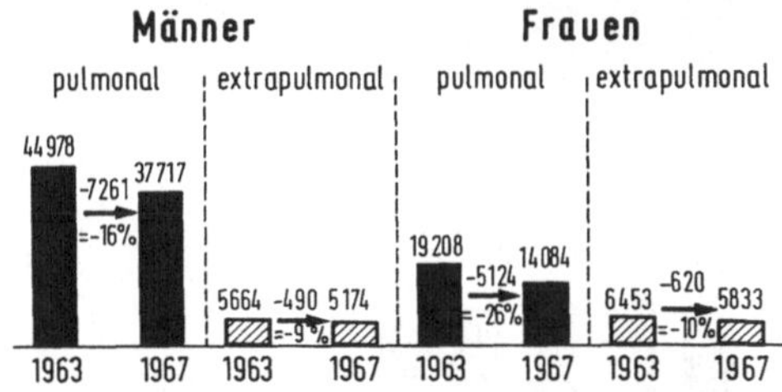

Abb. 24. Gegenüberstellung der Anzahl an stationären Behandlungen wegen pulmonaler Tuberkulose in den Jahren 1963 und 1967 sowie der Anzahl der Behandlungen wegen extrapulmonaler Tuberkulose in den gleichen beiden Jahren mit Angabe der absoluten und prozentualen Differenz. Gesamtzahl der Behandlungen und Gliederung in Männer und Frauen.

Um Mißverständnisse zu vermeiden, soll noch einmal hervorgehoben werden, daß es sich hierbei nicht um einen Anstieg der stat. Behandlungen wegen extrapulmonaler Tuberkulose beim weiblichen Geschlecht handelt, sondern nur um eine Verschiebung zugunsten der extrapulmonalen Tuberkulose. Bei beiden Geschlechtern sind, wie aus Abbildung 24 deutlich hervorgeht, die stat. Behandlungen wegen extrapulmonaler Tuberkulose rückläufig. Beim weiblichen Geschlecht liegt die Rückbildungsquote von 1963 bis 1967 mit 10 % sogar um 1 % höher als beim männlichen Geschlecht. Aus Abbildung 24 geht aber auch deutlich hervor, daß die Rückbildungsquote der stationären Behandlungen wegen pulmonaler Tuberkulose im Zeitraum 1963 und 1967 beim weiblichen Geschlecht mit 26 % gegenüber 16 % bei den Männern bedeutend höher liegt. Die zu beobachtende Verschiebung der stat. Behandlungen von der pulmonalen zur extrapulmonalen Tuberkulose bei Frauen ist demnach im wesentlichen darauf zurückzuführen, daß die Rückentwicklung der stat. Behandlungen wegen pulmonaler Tuberkulose viel schneller verläuft als bei der extrapulmonalen Tuberkuloseform.

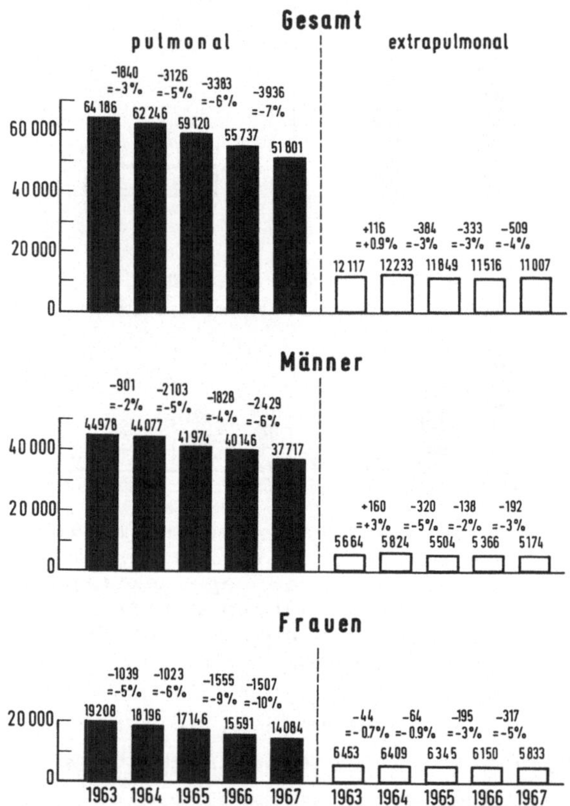

Abb. 25. Anzahl der stationären Behandlungen wegen Tuberkulose in den Jahren 1963 bis 1967 getrennt nach Behandlungen wegen pulmonaler und extrapulmonaler Tuberkulose mit Angabe der absoluten und prozentualen Differenz zwischen den einzelnen Jahren, Gesamtzahl und gegliedert nach Männer und Frauen.

In Abbildung 25 sind die Zahlen der stationären Behandlungen wegen pulmonaler und extrapulmonaler Tuberkulose für die Jahre 1963 - 1967 zusammengestellt und für jedes Jahr die Rückbildungsquote zum Vorjahr vermerkt. Auch aus dieser Abbildung ist zu ersehen, daß beim weiblichen Geschlecht bei der pulmonalen Tuberkulose die Rückbildungsquoten Jahr für Jahr größer sind als bei den Männern.

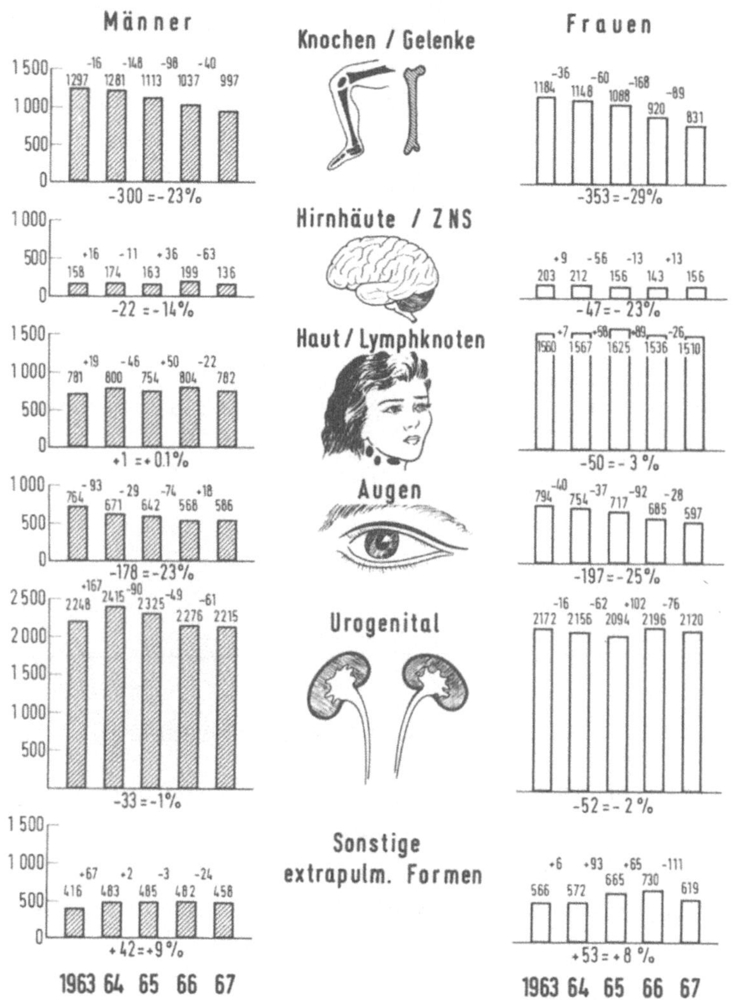

Abb. 26. Anzahl der stationären Behandlungen wegen extrapulmonaler Tuberkulose im Bereich der Deutschen Rentenversicherung in den Jahren 1963 - 1967 gegliedert nach Geschlecht sowie nach den einzelnen extrapulmonalen Organmanifestationen.

Aus Abbildung 26 sind für die einzelnen Organtuberkulosen die Anzahl der stat. Behandlungen von 1963 bis jetzt zu ersehen, sowie die Rückbildungsquoten für die einzelnen extrapulmonalen Formen in dem Zeitraum 1963 - 1967. In Tabelle 41 sind die Rückbildungsquoten noch einmal gesondert zusammengestellt. Es zeigt sich, daß die rückläufige Tendenz der stat. Behandlungen sich nicht über alle extrapulmonalen Organtuberkulosen gleichmäßig verteilt, sondern daß es erhebliche Unterschiede gibt. Die höchsten Rückbildungsquoten finden sich für beide Geschlechter bei der Knochen- und Gelenktuberkulose, sowie bei der Augentuberkulose und der Tuberkulose der Hirnhäute, während sie bei den zahlenmäßig am stärksten ins Gewicht fallenden stat. Behandlungen wegen Urogenitaltuberkulose, bedeutend niedriger liegen.

Tab. 41

Prozentuale Rückbildungsquoten an stat. Behandlungen in dem Zeitraum von 1963 - 1967

Art der Tuberkulose	Männer %	Frauen %
Tub. d. Knochen u. Gelenke	- 23	- 29
Tub. d. Hirnhäute u. d. ZNS	- 14	- 23
Tub. d. Haut u. Lymphknoten	+ 0,1	- 3
Tub. d. Augen	- 23	- 25
Urogenitaltuberkulose	- 1	- 2
Sonstige Tub.-Formen	+ 9	+ 8

c.) Stationäre Behandlungen wegen Sarkoidose

Obwohl die Ätiologie der Sarkoidose noch ungeklärt ist, übernehmen die Rentenversicherungsträger "herkömmlicherweise", wie es im Kommentar des Verbandes der Rentenversicherungsträger zur RVO heißt, die Kosten für stationäre Behandlung wegen Sarkoidose.

In der Statistik wurde die Sarkoidose der Lungen bis zum Jahre 1964 unter der Tuberkulose der Atmungsorgane mit aufgeführt. Vom Jahre 1965 an erfolgte eine statistische Umgruppierung, und zwar wurde jetzt die Sarkoidose zu den "sonstigen Tuberkuloseformen" gezählt. Beide statistische Eingruppierungen waren wenig sinnvoll, deshalb soll ab 1968 die Sarkoidose getrennt ausgewiesen werden. Zum Glück sind die Zahlen der stat. Behandlungen wegen Morbus Boeck in den Jahren 1965 - 1967 auch noch einmal getrennt erfaßt worden, so daß sie nicht völlig in der Rubrik der sonstigen Tuberkuloseformen untergegangen sind. In diesem Bericht sind bei den "sonstigen Tuberkulosen" die Sarkoidosen nicht enthalten, die Zahlen wurden entsprechend bereinigt.

In Tabelle 42 und Abbildung 27 sind die stat. Behandlungen der Jahre 1965, 1966 und 1967 wegen Sarkoidose zusammengestellt. Es ist hieraus eindeutig zu ersehen, daß ihre Zahl ansteigt, und zwar beim weiblichen Geschlecht stärker als bei den Männern. Eine weitere Differenzierung kann erst ab 1968 erfolgen, da wie bereits erwähnt erst von diesem Jahr an die Sarkoidose und damit auch die entsprechenden Untergliederungen getrennt ausgewiesen werden.

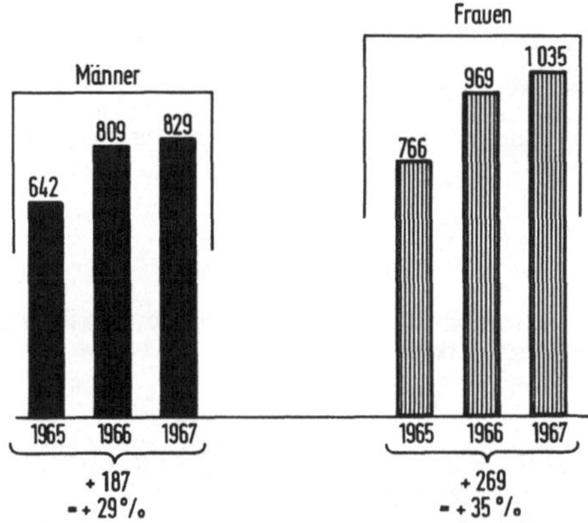

Abb. 27. Anzahl der stationären Behandlungen wegen Sarkoidose im Bereich der Deutschen Rentenversicherung in den Jahren 1965 - 1967.

Tab. 42

Stationäre Behandlungen wegen Sarkoidose:

	Männer	Frauen	Gesamt
1965	642	766	1.408
1966	809	969	1.778
1967	829	1.035	1.864

β) Ausgaben der Deutschen Rentenversicherung für stationäre Behandlung wegen Tuberkulose

In Abb. 28 wurde die Anzahl der abgeschlossenen stat. Behandlungen wegen Tuberkulose der Jahre 1963 - 1967 den Gesamtausgaben der Deutschen Rentenversicherung für stationäre Behandlung wegen Tuberkulose in den gleichen Jahren gegenübergestellt. Es geht hieraus deutlich hervor, daß die Ausgaben für stationäre Behandlung von Jahr zu Jahr ansteigen, obwohl die Anzahl der Fälle von Jahr zu Jahr abnimmt. Im Jahre 1963 betrug die Gesamtzahl der abgeschlossenen stat. Behandlungen wegen Tuberkulose 84.720, die Ausgaben lagen bei 327.101.339 DM, 1967 standen 70.208 abgeschlossene stat. Behandlungen Ausgaben von 369.034.753 DM gegenüber. Mit anderen Worten, zwischen 1963 und 1967 ist die Zahl der stat. Behandlungen um 14.512 = 17 % zurückgegangen, die Ausgaben sind jedoch um 41.933.414 DM = 13 % angestiegen. An den Ursachen hierfür sind zweifellos mehrere Faktoren beteiligt, wie allgemeine Kostensteigerungen, Einführung neuer Medikamente u.a., sie sollen hier nicht im einzelnen erörtert werden.

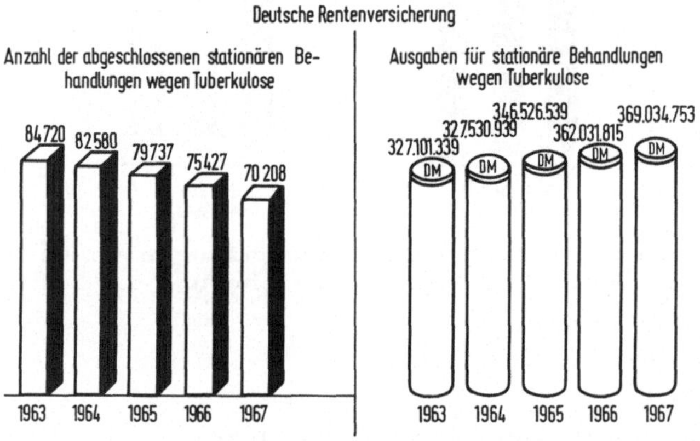

Abb. 28. Gegenüberstellung der Gesamtzahl aller stationären Behandlungen wegen Tuberkulose im Bereich der Deutschen Rentenversicherung in den Jahren 1963 - 1967 und der Ausgaben der Deutschen Rentenversicherung für stationäre Behandlungen wegen Tuberkulose im gleichen Zeitraum. (Die Kosten der stationären Behandlung von Dauerbehandlungsfällen und die Übergangsgeldzahlungen sind nicht einbezogen).

Die Aufwendungen von rund 350 Millionen DM jährlich für stat. Behandlung sind jedoch bei weitem nicht die Gesamtausgaben der Deutschen Rentenversicherung für die Behandlung der Tuberkulose. Es kommen hinzu, Aufwendungen für die sog. stationäre Dauerbehandlung, die seit 1967 nicht mehr von der Bundesregierung erstattet werden, außerdem die Aufwendungen für Übergangsgeld bei Heilbehandlung, sowie die Kosten für ambulante Behandlung bei Mitgliedern der Rentenversicherung, welche keiner gesetzlichen Krankenkasse angehören. Zählt man all diese Positionen zusammen, dann betrugen die Ausgaben der Deutschen Rentenversicherung im Zusammenhang mit der Behandlung der Tuberkulose im Jahre 1967: 513.592.697 DM. Hiervon sind allerdings alle Ersatzleistungen abzuziehen, welche der Rentenversicherung von Trägern der Krankenversicherung, Unfallversicherung und anderen Stellen erstattet wurden. Diese betrugen: 35.576.083 DM. Es verbleiben somit an Reinausgaben im Jahre 1967 = 478.016.614 DM.

Diese Zahlen lassen die große volkswirtschaftliche Bedeutung der Tuberkulose erkennen. Die Position für stationäre Dauerbehandlung betrug 1967: 49.395.242 DM. Zur Definition der stat. Dauerbehandlung ist folgendes zu sagen: Eine Behandlung wegen Tuberkulose wird dann als stat. Dauerbehandlung bezeichnet, wenn ein ansteckender Kranker länger als 1 Jahr in stat. Behandlung steht und es nicht gelungen ist, seine Ansteckungsfähigkeit zu beseitigen. Es ist erstaunlich, daß die Deutsche Rentenversicherung für derartige Kranke 1967 noch rund 50 Millionen DM aufwenden mußte, obwohl heute eine große Zahl hochwirksamer Medikamente zur Behandlung der Tuberkulose zur Verfügung stehen und nach zahlreichen Angaben in der Literatur bei Ersterkrankungen in fast 100 % und bei Wiederholungserkrankung in fast 90 % eine Beseitigung der Ansteckungsfähigkeit mit Hilfe dieser Medikamente möglich ist.

Die nachfolgende Zusammenstellung soll einen Überblick darüber geben, welche Summen in den letzten Jahren, Jahr für Jahr, für Kranke aufgewendet werden mußte, die über 1 Jahr in stat. Behandlung standen und immer noch ansteckungsfähig waren:

1963 = 36.703.909 DM
1964 = 38.979.455 DM
1965 = 42.148.922 DM
1966 = 49.440.729 DM
1967 = 49.395.242 DM

Die hohen jährlichen Ausgaben für Krankheitsfälle, die es nach den Angaben in der Literatur eigentlich kaum noch geben dürfte, müßten Grund genug für die Rentenversicherung sein, die Ursachen hierfür herauszufinden, sowie nach Möglichkeiten zu deren Beseitigung zu suchen.

γ) Altersgliederung der 1967 abgeschlossenen stationären Behandlungen wegen Tuberkulose und Vergleich mit den Altersgliederungen der Vorjahre

In der Statistik über die Gesundheitsmaßnahmen der Deutschen Rentenversicherung sind auch eine Reihe von Untergliederungen nach Altersgruppen enthalten. - Es sind dort folgende Erkrankungsformen nach dem Lebensalter untergliedert:

a) Tuberkulose der Atmungsorgane
b) Tuberkulose der Knochen und Gelenke
c) Pleuritis exsudativa tub.
d) "sonstige Tuberkulosen".

Eine Altersgliederung der abgeschlossenen stat. Behandlungen wegen Urogenitaltuberkulose ist leider bisher noch nicht enthalten, sie ist aber für 1969 vorgesehen.

In den Untergliederungen nach dem Lebensalter sind je fünf Jahrgänge zu einer Altersgruppe zusammengefaßt, beginnend mit dem fünfzehnten Lebensjahr. Jenseits des sechzigsten Lebensjahres erfolgt keine weitere Untergliederung. Alle Fälle mit einem Lebensalter von sechzig und mehr Jahren sind zu einer einzigen Gruppe zusammengefaßt. - Auch hier ist für die Zukunft eine Änderung vorgesehen. Es sollen in den zukünftigen Berichten die Jahrgänge jenseits des sechzigsten Lebensjahres ebenfalls in Gruppen zu fünf Jahren unterteilt werden.

Aus Abb. 29 ist die Altersgliederung sämtlicher 1967 abgeschlossener stat. Behandlungen wegen Tuberkulose der Atmungsorgane, Tuberkulose der Knochen und Gelenke sowie Pleuritis exsudativa zu ersehen. Außerdem ist die Altersgliederung der 1966 abgeschlossenen stat. Behandlungen wegen Sarkoidose aufgezeichnet. Die Zahlenangaben über die Sarkoidose stammen allerdings aus einer gesonderten Zusammenstellung des Verbandes Deutscher Rentenversicherungsträger, sie sind in dem Band über die Gesundheitsmaßnahmen bisher nicht enthalten.

Die Abb. 29 gibt Auskunft sowohl über die absolute Zahl der Fälle in den einzelnen Altersgruppen, als auch über die prozentuale Verteilung bezogen auf die Gesamtzahl der jeweiligen Erkrankungsformen.

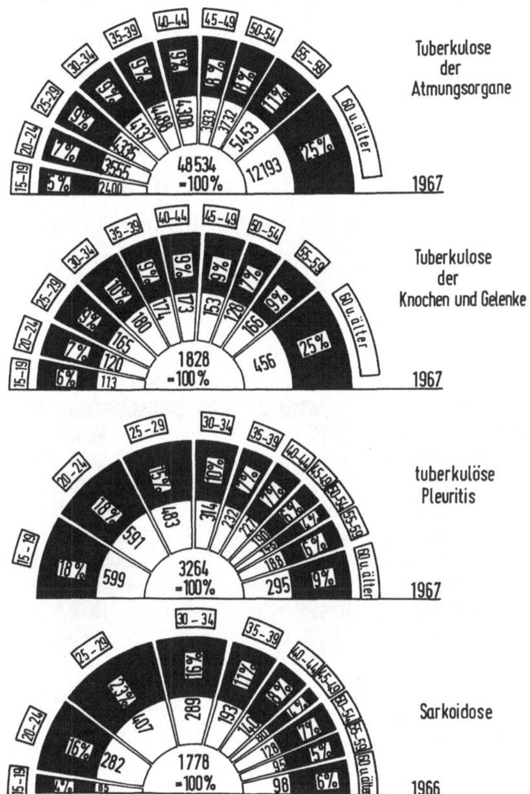

Abb. 29. Alterszusammensetzung sämtlicher, 1967 im Bereich der Deutschen Rentenversicherung abgeschlossenen stationären Heilbehandlungen wegen a) Tuberkulose der Atmungsorgane (48.534) b) Tuberkulose der Knochen und Gelenke (1.828) c) Pleuritis exsudativa tub. (3.264) sowie der 1966 abgeschlossenen stationären Heilbehandlungen wegen Sarkoidose.

Bei einem Vergleich der prozentualen Verteilung der Fälle mit Tuberkulose der Atmungsorgane und Tuberkulose der Knochen und Gelenke, auf die einzelnen Altersgruppen zeigen sich nur geringfügige Unterschiede zwischen diesen beiden Tuberkuloseformen, wenn beide Geschlechter zu einer Gruppe zusammengefaßt werden (s. Abb. 29). Man könnte hieraus schließen, daß es zwischen Tuberkulose der Atmungsorgane und Tuberkulose der

Knochen und Gelenke in bezug auf die Altersgliederung keine besonderen Unterschiede gibt.

Ein völlig anderes Bild ergibt sich jedoch, wie aus Abb. 30 deutlich zu ersehen ist, wenn die Altersgliederung dieser beiden Tuberkuloseformen nach dem Geschlecht getrennt erfolgt. Es zeigt sich dann, daß bei der Tuberkulose der Atmungsorgane die älteren männlichen Jahrgänge genau so stark, zum Teil sogar noch stärker vertreten sind wie die mittleren Jahrgänge, während bei der Tuberkulose der Knochen und Gelenke die mittleren Jahrgänge stärker beteiligt sind als die älteren. Bei den Frauen lassen sich ebenfalls deutliche Unterschiede in der Altersgliederung bei den beiden genannten Tuberkuloseformen feststellen.

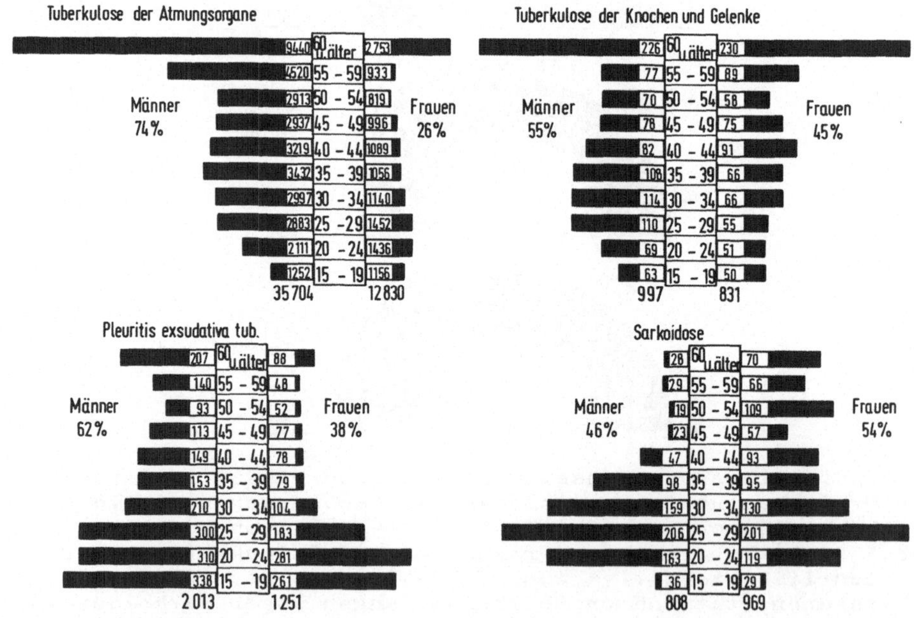

Abb. 30. Alters- und Geschlechtsgliederung sämtlicher, 1967 im Bereich der Deutschen Rentenversicherung abgeschlossenen stationären Heilbehandlungen wegen a) Tuberkulose der Atmungsorgane b) Tuberkulose der Knochen und Gelenke c) Pleuritis exsudativa tub. sowie der 1966 abgeschlossenen stationären Heilbehandlungen wegen Sarkoidose.

Eine sehr ähnliche Feststellung ergibt sich bei Gegenüberstellung der abgeschlossenen stat. Behandlungsfälle wegen

Pleuritis exsudativa und Sarkoidose. Während bei zusammenfassender Betrachtung beider Geschlechter die prozentuale Verteilung auf die einzelnen Altersgruppen bei Pleuritis exsudativa und Sarkoidose sehr ähnlich ist, (s. Abb. 29) zeigt eine nach Geschlechtern getrennte Altersgliederung (s. Abb. 30) ein ganz anderes Bild. Es sind bei der Pleuritis exsudativa die Männer aller Altersklassen jenseits des dreißigsten Lebensjahres bedeutend stärker betroffen als die Frauen. Bei der Sarkoidose hingegen sind die Frauen in allen Altersklassen, auch den höheren, stark vertreten, wogegen bei den Männern die Sarkoidose jenseits des fünfundvierzigsten Lebensjahres kaum noch vertreten ist.

Die Abbildungen 29 und 30 geben, bezüglich der Altersgliederungen, nur die Verhältnisse eines einzigen Jahres wieder. Bei der Dynamik der Tuberkulose - Epidemiologie interessiert jedoch vor allem auch der Vergleich über mehrere Jahre. Hierbei interessiert in erster Linie, ob die Verteilung der verschiedenen Tuberkuloseformen auf die einzelnen Altersgruppen in jedem Jahr gleich ist, oder ob sich bei einem Vergleich über mehrere Jahre unregelmäßige, bzw. regelmäßige Abweichungen, - mit anderen Worten Trendentwicklungen erkennen lassen.

Um eine Antwort auf diese Fragestellung zu finden, wurden in Abb. 31 die Altersgliederungen sämtlicher in den Jahren 1963 - 1967 im Bereich der Deutschen Rentenversicherung abgeschlossenen stat. Behandlungen wegen Tuberkulose der Atmungsorgane, Knochen und Gelenke sowie Pleuritis exsudativa nach Geschlechtern getrennt zusammengestellt. Hierbei konnte die interessante Feststellung gemacht werden, daß nur in einer einzigen Gruppe eine eindeutige Trendentwicklung in den Jahren 1963 - 1967 zu beobachten ist u.z. in der Gruppe der Männer: "60 Jahre und älter", mit Tuberkulose der Atmungsorgane. In dieser Gruppe haben die abgeschlossenen stationären Behandlungen von 1963 - 1967 von Jahr zu Jahr kontinuierlich um 1 % zugenommen.

In den meisten anderen Altersgruppen verhielt sich der prozentuale Anteil der abgeschlossenen Behandlungen, zwischen 1963 und 1967, wie Abb. 31 deutlich zeigt, weitgehend konstant.

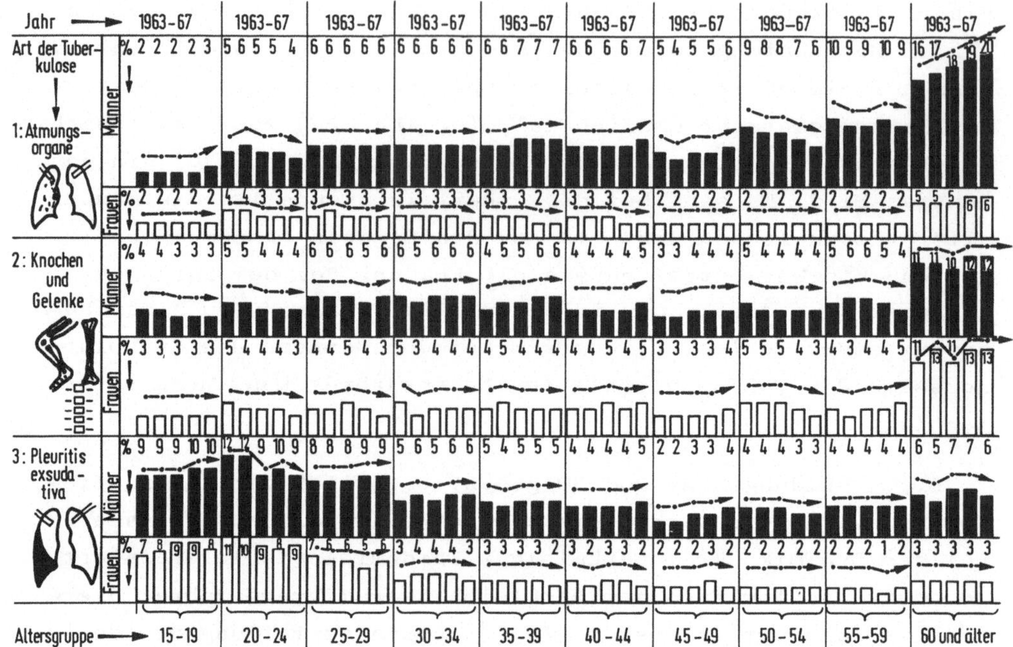

Abb. 31. Alters- und Geschlechtsgliederung sämtlicher in den Jahren 1963 - 1967 im Bereich der Deutschen Rentenversicherung abgeschlossenen stationären Heilbehandlungen wegen a) Tuberkulose der Atmungsorgane b) Tuberkulose der Knochen und Gelenke c) Pleuritis exsudativa tub.

Die Zusammenstellung in Abb. 31 berechtigt zu der Aussage, daß es, gemessen an der Zahl der abgeschlossenen stat. Behandlungen in den Jahren 1963 - 1967, innerhalb der erfaßten Altersgruppen (ab 15. Lebensjahr) bei der Tuberkulose der Atmungsorgane, der Knochen und Gelenke sowie der Pleuritis exsudativa zu keinen eindeutigen Altersverschiebungen gekommen ist, mit einer einzigen Ausnahme u.z. in der Gruppe der Männer über 60 Jahre, mit Tuberkulose der Atmungsorgane. Alle anderen Gruppen zeigen bei beiden Geschlechtern teils nur geringfügige Schwankungen, in der Hauptsache jedoch eine auffallende Konstanz.

Begleiterkrankungen

Die Einrichtungen zur stat. Behandlung der Tuberkulose haben in den letzten Jahren mehr und mehr ihren ursprünglichen, überwiegend sanatorialen, Charakter verloren und haben sich zunehmend mehr zu Einrichtungen mit ausgesprochen klinischem Charakter entwickelt. Dies ist vor allem auf zwei Ursachen zurückzuführen, einmal auf die Einführung der Chemotherapie, die eine intensivere klinische Betreuung erfordert, zum anderen auf die Tatsache, daß infolge Erweiterung des Personenkreises, für den der Gesetzgeber die Rentenversicherung verpflichtet hat Heilmaßnahmen wegen Tuberkulose zu gewähren (§ 1244 a RVO), heute in den Heilstätten Kranke stationär behandelt werden, denen früher, sei es wegen ihres Alters, sei es wegen sog. "Kurunfähigkeit" keine Heilmaßnahmen mehr gewährt worden wären. Während früher in den Heilstätten vorwiegend nur solche Kranke zur Behandlung waren, die außer ihrer Tuberkulose keine weiteren behandlungsbedürftigen Erkrankungen aufwiesen, haben heute fast die Hälfte aller Heilstättenpatienten neben ihrer Tuberkulose, noch ein oder mehrere behandlungsbedürftige, nicht-tuberkulöse Leiden.

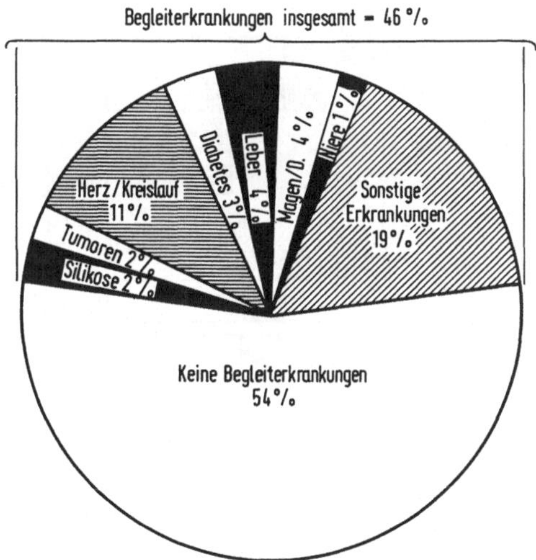

Abb. 32. Aufgliederung sämtlicher 1967, im Bereich der Deutschen Rentenversicherung abgeschlossenen stationären Heilbehandlungen wegen Tuberkulose der Atmungsorgane (48.534) nach Art der Begleiterkrankungen.

In Abb. 32 sind alle Begleiterkrankungen zusammengestellt, welche bei den 1967 abgeschlossenen stat. Heilbehandlungen neben dem Hauptleiden "Tuberkulose der Atmungsorgane" vorgelegen haben.

Es geht hieraus hervor, daß neben der Gruppe "sonstige Erkrankungen" = 19 %, die Gruppe der Herz/Kreislauferkrankungen mit 11 % am stärksten beteiligt ist. Es ist anzunehmen, daß es sich hierbei in erster Linie um Schädigungen des rechten Herzens, als Folge des pulmonalen Grundleidens gehandelt hat.

Sehr aufschlußreich ist Abb. 33. Hier wurde der Anteil an Begleiterkrankungen innerhalb der einzelnen Altersgruppen und nach Geschlecht getrennt dargestellt. - Es geht aus dieser Darstellung deutlich hervor, daß bei den Männern der höchste Anteil an Begleiterkrankungen = 67 % gerade diejenige Altersgruppe betrifft, die, wie in Abb. 31 gezeigt werden konnte, von Jahr zu Jahr stärker an den stat. Behandlungen beteiligt ist, nämlich die Gruppe "60 Jahre und älter". Es ist demnach durchaus möglich, daß das Problem der Begleiterkrankungen, welches die Heilstätten in pflegerischer Hinsicht vor schwierige Aufgaben stellt, in Zukunft noch größer werden wird.

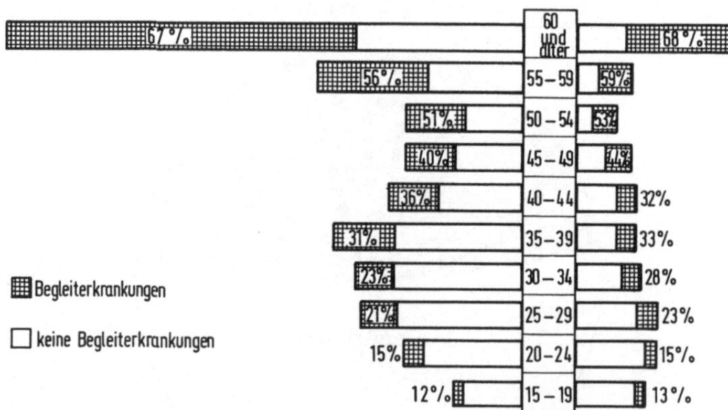

Abb. 33. Aufgliederung sämtlicher 1967 im Bereich der Deutschen Rentenversicherung abgeschlossenen stationären Heilbehandlungen wegen Tuberkulose der Atmungsorgane (48.534) nach Alter und Geschlecht und Darstellung des Anteiles an Begleiterkrankungen in den einzelnen Altersgruppen.

Entlassungsform

Irreguläre Beendigungen der stationären Behandlung wegen Tuberkulose sind ein Problem, welches so alt ist wie die Heilstättenbehandlung selbst. In Abb. 34 wurden sämtliche in den Jahren 1963 - 1967 im Bereich der Deutschen Rentenversicherung abgeschlossenen stationären Heilbehandlungen wegen Tuberkulose der Atmungsorgane nach der Art der Entlassung aufgegliedert. Hierbei zeigt sich, daß der Anteil an disziplinarischen Entlassungen in allen Jahren mit 6 % gleich geblieben ist. Nur geringfügige Schwankungen zeigt der Anteil der eigenmächtigen Behandlungsabbrüche, er liegt zwischen 10 und 11 %. Der Anteil der Todesfälle betrug in allen fünf Jahren 5 %. Die Gruppe der Verlegungen liegt mit 16 - 18 % sehr hoch. Sie ist, was die Gründe für die Verlegung angeht sicher sehr heterogen zusammengesetzt. Eine weitere Untergliederung wäre hier sehr erwünscht, um zu erfahren aus welchen Gründen eine derart große Zahl von Kranken die Behandlungsstätte wechseln wollte bzw. wechseln mußte.

Entlassungsform	1963	1964	1965	1966	1967
regulär	37632 62 %	35847 61 %	33418 61 %	31472 60 %	29433 61 %
eigenm. Abbruch	6673 11 %	6272 11 %	5715 10 %	5556 11 %	5085 10 %
disziplinar.	3595 6 %	3366 6 %	3518 6 %	3197 6 %	2764 6 %
Verlegung	9612 16 %	9919 17 %	9695 18 %	9128 18 %	8725 18 %
†	2891 5 %	2821 5 %	2887 5 %	2784 5 %	2587 5 %

Abb. 34. Aufgliederung sämtlicher in den Jahren 1963 - 1967 im Bereich der Deutschen Rentenversicherung abgeschlossenen stationären Heilbehandlungen wegen Tuberkulose der Atmungsorgane nach der Art der Entlassung.

In Abb. 35 sind die Ergebnisse zusätzlicher Untergliederungen zusammengestellt. Es wurde die Entlassungsform bei Männern und Frauen miteinander verglichen, außerdem wurde eine, nach Geschlecht und Versicherungszweig getrennte, Gliederung der Entlassungsform vorgenommen. Es ergibt sich bei diesen Untergliederungen, daß der Anteil an disziplinarischen Entlassungen bei Frauen mit 2 % erheblich niedriger liegt als bei Männern = 7 %. - Ein deutlicher Unterschied besteht auch zwischen den Männern der Arbeiterrentenversicherung und den Männern der Angestelltenversicherung. Bei den Männern der Arbeiterrentenversicherung betrug der Anteil an disziplinarischen Entlassungen 1967 = 8 % bei den Männern der Angestelltenversicherung hingegen nur 3 %. Ähnliche Unterschiede ergeben sich, wie aus Abb. 35 zu ersehen ist, für die eigenmächtigen Behandlungsabbrüche. Bei dem Anteil an Todesfällen gibt es zwischen Männern und Frauen keinen Unterschied. Lediglich bei der Aufgliederung nach Versicherungszweig ergibt sich bei den Frauen der Angestelltenversicherung nur ein Anteil von 3 %, während er in allen übrigen Gruppen 5 % beträgt.

Entlassungs-form	Rentenversicherung insgesamt		Männer		Frauen	
	Männer	Frauen	Arbeiterrenten-versicherung	Angestellten-versicherung	Arbeiterrenten-versicherung	Angestellten-versicherung
regulär	59 %	66 %	57 %	64 %	65 %	69 %
eigenm.	11 %	9 %	12 %	5 %	12 %	4 %
disziplinar.	7 %	2 %	8 %	3 %	2 %	1 %
Verlegung	18 %	18 %	18 %	23 %	16 %	23 %
†	5 %	5 %	5 %	5 %	5 %	3 %

Abb. 35. Aufgliederung sämtlicher 1967 im Bereich der Deutschen Rentenversicherung abgeschlossenen stationären Heilbehandlungen wegen Tuberkulose der Atmungsorgane nach der Art der Entlassung, Geschlecht und weitere Untergliederung nach der Art der Versicherungsträger.

Art der Behandlung

Eine Aufgliederung der 1967 abgeschlossenen stationären Behandlungen wegen Tuberkulose der Atmungsorgane nach der Art der erfolgten Behandlung ergibt, daß 84,7 % aller Fälle konservativ und mit Tuberkulostatika behandelt wurden. (s.Abb. 36) Beim Vergleich mit den beiden Vorjahren zeigt sich für 1966 ein Anteil von 84,3 % und für 1965 = 84,1 %. Konservativ ohne Tuberkulostatika wurden behandelt = 6,7 % (1966 = 6,8 %, 1965 = 6,3 %). Bei diesen Fällen hat es sich ohne Zweifel um sog. "Sicherungs"- oder "Festigungskuren" bei inaktiver Tuberkulose gehandelt, so daß eine Chemotherapie nicht indiciert war.

Die Zusammenstellung in Abb. 36 läßt deutlich erkennen, daß der Anteil an operativ behandelten Fällen bei der Tuberkulose der Atmungsorgane gering ist, insgesamt erfolgte in 5,1 % operative Behandlung. Es entfielen bei den 1967 abgeschlossenen Fällen nur insgesamt 0,6 % auf die Kollapsbehandlung (Pnth. intrapl. = 0,2 %, Pnth. extrapl. = 0,2 %, Thorakoplastik u. Plombe zusammen = 0,2 %).

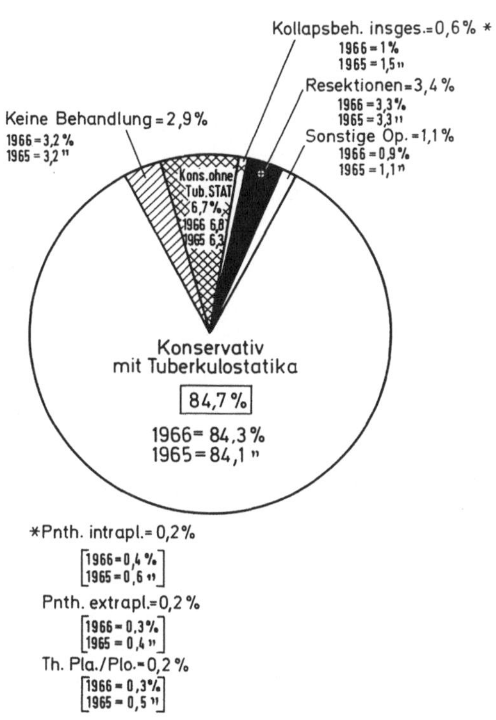

Abb. 36. Aufgliederung sämtlicher 1967 im Bereich der Deutschen Rentenversicherung abgeschlossenen stationären Heilbehandlungen wegen Tuberkulose der Atmungsorgane nach der Art der erfolgten Behandlung.

Auf die Resektionbehandlung entfielen 3,4 %. Beim Vergleich mit den beiden Vorjahren ergibt sich ein eindeutiger Rückgang der Kollapsbehandlung, (1965 = 1,5 %, 1966 = 1,0 %, 1967 = 0,6 %), während der Anteil an Resektionsbehandlungen prakt. gleich blieb (1965 = 3,3 %, 1966 = 3,3 %, 1967 = 3,4 %).

Aus Tabelle 43 sind die absoluten Zahlen der angewandten Behandlungsmethoden zu ersehen.

Tabelle 43. *Tuberkulose der Atmungsorgane*
Art der Behandlung

Jahr	Gesamtzahl der Fälle	Keine Behandlung	Kons. ohne Tub. stat.	Kons. mit Tub. stat.	Pnth. intrapl.	Pnth. extrapl.	Th. Pla. Plo.	Resek-tionen	Kav. Drain.	sonst. pulm. Op.	sonstige Op.
1965	55 233	1 785	3 492	46 496	343	271	286	1 877	148	228	287
1966	52 137	1 685	3 556	43 965	230	186	184	1 726	151	194	260
1967	48 534	1 428	3 257	41 149	159	145	137	1 658	125	197	279

Behandlungserfolge

Die Statistik über die Gesundheitsmaßnahmen der Deutschen Rentenversicherung enthält auch zahlreiche Tabellen,aus denen der bakteriologische Befund bei Beginn und am Ende der Behandlung zu ersehen ist sowie Tabellen, welche Einblick in das Kavernenverhalten geben. Zur Charakterisierung des Bakterienverhaltens im Auswurf bei Beginn und bei Abschluß der Behandlung sind folgende Symbole üblich:

1) ∅ - ∅ = Keine Tub.-Bakterien bei Beginn und bei Abschluß der Behandlung nachgewiesen.

2) + - ∅ = Bei Beginn der Behandlung Tub.-Bakterien nachgewiesen, bei Abschluß der Behandlung, bei ausschließlich mikroskopischer Untersuchung, keine Tub.-Bakterien nachgewiesen.

3) + - ∅ (K + T)=Bei Beginn der Behandlung Tub.-Bakterien nachgewiesen, bei Abschluß der Behandlung keine Tub.-Bakterien mehr nachgewiesen, einschließlich Anwendung von Kulturverfahren oder Tierversuch.

4) + - + = Tub.-Bakterien bei Beginn und bei Abschluß der Behandlung nachgewiesen.

Angaben über die Anzahl der Untersuchungen und über die Untersuchungsabstände sind in der Statistik nicht enthalten. Es kann somit nur von Sputumnegativierungen gesprochen werden, nicht aber von Sputumkonversionen, da es für diese Bezeichnung eine international anerkannte Definition gibt und die Statistik nicht erkennen läßt inwieweit die, in der internationalen Definition für Sputumkonversion verlangten, Voraussetzungen erfüllt wurden.

Bei einer Aufteilung der Fälle nach dem Bakterienbefund am Beginn der Behandlung ist die interessante Feststellung zu machen, daß das Verhältnis von offenen zu geschlossenen Fällen von Jahr zu Jahr fast gleich ist. Es betrug dieses Verhältnis in den Jahren 1964 - 1967 stets entweder 40 : 60 % oder 39 : 61 %, und zwar 40 bzw. 39 % offene und 60 bzw. 61 % geschlossene Fälle (s. Abb. 37). Die gleiche Konstanz zeigt sich auch bei dem Verhältnis von kavernisierten zu nichtkavernisierten Befunden (s. Abb. 43).

Die Abb. 37 informiert außerdem über die Ergebnisse der bakteriologischen Auswurfuntersuchungen bei Abschluß der Behandlung. Von den Fällen, welche zu Beginn der Behandlung Tub.-Bakterien im Auswurf ausschieden und 1967 aus stationärer Behandlung entlassen wurden, hatten bei Abschluß der Behandlung ein negatives Sputum = 60 % (11.006). In 40 % der Fälle (7.237) waren bei Abschluß der Behandlung noch Bakterien im Auswurf nachweisbar. Ein Vergleich mit den Vorjahren ergibt, daß der Anteil der Fälle, bei denen das Sputum negativiert werden konnte, gestiegen ist, und zwar 1964 = 57 %, 1965 = 56 %, 1966 = 58 %, 1967 = 60 %.

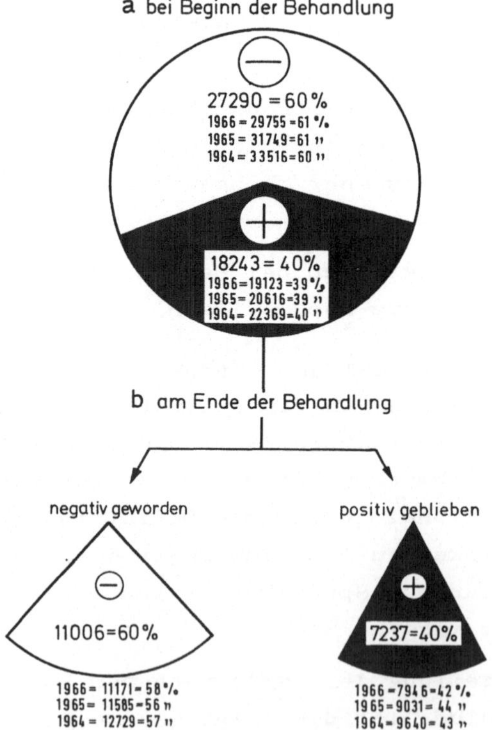

Abb. 37. Aufgliederung sämtlicher 1967 im Bereich der Deutschen Rentenversicherung abgeschlossenen stationären Heilbehandlungen wegen Tuberkulose der Atmungsorgane nach dem Ergebnis der Auswurfuntersuchungen auf Tuberkelbakterien sowohl bei Beginn als auch am Ende der Behandlung sowie zum Vergleich die Ergebnisse der Jahre 1964 - 1966. Die Art der angewandten bakteriologischen Untersuchungsmethoden ist aus Abb. 38 zu ersehen.

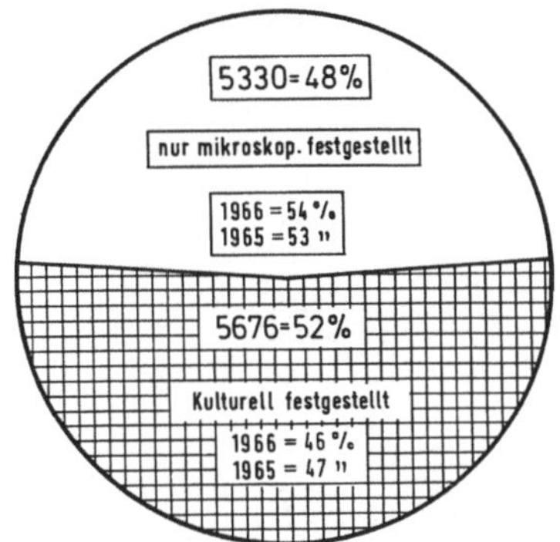

Abb. 38. Art der angewandten bakteriologischen Untersuchungsmethoden zur Feststellung der Sputumnegativierung bei sämtlichen, 1967 im Bereich der Deutschen Rentenversicherung abgeschlossenen stationären Heilbehandlungen wegen Tuberkulose der Atmungsorgane, mit Tb.-pos. Auswurf zu Beginn der Behandlung (18.243). Es sind alle Formen der Entlassung enthalten. Abb. 39 zeigt die Verhältnisse bei den ausschließlich regulär beendeten Behandlungen.

In Abb. 38 wurde die Art der Sputumuntersuchungen zusammengestellt, welche zur Feststellung der Sputumnegativierungen bei den 1967 abgeschlossenen Fällen angewandt wurden. Aus dieser Zusammenstellung ist zu ersehen, daß in 48 % aller Fälle die angegebenen Sputumnegativierungen lediglich auf mikroskopischen Untersuchungen beruhten, während in 53 % zur Feststellung der Negativierung auch das Kulturverfahren oder der Tierversuch herangezogen wurden. Aus Abb. 38 ist aber auch zu ersehen, daß gegenüber den beiden Vorjahren die Zahl der Untersuchungen mit dem Kulturverfahren sprunghaft angestiegen ist. Während in den Jahren 1965 und 1966 nur in 47 bzw. 46 % das Kulturverfahren bzw. der Tierversuch zur Feststellung der Negativierung angewandt wurden, waren es 1967 = 52 %. Die zahlreichen diesbezüglichen Hinweise der letzten Jahre in Kongreßreferaten und anderen Publikationen, haben sicher hierzu beigetragen. Ob der höhere Anteil an Sputumnegativierungen des Jahres 1967 mit dem Anstieg der Kulturuntersuchungen in direktem Zusammenhang steht, kann nur vermutet werden. Es wäre denkbar, daß die Zunahme der Kulturuntersuchungen auch eine Zunahme der Sensibilitätstestungen der Keime zur Folge hatte und daß unter Zuhilfenahme der Testergebnisse eine gezieltere und damit wirksamere Therapie erfolgte.

Gegenüber den Vorjahren ist es zweifellos ein Fortschritt, wenn 1967 in 52 % aller Fälle zum Nachweis der Negativierung, auch von dem Kulturverfahren Gebrauch gemacht wurde.

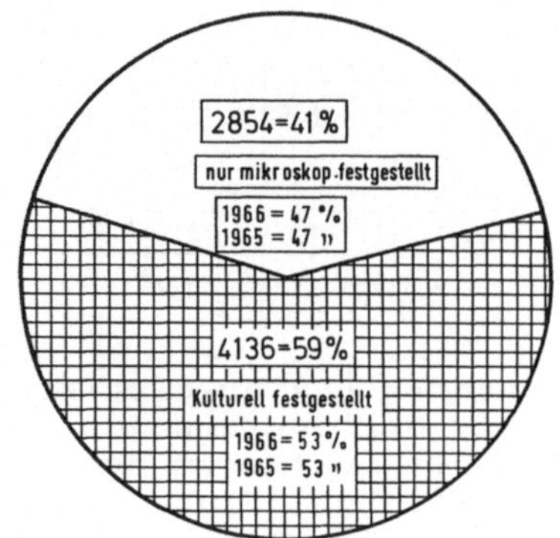

Abb. 39. Art der angewandten bakteriologischen Untersuchungsmethoden zur Feststellung der Sputumnegativierung bei sämtlichen 1967 im Bereich der Deutschen Rentenversicherung regulär abgeschlossenen stationären Heilbehandlungen wegen Tuberkulose der Atmungsorgane mit Tb.-pos. Auswurf zu Beginn der Behandlung (6.990). Zum Vergleich auch die Ergebnisse der Jahre 1965 und 1966.

Dieses Ergebnis ist aber bei weitem noch nicht als zufriedenstellend anzusehen. Es ist schwer verständlich, wieso auch 1967 noch in 42 % der zu Beginn der Behandlung positiven Fälle, zur Überprüfung der Negativierung nicht das Kulturverfahren angewandt wurde. Es könnte vielleicht der Einwand gemacht werden, daß der rel. hohe Anteil an ausschließlich mikroskopischen Untersuchungen durch die irregulären Entlassungen bedingt ist, und zwar dadurch, daß Kulturen zwar angesetzt waren, das Ergebnis aber zum Zeitpunkt der irregulären Entlassung noch nicht vorlag. Ohne Zweifel trifft dies für eine Reihe der Fälle zu. Diese Fälle sind aber nicht die Hauptursache für den hohen Anteil an ausschließlich mikroskopischen Untersuchungen. Den Beweis hierfür liefert Abb. 39. Hier wurde die Art der angewandten Auswurfuntersuchungen nur bei den regulär entlassenen Fällen zusammengestellt. Es zeigt sich, daß von den 1967 regulär entlassenen Fällen, welche zu Beginn der Behandlung ein positives Sputum aufwiesen, bei 41 % auf das Kulturverfahren bei Abschluß der Behandlung, zur Überprüfung der Sputumnegativierung, verzichtet wurde. Erfreulich ist jedoch auch hier, daß gegenüber den beiden Vorjahren ein sprunghafter Anstieg der Kulturuntersuchungen zu verzeichnen ist (1965 = 53 %, 1966 = 53 %, 1967 = 59 %).

In Abb. 40 wurden in Säulendiagrammen die Sputumnegativierungen, getrennt nach Geschlecht und Versicherungszweig, gegenübergestellt. Aus dieser Darstellung ist zu ersehen, daß der Anteil an Negativierungen bei den Frauen höher ist als bei den Männern. Außerdem geht hervor, daß Sputumnegativierungen bei dem Personenkreis der Angestelltenversicherung häufiger vorkommen als bei dem Personenkreis der Arbeiterrentenversicherung. In Abb. 26 sind auch die Ergebnisse der beiden Vorjahre eingetragen. Es ist zu erkennen, daß die Negativierungsquoten in allen Gruppen um einige Prozent angestiegen sind, am stärksten bei dem Personenkreis der Angestelltenversicherung.

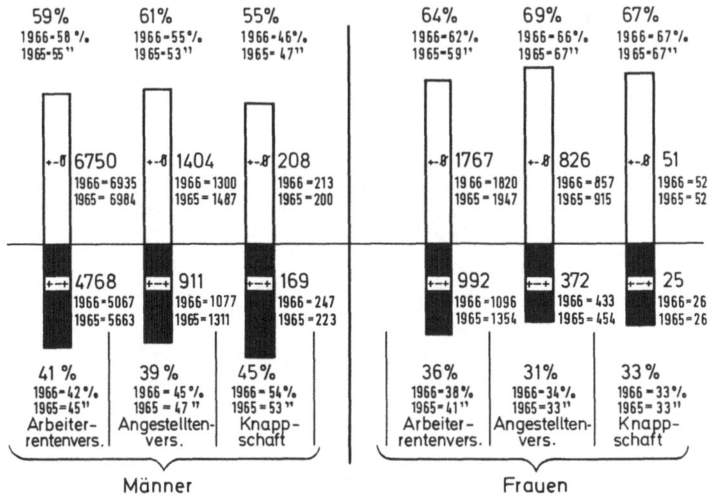

Abb. 40. Aufgliederung sämtlicher 1967 im Bereich der Deutschen Rentenversicherung abgeschlossenen stationären Heilbehandlungen wegen Tuberkulose der Atmungsorgane nach Geschlecht und Art des Versicherungsträgers sowie nach dem Ergebnis der bakteriologischen Auswurfuntersuchungen zu Beginn und am Ende der Behandlung (+ - Ø = bei Aufnahme pos. bei Entlassung neg. + - + = bei Aufnahme und Entlassung pos.). Zum Vergleich die Ergebnisse der Jahre 1965 und 1966.

In den Abbildungen 41 und 42 sind die Negativierungen des Jahres 1967 im Zusammenhang mit der Entlassungsform dargestellt. Die Abb. 41 gibt Auskunft darüber, welche Entlassungs-

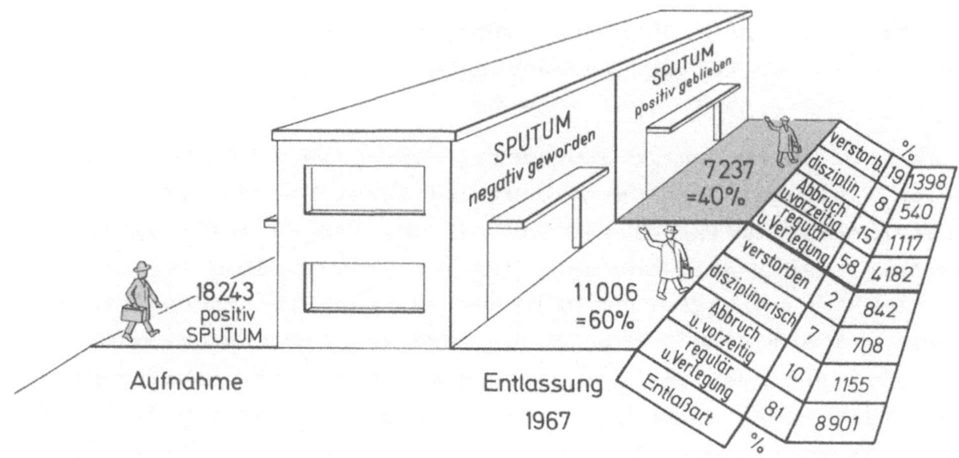

Abb. 41. Aufgliederung sämtlicher 1967 im Bereich der Deutschen Rentenversicherung abgeschlossenen stationären Heilbehandlungen wegen Tuberkulose der Atmungsorgane nach dem Behandlungsergebnis, gemessen an der Zahl der Sputumnegativierungen sowie Aufgliederung der Erfolge bzw. Mißerfolge nach der Art der Entlassung.

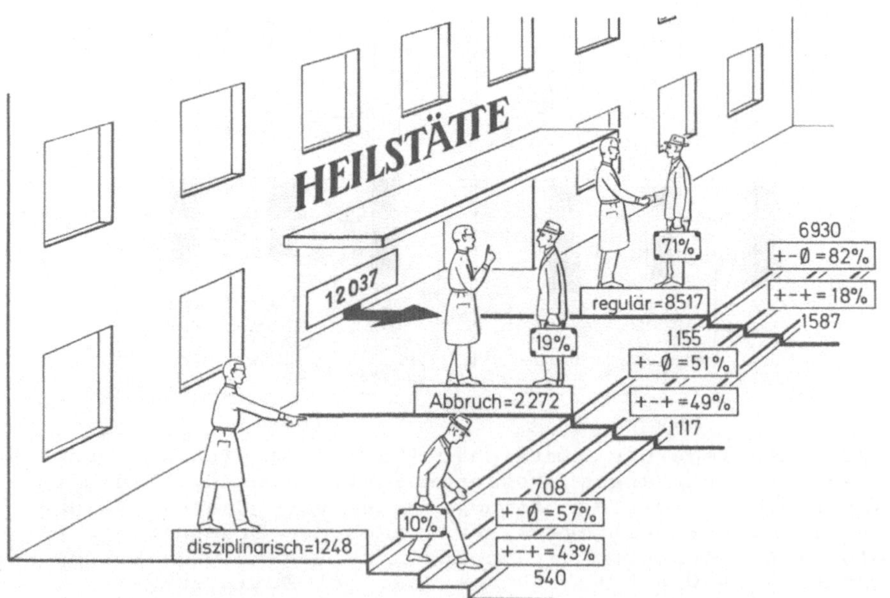

Abb. 42. Aufgliederung der 1967 im Bereich der Deutschen Rentenversicherung abgeschlossenen stationären Heilbehandlungen wegen Tuberkulose der Atmungsorgane, bei denen die Patienten nach Hause entlassen wurden, nach der Art der Entlassung und dem Behandlungsergebnis, gemessen an der Zahl der Sputumnegativierungen in den einzelnen Gruppen. Die Anzahl der Verstorbenen und die Verlegungen sind gegenüber Abb. 41 herausgenommen.

form sowohl bei den negativ gewordenen als auch bei den positiv gebliebenen Fällen vorlag. Hier sind die Todesfälle und die Verlegungen mit eingeschlossen. In Abb. 42 hingegen wurden nur diejenigen Fälle erfaßt, die nach Hause entlassen wurden, sei es regulär, sei es, daß sie die Behandlung abgebrochen haben oder aus disziplinarischen Gründen nach Hause geschickt wurden. - Die Abb. 42 unterscheidet sich außerdem dadurch von Abb. 41, daß der jeweilige Anteil an Sputumnegativierungen für die drei verschiedenen Entlassungsformen getrennt ermittelt wurde. Bei den Fällen mit regulärer Entlassung ergab sich für 1967 eine Negativierungsquote von 82 %. Bei den irregulären Entlassungen lagen die Werte bedeutend niedriger, und zwar 51% bei den eigenmächtigen Behandlungsabbrüchen und 57 % bei den disziplinarischen Entlassungen.

Zur Charakterisierung des Kavernenverhaltens bei Abschluß der Behandlung unterscheidet die Statistik des Verbandes Deutscher Rentenversicherungsträger 3 Gruppen, und zwar:

a) Kavernen nicht mehr nachweisbar
b) Kavernen wesentlich verkleinert
c) Kavernen unverändert

Aus Abb. 43 ist zu ersehen, wie das Verhältnis von kavernisierten zu nicht-kavernisierten Prozessen in den Jahren 1967, 1966 und 1965 zu Beginn der Behandlung war und wie sich die Behandlung auf die Kavernen ausgewirkt hat. Das Verhältnis von kavernisierten zu nicht-kavernisierten Prozessen bei Beginn der Behandlung war in allen 3 Jahren gleich. Es hatten sowohl 1965 als auch 1966 und 1967, 45 % aller Fälle Kavernen und 55 % keine Kavernen. Was die Auswirkung der Behandlung auf die Kavernen angeht, so ist ebenfalls, im Gegensatz zum Bakterienverhalten, ein weitgehend konstantes Verhalten, während der drei untersuchten Jahre festzustellen. Es waren bei den 1967 abgeschlossenen Fällen keine Kavernen mehr nachweisbar in 38 % aller Fälle (1966 = 37 %, 1965 = 37 %) die Kavernen waren wesentlich verkleinert in 23 % (1966 = 23 %, 1965 = 23 %) die Kavernen waren unverändert in 39 % (1966 = 40 %, 1965 = 40 %).

Die Verbandsstatistik enthält auch eine Tabelle, aus der hervorgeht, wie groß der Anteil der Fälle ist bei denen zu Be-

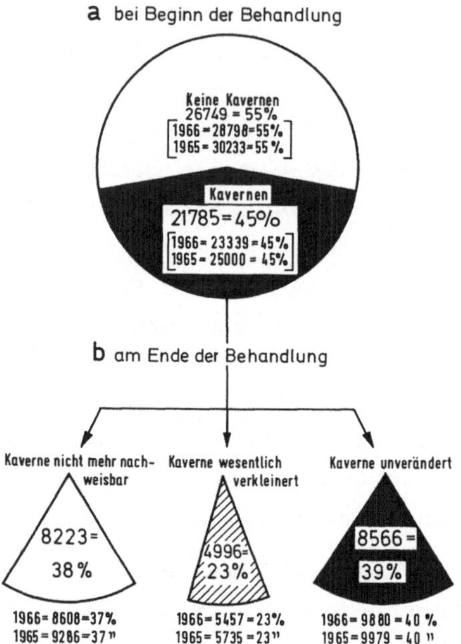

Abb. 43. Aufgliederung sämtlicher 1967 abgeschlossenen stationären Heilbehandlungen wegen Tuberkulose der Atmungsorgane nach dem Kavernenbefund bei Beginn und am Ende der Behandlung sowie zum Vergleich die Ergebnisse der Jahre 1965 und 1966.

ginn der Behandlung, sowohl eine Kaverne als auch ein positiver Sputumbefund vorlagen. Diese Tabelle ist sehr aufschlußreich. Sie gibt Auskunft darüber, wie groß der Anteil an idealen Behandlungsergebnissen, Behandlungsversagern und "offenen Kavernenheilungen" (open-negativ-syndrom) ist. Ein ideales Behandlungsergebnis liegt vor, wenn die Kaverne nicht mehr nachweisbar ist und das Sputum negativ. Unter 14.087 Fällen ist ein derartiger "Idealerfolg" 1967, 4.233 mal = 30 % zu verzeichnen gewesen. - Behandlungsversager = Kaverne noch nachweisbar, Sputum weiterhin positiv, waren 5.741 mal = 41 % zu verzeichnen und "offene Kavernenheilungen" traten in 4.012 Fällen = 28 % ein (s. Abb. 44).

Die hier wiedergegebenen Daten sind nur ein Auszug aus den zahlreichen Zahlenzusammenstellungen, welche in der Statistik der Deutschen Rentenversicherung über die Gesundheitsmaßnahmen enthalten sind.

Es wurden nur diejenigen Daten ausgewählt und in leicht überschaubare graphische Darstellungen übertragen, von denen anzunehmen ist, daß sie das Interesse aller Kreise finden werden, welche sich mit der Tuberkulosebekämpfung, insbesondere aber mit der stationären Behandlung, befassen.

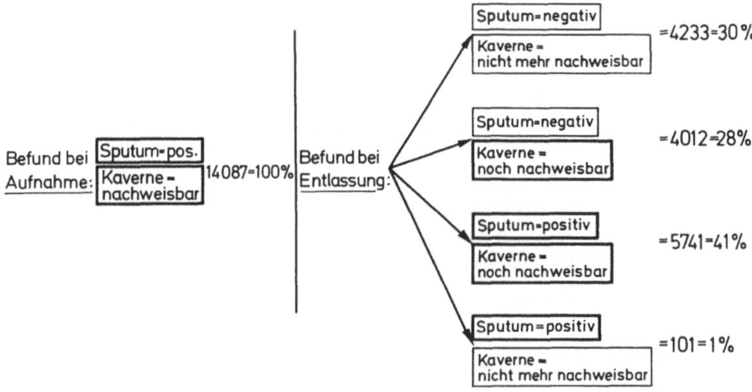

Abb. 44. Behandlungsergebnis bei 14.087 1967 im Bereich der Deutschen Rentenversicherung abgeschlossenen stationären Heilbehandlungen bei denen vor Beginn der Behandlung sowohl eine Kaverne als auch ein positiver Auswurfbefund vorlag.

Wie bereits zu Beginn erwähnt, gibt es keine vergleichbare Statistik, welche Jahr für Jahr über eine derart große Anzahl von stationären Behandlungsfällen, eine derartig große Fülle an Informationen vermittelt. Das Zahlenmaterial, welches die Deutsche Rentenversicherung in jedem Jahr vorlegt, kann daher als ein äußerst wertvoller Orientierungsmaßstab für die Gesamtleistung der stationären Behandlung bei der Bekämpfung der Tuberkulose in der Bundesrepublik angesehen werden. Die Kenntnis der Gesamtleistung ist sicher genau so wichtig, wie die Kenntnis der potentiellen Leistungsfähigkeit der stat. Behandlung, gewonnen an einigen Kliniken, an ausgelesenen Gruppen, unter optimalen Bedingungen.

Es wurde in diesem Bericht bewußt vermieden, aus dem vorgelegten statistischen Zahlenmaterial Hypothesen aufzustellen. Die Aufgabe wurde vielmehr ausschließlich darin gesehen, Informationen über Fakten zu vermitteln. Es sollte von einem Zahlenmaterial Kenntnis gegeben werden, über welches sich jeder seine eigenen Gedanken machen kann, und welches bei den verschiedensten praktischen und theoretischen Erörterungen im Zusammenhang mit der Tuberkulosebekämpfung als Arbeitsunterlage oder Referenz benutzt werden kann.

c) Tuberkulosefürsorge der Deutschen Bundesbahn

Das Bundesbahnsozialamt hat wie in früheren Jahren wieder seine Geschäftsberichte über die "Gesundheitshilfe für Beamte und angestelltenversicherte Mitarbeiter" für 1966 und 1967 zur Verfügung gestellt. Diesen Berichten sind folgende Angaben über die Tuberkulose und ihre Bekämpfung entnommen.

Die Tabelle 44 macht den erheblichen Rückgang der jährlich abgeschlossenen stationären Heilbehandlungen deutlich.

1962 = 1.282 Fälle
1963 = 1.086 Fälle
1964 = 1.218 Fälle
1965 = 1.186 Fälle
1966 = 1.066 Fälle
1967 = 879 Fälle

(Da ein entsprechender Nachweis der ambulanten Behandlungsfälle fehlt, können aus diesen Zahlen keine allgemeinen Schlüsse gezogen werden; trotzdem sind sie interessant.)

In der Tabelle 45 sind die bewilligten Heilverfahren (zahlenmäßig mit den "abgeschlossenen" nicht übereinstimmend) aufgeführt, aufgeschlüsselt nach Männern, Frauen und Kindern.

Tabelle 45:

	1965	1966	1967
Männer	725	697	605
Frauen	295	280	244
Kinder	125	110	120
Zusammen:	1.145	1.087	969

Von besonderem Interesse ist der Zugang an neuen Tuberkulosefällen in den letzten Jahren.

Tabelle 46

	Ia	Ib	Ic	Id	zusammen Ia - d
1964	252	112	841	226	1.431
1965	191	75	572	188	1.036
1966	168	57	464	180	869
1967	154	50	428	163	795

1960 betrug die Gesamtzahl der neuen Fälle noch 2.442 ! Gewiß ein höchst erfreulicher Rückgang, selbst wenn man darauf hinweist, daß der Bezug auf die Gesamtzahl der Bediensteten fehlt, die durch die Rationalisierungsmaßnahmen bei der Bundesbahn vielleicht nicht unerheblich abgenommen hat ! Die Verlagerung der Erkrankungsfälle in die höheren Altersgruppen wird auch in diesen Berichten bestätigt. Ähnlich abnehmende Tendenz wie die Zugänge zeigen auch die Zahlen der Überwachungsfälle.

Tabelle 47

	Überwachungsfälle (also einschl. IIa)	und der Sterbefälle
1964	20.867	222
1965	18.137	118
1966	17.524	109
1967	16.561	120

In dem Bericht wird betont, daß die Kranken ohne nennenswerte Wartezeiten in den Heilstätten aufgenommen werden konnten. Neben den bekannten Tuberkuloseheilanstalten der Bundesbahn, Heilstätte Stadtwald in Melsungen und die Römerberg-Klinik (früher Schwarzwald-Sanatorium) in Schömberg werden als Vertragsheilstätten noch das Sanatorium Dr. Schliz in Schömberg und das Kinderkrankenhaus Engelsbrand belegt. Sicherungskuren werden im Sanatorium Deutsches Haus in St. Blasien durchgeführt. Insgesamt stehen 477 Betten zur Verfügung, es werden aber auch Kranke in heimatnahen Heilstätten untergebracht. Am Ende des Jahres 1967 befanden sich 615 Kranke in stationärer Behandlung, davon 30 in Dauerbehandlung. In häuslicher Pflege als Dauerbehandlung befanden sich 229 Kranke.

Die Tabelle 48 gliedert die abgeschlossenen Heilverfahren nach Krankheits- und Altersgruppen auf, in Klammern die Zahlen vom Vorjahr. Am Rückgang der Gesamtzahl ist hauptsächlich die Tuberkulose der Atmungsorgane beteiligt, viel weniger die extrapulmonalen Formen.

Tabelle 48. *Abgeschlossene stationäre Tuberkuloseheilbehandlungen getrennt nach Krankheits- und Altersgruppen*

Krankheitsgruppe	0–4	5–9	10–14	15–19	20–29	30–39	40–49	50–59	60 u. älter	Zus.
Tbk der Atmungsorgane	3	2	4	27	56	53	105	182	203	635 (784)
Pleuritis exsudativa .	–	–	5	1	4	2	7	5	5	29 (41)
Knochen-, Gelenk-Tbk .	–	1	1	–	1	4	2	4	9	22 (33)
Hirnhaut-, ZNS-Tbk .	–	–	–	2	–	1	1	–	2	6 (3)
Haut-, Lymphknoten-Tbk	2	–	–	–	2	3	4	11	8	30 (37)
Augen-Tbk	–	–	–	–	1	6	8	6	3	24 (30)
Uro-Tbk	–	–	–	–	5	12	26	9	5	57 (75)
Genital-Tbk	–	–	–	–	–	6	15	4	2	27 (29)
Sonstige, Primär-Tbk .	4	13	9	1	4	–	4	1	–	36 (33)
Morbus Boeck . . .	–	–	–	–	1	1	1	1	–	4 (1)
Insgesamt	9	16	19	31	74	88	173	223	237	870 (1066)
Keine Tbk	2	3	–	2	5	3	7	10	8	40 (43)

d) Tuberkulosebekämpfung bei der Bundespost

Nach dem Bericht des Sozialamtes der Deutschen Bundespost ist die Zahl der Tuberkulosekranken unter den Postbediensteten seit 1963 langsam weitergesunken, in bezug auf das gesamte aktive Personal von 0,85 auf 0,81 % (s. Tab. 50).

Tabelle 49. *Finanzielle Aufwendungen für die Tuberkulosebekämpfung bei den Bahnbediensteten für 1967, Vorjahr in Klammern; dazu BfA.*

DB		
Stationäre Heilbehandlung	4171000	(4477000) DM
BSW		
Vor- und Nachfürsorge	950000	(970000) DM
Hilfe zum Lebensunterhalt	879000	(847000) DM
Vorbeugende Maßnahmen (Kindererholungskuren)	236000	(306000) DM
zusammen	6236000	(6600000) DM
BfA		
stationäre Heilbehandlung, Übergangsgeld, Schongeld, Taschengeld, Zehrgeld	226000	(253000) DM

Tabelle 50. *Zahl der Tuberkulosekranken bei der Deutschen Bundespost.*

Jahr	Zahl der Bediensteten	Zahl der Tbk.-Kranken	in%
Ende 1963		3.719	
Ende 1964	430.041	3.638	0,85
Ende 1965	431.199	3.568	0,83
Ende 1966	434.758	3.538	0,81

Die Aufwendungen nach dem Bundessozialhilfegesetz zeigt Tabelle 51:

	1965	1966
a) Zur Durchführung der Heilbehandlung und Heilstättenbehandlung	DM 2.675.301,--	DM 2.485.681,--
b) Für ambulante und sonstige Tbk.-Behandlung	DM 294.314,--	DM 284.734,--
c) Für Leistungen der wirtschaftlichen Hilfe	DM 333.798,--	DM 290.820,--
d) Für die Unterbringung von Kindern in besonderen Kindererholungsheimen	DM 16.935,--	DM 19.545,--
e) Für von Amts wegen veranlaßte lungenfachärztliche Untersuchung von Tbk.-verdächtigen Bediensteten	DM 11.532,--	DM 10.038,--
f) Für weitere Maßnahmen zur Tuberkulose-Bekämpfung (z.B. vorbeugende Maßnahmen, Sonstiges)	DM 56.540,--	DM 51.072,--
	DM 3.388.420,--	DM 3.141.890,--

e) Heilbehandlung im Rahmen der Kriegsopferversorgung

Die Tabelle 52 ist aus Fragebögen zusammengestellt, die das DZK an die Versorgungsämter der Länder verschickt hatte. Die Beantwortung der Fragen ist sehr ungleich und unvollständig, es ist offensichtlich, daß vielen Landesversorgungsämtern keine entsprechenden statistischen Erhebungen zur Verfügung stehen. Die Frage nach dem Gesamtkostenaufwand für die Tuberkulosebekämpfung konnte überhaupt nicht beantwortet werden, weil die Tuberkulose in den Abrechnungen nicht gesondert ausgewiesen wird.

Die Gesamtzahl der Versorgungsberechtigten mit 50 % und mehr Minderung der Erwerbsfähigkeit ist weiter im Rückgang begriffen; auch wenn man für Bremen und Rheinland-Pfalz, die keinen Bericht eingeschickt haben, ca. 3.000 Kranke ansetzt, ergibt sich von 1965 bis 1967 ein Rückgang um ca. 3.400, von 1963 bis 1965 betrug er 4.250.

Die Zahlen der durchgeführten stationären Heilverfahren sind statistisch nicht verwertbar, von einigem Interesse sind aber die Pflegesätze, da sie die allgemeine Preissteigerung erkennen lassen, 1965 wurde noch ein Durchschnitt von DM 28,-- errechnet.

Im übrigen darf auf den Bericht von Oberarzt Dr. Schürer vom Versorgungskrankenhaus Berchtesgaden hingewiesen werden (Jahrbuch 1964/65, S. 129 - 132), an den darin geschilderten Verhältnissen hat sich inzwischen sicher nichts Wesentliches geändert.

f) Tuberkulosebekämpfung im Bundesgrenzschutz 1966/1967

Der dankenswerte Bericht des Bundesgrenzschutz' (Oberstarzt Dr. Nolte) interessiert hauptsächlich durch die Ergebnisse der Tuberkulintestungen und Röntgenreihenuntersuchungen. Die Tabellen 53, 54, 55, 56 sind als Fortsetzung der entsprechenden Tabellen im Jahrbuch 1964/65 unverändert dem Bericht entnommen, sie zeigen nichts grundsätzlich Neues. In der Tabelle 56 ist eine Spalte "Vorsorge" dazugekommen: dies sind zusätzliche Schirmbildaufnahmen im ventro-dorsalen Strahlen-

Tabelle 52. *Einige Zahlen zur Tuberkulosebekämpfung im Rahmen der Kriegsopferversorgung*

Land	Zahl der Tbk-Kranken mit 50 % und mehr Minderung der Erwerbsfähigkeit		Stationäre Kuren insgesamt		Durchschnittliche Pflegesätze für eigene Anstalten und Vertragsanstalten	
	1966	1967	1966	1967	1966	1967
Schleswig-Holstein	2045	1983	–	–	DM 33,–	DM 34,65
Hamburg	2126	1922	–	–	–	–
Niedersachsen	4388	4388	330	292	DM 38,40	DM 47,20
Bremen	–	–	–	–	–	–
Nordrhein	3974	4143	–	–	–	–
Westfalen	2995	2939	–	–	–	–
Hessen	3909	3358	91	66	DM 28,65	DM 29,80
Rheinland-Pfalz	–	–	–	–	–	–
Baden-Württemberg	6544	5754	1108	1188	DM 30,–	DM 30,–
Bayern	6786	5729	1927	1904	DM 36,79 – DM 40,23	DM 37,57 – DM 45,26
Saarland	540	498	31	29	–	–
Berlin	2084	2017	237	213	DM 26,80	DM 28,10
	35391	32731				

gang bei allen Beamten, die das 40. Lebensjahr überschritten haben. Die Zahl der Zugänge an neuen Tuberkulosefällen ist nach dem Tiefststand von 1965 wieder angestiegen, wie aus dem Bild zu ersehen ist. Da die absolute Zahl nur 10 beträgt, können daraus keine Schlüsse gezogen werden.

Tabelle 53. *Zahl der Tuberkulinproben und Ergebnisse seit 1957 (Moro-positiv-% und Kataster berechnet nach der Schulzeschen Formel)*

Jahr	Getestet (Fallzahl)	Moro-positive (Pflasterprobe)		MM-positiv (Intracutanprobe mit 50 TE GT)	Tuberkulin-Kataster (positiv)
		Zahl	%		
1957	9475	5690	60,26	2021	82,31 %
1958	4330	2337	53,98	1059	78,23 %
1959	3408	1872*)	54,93	874	80,69 %
1960	2000	1159	57,95	445	80,20 %
1961	1339	646	48,25	351	74,46 %
1962	1646	775	47,08	461	75,09 %
1963	5237	2449	46,76	1453	74,54 %
1964	3782	1576	41,67	1102	70,86 %
1965	4140	1840	44,44	1100	71,05 %
1966	5436	2239	41,19	1395	66,85 %
1967	4889	1889	38,64	1348	66,21 %

Tabelle 54. *Zahl der BCG-Impfungen (durch Multipunktur nach Rosenthal) und Ergebnis der Überprüfung der Tuberkulinallergie nach Impfung (Moto-positiv-% und Kataster berechnet nach der Schulzeschen Formel)*

Jahr	Getestet (Fallzahl)	Moro-positive (Pflasterprobe)		MM-positiv (Intracutanprobe mit 50 TE GT)	Tuberkulin-Kataster (positiv)
		Zahl	%		
1957	1545	1238	79,48	174	96,85 %
1958	909	713	79,22	145	97,16 %
1959	607	494	81,38	93	96,71 %
1960	415	316	76,14	91	98,07 %
1961	305	262	86,18	38	98,68 %
1962	386	325	84,20	61	100 %
1963	1253	977	77,97	245	97,53 %
1964	1053	818	77,68	219	98,48 %
1965	1172	940	80,20	204	97,95 %
1966	1757	1237	70,40	408	93,57 %
1967	1593	1112	69,81	417	95,35 %

Tabelle 55. *Vor 5 Jahren mit BCG Geimpfte, Zahl der positiven Tuberkulin-Reaktionen (Moro-positiv-% und Kataster berechnet nach der Schulzeschen Formel)*

Vor 5 Jahren mit BCG geimpft		Moro-positiv (Pflasterprobe)		MM-positiv (Intracutanprobe mit 50 TR GT)	Tuberkulin-Kataster (positiv)
Jahr	Zahl	Jahr	%		
1963	521	369	70,83	142	98,08 %
1964	331	258	77,95	61	96,37 %
1965	224	179	79,91	40	97,77 %
1966	209	179	85,64	29	99,52 %
1967	118	85	72,03	33	96,61 %

Tabelle 56. *Anzahl der Schirmbilduntersuchungen von GS-Beamten und Zivilbediensteten seit 1956 sowie Anzahl der hierbei aufgedeckten behandlungs- oder überwachungsbedürftigen Tuberkulosen*

Schirmbilduntersuchungen im Bundesgrenzschutz							
Jahr	Einstellung (Dienstanfänger)	davon bisher unbekannte I a/b, I c und II a	Wiederholung (GS-Beamte)	davon bisher unbekannte I a/b, I c und II a	Wiederholung (Zivilbedienst., z.B. Arb., Angest.)	davon bisher unbekannte I a/b, I c und II a	Vorsorge
1956	1220	2	6317	20	1016	12	–
1957	4621	8	5628	10	1104	20	–
1958	3908	1	7936	5	1348	15	–
1959	3169	1	10450	14	1598	15	–
1960	1932	4	10871	9	1663	11	–
1961	1335	–	10471	7	1863	3	–
1962	1883	1	9757	5	1689	9	–
1963	5174	–	8654	2	1586	3	–
1964	3788	1	10684	6	1805	7	–
1965	4000	1	9900	3	2046	3	–
1966	5403	1	10320	3	2100	2	264
1967	4893	3	10760	8	2280	3	620

8 Heilverfahren wurden 1967 abgeschlossen mit den erforderlichen Maßnahmen zur Wiedereingliederung in das Arbeitsleben.

Bemerkenswert ist noch die Mitteilung, daß 1966/67 insgesamt bei 6 Beamten eine Lungen-Sarkoidose festgestellt worden ist.

g) Tuberkulosebekämpfung in der Bundeswehr 1966/67

Aus dem Bericht des Sanitätsamtes der Bundeswehr (Oberfeldarzt Dr. B e h r e n d t) für 1966/1967 geht hervor, daß die RRU nach wie vor das Rückgrat der Bekämpfungsmaßnahmen ist. Die Tabelle 57 zeigt den Umfang der Untersuchungen und die Ergebnisse, die denen der Vorjahre kaum nachstehen (s. Jahrbuch 1964/65, Tab. 51, S. 139). Vor allem fällt auf, daß bei der Einstellungsuntersuchung relativ viele ansteckungsfähige Lungentuberkulosen entdeckt werden. Im Hinblick darauf heißt es in dem Bericht: "Vielfache Vorschläge, die Rekruten v o r Einstellung in die Bundeswehr einer Röntgenuntersuchung zu unterziehen, um aktive und besonders fortgeschrittene ansteckende Krankheitsfälle aus der Kaserne fernzuhalten, konnte bisher nur an einigen wenigen Standorten, insbesondere im Musterungszentrum Hamburg, auf freiwilliger Basis verwirklicht werden. Ein Großteil der später anfallenden Versorgungsanträge, insbesondere auch die, die durch Umgebungskrankheitsfälle sich entwickeln, könnten durch eine röntgenologische Untersuchung vor der Einstellung vermieden werden." Die Abb. 45 legt ebenfalls diesen Gedanken nahe: Die exsudativen Pleuritiden, die behandelt werden mußten, dürften größtenteils auf frische Infektionen w ä h r e n d der Dienstzeit zurückgehen. Seit 1962 zeigt die Zahl der jährlich notwendigen Heilverfahren eher eine z u nehmende Tendenz, wobei aber die hohe Zahl für 1967 dadurch beeinflußt ist, daß seit Herbst 1967 Heilverfahren auch für Rekruten genehmigt werden, deren Tuberkulose bei der Einstellungsuntersuchung erstmals festgestellt wurde.

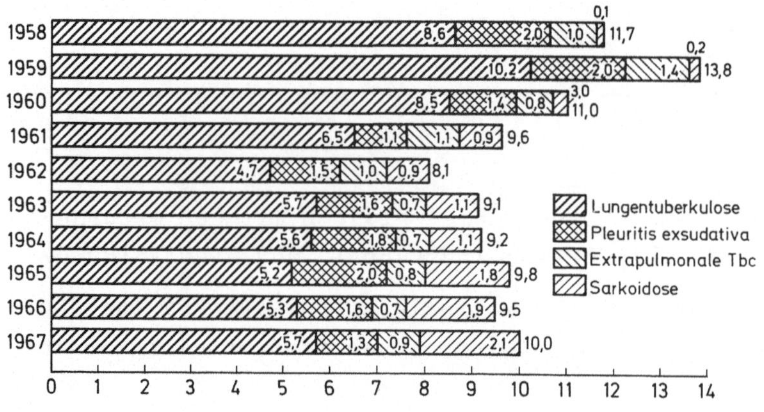

Abb. 45. Heilstättenfälle in der Bundeswehr 1958 bis 1967 nach Art der Krankheit.

Tabelle 57. *Ergebnisse der Schirmbilduntersuchungen in den Jahren 1966/67 in Absoluten und Verhältniszahlen auf 10 000 Untersuchte (in Klammern)*

RRU bei	Gesamtzahl		I a		I c		II a		II d		III		III f		IV		ohne Ergebnis	
	1966	1967	1966	1967	1966	1967	1966	1967	1966	1967	1966	1967	1966	1967	1966	1967	1966	1967
Einstellung	211 955	197 888	65 (3,0)	36 (1,8)	204 (9,6)	219 (11,0)	708 (33,4)	568 (28,7)	4	1	141	149	32 (1,5)	62 (3,1)	210 832	196 915	1	–
Wiederholung incl. Umgebungsunters. und sonstige Untersuch.	174 955	193 177	10 (0,57)	8 (0,41)	67 (3,8)	66 (3,4)	164 (9,3)	149 (7,7)	0	–	73	96	27 (1,5)	46 (2,3)	174 607	192 817	34	41
Entlassung	160 509	171 543	15 (0,9)	19 (1,1)	76 (4,7)	87 (5,0)	35 (2,2)	42 (2,4)	0	–	81	77	44 (2,7)	48 (2,7)	160 229	171 259	73	59
Gesamtzahl der Soldaten	547 419	562 608	90 (1,6)	63 (1,1)	347 (6,3)	372 (6,6)	907 (16,5)	795 (13,4)	4	1	295	322	103 (1,9)	156 (2,7)	545 668	560 991	108	100

Aus der Abbildung geht auch die zunehmende Rolle der Sarkoidose hervor. Unter den extrapulmonalen Krankheitsfällen dominieren die Urogenitaltuberkulosen (1966: 20 von 33, 1967: 18 von 39 Fällen), gefolgt von den Halsdrüsentuberkulosen.

1966 wurde eine größere Einheit einer Tuberkulintestung mit Tine-Test unterzogen: 65 % reagierten positiv, 1967 mit Tubergen-Test: 67,4 % (s. auch unter B, 1., d, Tuberkulinkataster).

Die Zahl der fachärztlichen Gutachten für die Versorgungsmaßnahmen bei Tuberkulosekranken ist weiter gestiegen, sie betrug 1967 1.019, gegenüber 807 im Jahre 1965.

Durch die stationäre Behandlung konnten sämtliche offenen Lungentuberkulosen in die geschlossene Form übergeführt werden. Todesfälle wurden weder 1966 noch 1967 beobachtet.

h) Tuberkulosehilfe im Rahmen der Sozialhilfe von Ministerialrat C. P. Spahn und Oberregierungsrat E. Donath, Bundesministerium des Innern

Der Aufwand der Sozialhilfeträger für Tuberkulosehilfe belief sich 1966 auf 133.679.000,-- DM (2,24 DM je Einwohner), 1967 auf 131.217.000,-- DM (2,19 DM je Einwohner). Die abfallende Tendenz (1964: 139.000.000,--DM, 1965: 132.151.000,--DM) scheint sich verlangsamt zu haben. Innerhalb der Bruttoausgaben der Sozialhilfe (1966: 2.317,7 Mio. DM, 1967: 2.550,4 Mio. DM) entfallen 1966 5,7 v.H. und 1967 5,1 v.H. auf Tuberkulosehilfe. Von den Hilfen in besonderen Lebenslagen haben nach wie vor die Hilfe zur Pflege (1966: 674.719.000,-- DM, 1967: 778.041.000,-- DM) und die Krankenhilfe (1966: 207.550.000,-- DM, 1967: 234.871.000,-- DM) einen höheren Aufwand aufzuweisen als die Tuberkulosehilfe, neuerdings auch die Eingliederungshilfe für Behinderte (1966: 175.887.000,-- DM, 1967: 210.565.000,-- DM).

Von den insgesamt 1.444.962 Empfängern der Sozialhilfe erhielten 1966 108.866 Tuberkulosehilfe (7,5 v.H.); die vorläufige Zahl für 1967 liegt mit 103.100 etwas darunter. Während bei der Sozialhilfe insgesamt der Anteil der Frauen den der Männer reichlich im Verhältnis 3 : 2 überwiegt, ist bei der

Tuberkulosehilfe der Anteil der Männer (55.196) etwas größer als der der Frauen (53.670). Mit zunehmendem Alter sinkt der Anteil der Tuberkulosehilfeempfänger an der Gesamtzahl der Empfänger von Sozialhilfe. Von den 558.084 Personen, die mit 60 oder mehr Jahren Sozialhilfe erhalten, waren 1966 23.133 Empfänger von Tuberkulosehilfe (4,1 v.H.), unter den 65-jährigen oder älteren (428.958) noch 14.165 (3,3 v.H.). Das Verhältnis von Männern zu Frauen war annähernd das gleiche wie bei der Gesamtzahl (12.537 : 10.596 bzw. 7.473 : 6.692). Die Statistik weist für 1966 103.384 Tuberkulosehilfeempfänger (1967 : 98.000) auf, die mit einem Aufwand von 104.329.000,-- DM (1967 : 101.455.000,-- DM) außerhalb von Anstalten betreut worden sind und 6.973 (1967 : 6.900), die die Hilfe in Anstalten mit einem Aufwand von 29.351.000,-- DM (1967: 29.763.000,-- DM) erhalten haben. Während die Zahlen der außerhalb von Anstalten betreuten Männer und Frauen nahezu gleich sind (51.733 Männer, 51.651 Frauen), weichen die Zahlen der innerhalb von Anstalten Betreuten stark voneinander ab: 4.425 Männer und 2.548 Frauen.

Leider enthält die Statistik keine Angaben darüber, wieviele von diesen Personen nur Hilfe zum Lebensunterhalt und wieviele neben der Hilfe zum Lebensunterhalt auch Heilbehandlung erhalten; Empfänger der Tuberkulosehilfe sind bekanntlich nicht nur Kranke und Genesene, sondern auch deren Familienangehörige. Auch bei der Betreuung in Anstalten handelt es sich nicht nur um stationäre Heilbehandlung, sondern auch um stationäre Maßnahmen der Hilfe zur Eingliederung in das Arbeitsleben und um Hilfe zum Lebensunterhalt in Alters- und Pflegeheimen. Da als Angehörige von Tuberkulosekranken in der Regel die Ehefrau, nur selten ein Ehemann Hilfe zum Lebensunterhalt erhält, muß bei den Männern eine erheblich größere Zahl von Empfängern von Heilbehandlung vermutet werden, als bei den Frauen. Die höhere Zahl der in Anstalten betreuten Männer dürfte aber nicht ausschließlich auf die höhere Erkrankungszahl zurückzuführen sein, sondern auch darauf, daß alleinstehende Männer häufiger Aufnahme in einem Alters- oder Pflegeheim suchen als Frauen.

Aus der zusammenfassenden Übersicht, die das Statistische Bundesamt in seinem Bericht zur Sozialhilfe 1966 veröffentlicht hat, ergeben sich folgende Aufwandszahlen (in Millionen) für 1964 bis 1966 :

Jahr	insgesamt	außerhalb von Anstalten		innerhalb von Anstalten	
		Mio DM	v.H.	Mio DM	v.H.
1964	139,0	108,6	78,13	30,3	21,77
1965	132,2	102,1	77,23	30,1	22,77
1966	133,7	104,3	78,01	29,4	21,99

Aus neueren Bekanntgaben ergeben sich für

1967	131,2	101,4	77,29	29,8	22,71

Aus dem Verhältnis der Aufwandszahlen außerhalb von Anstalten einerseits und in Anstalten andererseits ist unschwer zu erkennen, daß der Personenkreis, der außerhalb von Anstalten betreut wird, sich von dem in Anstalten betreuten erheblich unterscheidet. Eine Zusatzstatistik, die das Statistische Bundesamt 1968 durchführte, soll u.a. ergeben, welche Personengruppen von den Sozialhilfeträgern ergänzende Hilfe zu anderen Sozialleistungen erhalten. Der Bruttoaufwand lag 1966 und 1967 in 5 Ländern in der Nähe des Bundesdurchschnitts je Einwohner, und zwar in Hamburg, Hessen, Nordrhein-Westfalen, im Saarland und in Schleswig-Holstein.

Tabelle 58* *Bruttoaufwand – in Tausend DM –*

	1966	DM je Einwohner	1967	DM je Einwohner
Baden-Württemberg	12794	1,50	11367	1,33
Bayern	14234	1,39	14140	1,38
Berlin	15662	7,17	12665	5,80
Bremen	2249	3,00	2334	3,11
Hamburg	4193	2,27	3979	2,16
Hessen	12926	2,47	11989	2,29
Niedersachsen	23847	3,42	27526	3,95
Nordrhein-Westfalen	34485	2,05	33753	2,00
Rheinland-Pfalz	5768	1,60	5952	1,65
Saarland	2529	2,23	2362	2,09
Schleswig-Holstein	4993	2,02	5151	2,08
insgesamt	133679	2,24	131217	2,19

*)Tabellen 58 – 65: Quelle: Statistisches Bundesamt

Den höchsten Aufwand je Einwohner hat Berlin zu verzeichnen, das mit 86,98 DM (1966) bzw. 91,98 DM (1967) auch in der Sozialhilfe insgesamt den höchsten Aufwand je Einwohner hat (Bundesdurchschnitt 42,27 DM bzw. 42,54 DM). Mit erheblichem Abstand folgen Bremen und Hamburg.

Darstellung des Aufwandes nach Leistungsgruppen Tabelle 59

Tabelle 59. *Leistungsgruppe – in Tausend DM –*

	1966	Anteil am Gesamtaufwand der TH	DM je Einwohner	1967	Anteil am Gesamtaufwand der TH	DM je Einwohner
Heilbehandlung	28601	(21,4 %)	0,47	28557	(21,8 %)	0,47
davon stationäre Behandlung(§ 66 Abs. 2 BSHG) – ab 13. Behandlungsmonat	7381	(5,5 %)	0,12	7888	(6,0 %)	0,13
Hilfe zur Eingliederung in das Arbeitsleben	1152	(0,9 %)	0,02	1053	(0,8 %)	0,02
Hilfe zum Lebensunterhalt	90302	(67,6 %)	1,41	89991	(68,6 %)	1,41
Ernährungszulagen	16239	(12,2 %)	0,27	15431	(11,8 %)	0,26
Sonderleistungen	12712	(9,5 %)	0,21	10813	(8,2 %)	0,19
Vorbeugende Hilfe	912	(0,7 %)	0,02	804	(0,6 %)	0,01

Tabelle 59 läßt mit unbedeutenden Abweichungen die gleiche Aufteilung des Gesamtaufwandes auf die einzelnen Leistungsgruppen erkennen wie in den Vorjahren. Im Rahmen der Heilbehandlung nimmt der Anteil der sogenannten Dauerbehandlungsfälle (§ 66 Abs. 2 BSHG) langsam zu. Dies kann möglicherweise auf einer sorgfältigeren Erfassung beruhen; das Gewicht der Aufwendungen für Heilbehandlung insgesamt hat trotz kleiner Schwankungen nicht zugenommen.

Eine Aufgliederung der Fallzahlen sieht die Statistik nur für die mit Schul- und Berufsausbildung verbundene Tuberkulosehilfe vor. 1966 wurden insgesamt 975 Fälle erfaßt (588 männlich, 417 weiblich). Auf die Länder entfallen (in Klammern:

außerhalb von Anstalten): 253 (236) Nordrhein-Westfalen, 176 (174) Berlin, 134 (124) Hessen, 107 (92) Niedersachsen, 96 (57) Bayern, 76 (62) Baden-Württemberg, 74 (69) Schleswig-Holstein, 18 (13) Saarland, 13 (13) Bremen, 8 (8) Hamburg, 20 (4) Rheinland-Pfalz. In dieser Rubrik sind Berufsausbildung und Schulbildung zusammengefaßt. Das Schwergewicht der Leistungen der Sozialhilfeträger dürfte bei der Schulbildung liegen, doch dürften die Zahlen, die hier genannt sind, auch die Hilfe zur Schulbildung nicht voll wiedergeben. Von den Empfängern der Tuberkulosehilfe mit Schul- oder Berufsausbildung waren 58 60 Jahre oder älter (davon 54 außerhalb von Anstalten), 40 sogar 65 Jahre oder älter (davon 37 außerhalb von Anstalten). Es sei hierauf ausdrücklich hingewiesen, weil das Ziel der Hilfe zur Eingliederung in das Arbeitsleben im Rahmen der Tuberkulosehilfe nicht notwendig in der Berufsförderung besteht, sondern jede Förderung einschließt, die dazu hilft, das Leben des Kranken mit Inhalt zu erfüllen.

Kosten der Heilbehandlung Tabelle 60

Der in den Vorjahren berichtete leichte Rückgang der Kosten der Heilbehandlung hat angehalten. Entfielen auf den Einwohner bezogen 1964 noch 0,50 DM und 1965 0,49 DM, so waren es 1966 und 1967 gleichbleibend 0,47 DM. Erheblich über dem Bundesdurchschnitt lagen die Aufwendungen in Hessen (0,79 DM, 0,72 DM), gefolgt von Berlin (0,62 DM, 0,59 DM), Bremen (0,58 DM, 0,59 DM) und im Jahre 1966 auch noch von Baden-Württemberg (0,57 DM) und Rheinland-Pfalz (0,52 DM). Der starke Abfall dieser Aufwendungen in Baden-Württemberg hängt möglicherweise damit zusammen, daß nach einem Urteil des Bundessozialgerichts in diesem Land Kosten der Heilbehandlung in Zwangsasylierungsfällen nicht mehr übernommen werden.

Die Hilfe zur Eingliederung in das Arbeitsleben ist im Vergleich zu den Hilfen zur Heilbehandlung und zum Lebensunterhalt von geringer Bedeutung. Wie in den Vorjahren lagen die Aufwendungen in Niedersachsen und Rheinland-Pfalz erheblich über dem Bundesdurchschnitt, 1966 auch in Schleswig-Holstein, doch bestand in diesen Ländern, abgesehen von Niedersachsen, eine abfallende Tendenz. Aus diesen Zahlen ist freilich nicht abzulesen, in welchem Ma-

Tabelle 60. *Kosten der Heilbehandlung – in Tausend DM –*

	1966	Anteil am Gesamtaufwand der TH	DM je Einwohner	1967	Anteil am Gesamtaufwand der TH	DM je Einwohner
Baden-Württemberg	4906	(38,4 %)	0,57	4073	(35,8 %)	0,48
Baden	2063			1762		
Württemberg	2831			2282		
Hohenzollern	12			29		
Bayern	4141	(29,1 %)	0,41	4655	(32,9 %)	0,46
Oberbayern	1357			1362		
Niederbayern	626			736		
Oberpfalz	367			428		
Oberfranken	385			438		
Mittelfranken	602			677		
Unterfranken	385			400		
Schwaben	419			614		
Berlin	1353	(8,6 %)	0,62	1293	(10,2 %)	0,59
Bremen	435	(19,3 %)	0,58	443	(19,0 %)	0,59
Hamburg	727	(17,3 %)	0,39	729	(18,3 %)	0,39
Hessen	4124	(31,9 %)	0,79	3877	(32,3 %)	0,72
Niedersachsen	2420	(10,1 %)	0,35	2580	(9,4 %)	0,37
Hannover	1992			2064		
Braunschweig	237			293		
Oldenburg	191			223		
Nordrhein-Westfalen	7240	(21,0 %)	0,43	7442	(22,0 %)	0,44
Rheinland	3944			3867		
Westfalen-Lippe	3296			3575		
Rheinland-Pfalz	1894	(32,8 %)	0,52	1733	(29,1 %)	0,48
Saarland	442	(17,5 %)	0,39	453	(19,2 %)	0,40
Schleswig-Holstein	920	(18,4 %)	0,37	1277	(24,8 %)	0,51

ße Rehabilitanten Hilfe für die Eingliederung in das Arbeitsleben erhalten, sondern nur, welchen Anteil die Träger der Sozialhilfe in den einzelnen Ländern an dieser Hilfe haben neben den Trägern der Rentenversicherung und der Unfallversicherung;

Tabelle 61. *Hilfe zur Eingliederung in das Arbeitsleben – in Tausend DM –*

	1966	Anteil am Gesamtaufwand der TH	DM je Einwohner	1967	Anteil am Gesamtaufwand der TH	DM je Einwohner
Baden-Württemberg	120	(0,9 %)	0,01	47	(0,4 %)	0,005
Baden	37			11		
Württemberg	83			36		
Hohenzollern	–			–		
Bayern	91	(0,6 %)	0,01	89	(0,6 %)	0,01
Oberbayern	24			18		
Niederbayern	22			42		
Oberpfalz	8			8		
Oberfranken	2			2		
Mittelfranken	28			15		
Unterfranken	5			1		
Schwaben	2			3		
Berlin	32	(0,2 %)	0,02	16	(0,1 %)	0,01
Bremen	27	(1,2 %)	0,04	19	(0,8 %)	0,03
Hamburg	17	(0,4 %)	0,01	12	(0,3 %)	0,01
Hessen	58	(0,4 %)	0,01	60	(0,5 %)	0,01
Niedersachsen	339	(1,4 %)	0,05	375	(1,4 %)	0,05
Hannover	317			359		
Braunschweig	17			9		
Oldenburg	5			7		
Nordrhein-Westfalen	237	(0,7 %)	0,01	247	(0,7 %)	0,01
Rheinland	139			144		
Westfalen-Lippe	98			103		
Rheinland-Pfalz	141	(2,5 %)	0,04	121	(2,0 %)	0,03
Saarland	19	(0,7 %)	0,02	8	(0,3 %)	0,01
Schleswig-Holstein	70	(1,4 %)	0,03	59	(1,1 %)	0,02

Unterschiede in der Auslegung der Reichsversicherungsordnung, etwa hinsichtlich der Einbeziehung ungelernter Rentenversicherter in die Berufsförderung nach § 124 a Abs. 4 RVO, können sich in der Höhe dieser Zahlen ausdrücken.

Tabelle 62. *Hilfe zum Lebensunterhalt – in Tausend DM –*

	1966	Anteil am Gesamtaufwand der TH	DM je Einwohner	1967	Anteil am Gesamtaufwand der TH	DM je Einwohner
Baden-Württemberg	7382	(57,7 %)	0,87	6913	(60,8 %)	0,81
Baden	2930			2657		
Württemberg	4412			4214		
Hohenzollern	40			42		
Bayern	9364	(65,8 %)	0,92	8810	(62,3 %)	0,86
Oberbayern	2819			2633		
Niederbayern	1499			1410		
Oberpfalz	842			823		
Oberfranken	464			515		
Mittelfranken	1418			1319		
Unterfranken	676			667		
Schwaben	1654			1443		
Berlin	10729	(68,5 %)	4,91	10053	(79,4 %)	4,56
Bremen	1682	(74,8 %)	2,24	1775	(76,0 %)	2,36
Hamburg	3329	(79,4 %)	1,80	3119	(78,4 %)	1,69
Hessen	8401	(65,0 %)	1,61	7711	(64,3 %)	1,47
Niedersachsen	15991	(67,1 %)	2,30	18285	(66,4 %)	2,62
Hannover	12771			15132		
Braunschweig	2197			2230		
Oldenburg	1023			923		
Nordrhein-Westfalen	24451	(70,9 %)	1,45	24289	(72,0 %)	1,44
Rheinland	14395			13968		
Westfalen-Lippe	10056			10321		
Rheinland-Pfalz	3467	(60,1 %)	0,96	3856	(64,8 %)	1,07
Saarland	1844	(72,9 %)	1,63	1692	(71,6 %)	1,50
Schleswig-Holstein	3663	(73,4 %)	1,48	3488	(67,7 %)	1,41

Bei der Hilfe zum Lebensunterhalt übertrifft Berlin mit 4,91DM bzw. 4,56 DM den Bundesdurchschnitt (1,41 DM) um 3,50 DM bzw. 3,15 DM. Da die Aufwendungen von Berlin 1966 insgesamt um 4,93 DM über dem Bundesdurchschnitt lagen, entfallen 71 v.H. hiervon auf die wirtschaftliche Hilfe, d.h. etwa der gleiche Hundertsatz, den die Hilfe zum Lebensunterhalt an den Gesamtaufwendungen hat. Der 1968 durchgeführte Mikrozensus dürfte möglicherweise Aufklärung darüber geben, ob der überdurchschnittliche Berliner Aufwand auf einen besonders großen Kreis ergänzend betreuter Rentenversicherter oder Rentner zurückzuführen ist. Über dem Bundesdurchschnitt bleiben auch Niedersachsen, Bremen und Hamburg, in geringerem Maße das Saarland und Hessen.

Bei den Ernährungszulagen ergibt sich ein ähnliches Bild; auch hier liegt Berlin mit 1,14 DM bzw. 1,07 DM erheblich über dem Bundesdurchschnitt (0,27 bzw. 0,26 DM), gefolgt von Niedersachsen, Bremen, dem Saarland und Hamburg. Unter der Hälfte des Bundesdurchschnitts liegt Rheinland-Pfalz mit 0,12 DM bzw. 0,10 DM je Kopf der Bevölkerung. Immerhin sind die Ernährungszulagen, deren besondere Bedeutung darin liegt, dass sie neben dem auf 150 v.H. des Regelsatzes festgelegten Sockel das Element der individuellen Anpassung an die Bedürfnisse des Einzelfalles bieten, mit einem zwischen 7,4 v.H. bzw. 6,0 v.H. (Rheinland-Pfalz) und 15,9 v.H. bzw. 18,6 v.H. (Berlin) schwankenden Anteil an den Gesamtaufwendungen (Bundesdurchschnitt 12,2 v.H. bzw. 11,8 v. H.) ein gewichtiger Teil der Tuberkulosehilfe. Von dem Gesamtbetrag der Hilfe zum Lebensunterhalt machen die Ernährungszulagen in Berlin und Niedersachsen mehr als ein Fünftel aus; dies gilt für das Jahr 1966 auch hinsichtlich des Saarlandes.

Die Sonderleistungen nach § 56 BSHG erforderten 1966 12.712.000 DM, 1967 10.813.000 DM. Hiervon entfielen auf Beihilfen zur Haltung von Ersatzkräften und auf Besuchsbeihilfen 1.948.000 DM bzw. 1.860.000 DM. Der Rest (vgl. Tabelle 59) entfiel auf Darlehen und Beihilfen zur Verbesserung der Wohnverhältnisse. Der Anteil der Sonderleistungen am Gesamtaufwand, der von 3,4 v.H. im Jahre 1963 über 7,0 v.H. auf 9,2 v.H. angestiegen war, betrug nunmehr 9,5 v.H. bzw. 8,2 v.H.; allein für die Verbesserung der Wohnverhältnisse wurden 1966 10,3 v.H. und 1967 8,8 v.H. des Aufwandes außerhalb von Anstalten ausgegeben, oder bezogen auf den Gesamtaufwand 8,1 v.H. bzw. 6,8 v.H.

Tabelle 63. *Ernährungszulagen 1966 – in Tausend DM –*

	1966	Anteil am Gesamtaufwand der TH der Hilfe zum Lebensunterhalt	DM je Einwohner	1967	Anteil am Gesamtaufwand der TH der Hilfe zum Lebensunterhalt	DM je Einwohner
Baden-Württemberg	1 331	(10,4 %/18,8 %)	0,16	1 115	(9,9 %/16,1 %)	0,13
Baden	473			408		
Württemberg	842			695		
Hohenzollern	16			12		
Bayern	1 634	(11,5 %/18,2 %)	0,16	1 438	(10,1 %/16,3 %)	0,14
Oberbayern	499			420		
Niederbayern	266			250		
Oberpfalz	155			136		
Oberfranken	57			58		
Mittelfranken	254			226		
Unterfranken	138			129		
Schwaben	275			219		
Berlin	2 488	(15,9 %/23,3 %)	1,14	2 357	(18,6 %/23,4 %)	1,07
Bremen	270	(12,0 %/16,5 %)	0,36	261	(11,1 %/14,7 %)	0,35
Hamburg	560	(13,5 %/16,8 %)	0,30	489	(12,3 %/15,7 %)	0,26
Hessen	1 483	(11,5 %/18,2 %)	0,28	1 026	(8,5 %/13,3 %)	0,20
Niedersachsen	3 536	(14,5 %/22,6 %)	0,51	4 280	(15,5 %/23,4 %)	0,60
Hannover	3 086			3 859		
Braunschweig	320			312		
Oldenburg	130			119		
Nordrhein-Westfalen	3 597	(10,4 %/14,8 %)	0,21	3 365	(9,9 %/13,8 %)	0,20
Rheinland	2 072			1 853		
Westfalen-Lippe	1 526			1 512		
Rheinland-Pfalz	429	(7,4 %/12,4 %)	0,12	357	(6,0 %/ 9,3 %)	0,10
Saarland	379	(14,9 %/20,6 %)	0,34	287	(12,2 %/16,9 %)	0,25
Schleswig-Holstein	531	(10,6 %/14,5 %)	0,21	456	(8,6 %/13,1 %)	0,18

Tabelle 64. *Ausgaben zur Verbesserung der Wohnverhältnisse – in Tausend DM –*

	1966	Anteil am Gesamtaufwand der TH	DM je Einwohner	1967	Anteil am Gesamtaufwand der TH	DM je Einwohner
Baden-Württemberg	177	(2,3 %)	0,02	153	(2,1 %)	0,02
Baden	91			92		
Württemberg	86			59		
Hohenzollern	–			2		
Bayern	415	(4,2 %)	0,04	390	(4,3 %)	0,04
Oberbayern	129			106		
Niederbayern	40			41		
Oberpfalz	9			11		
Oberfranken	444			34		
Mittelfranken	76			98		
Unterfranken	104			66		
Schwaben	13			34		
Berlin	3392	(23,4 %)	1,55	1232	(10,7 %)	0,56
Bremen	26	(1,5 %)	0,03	15	(0,8 %)	0,02
Hamburg	87	(2,5 %)	0,05	86	(2,7 %)	0,05
Hessen	150	(1,7 %)	0,03	151	(1,9 %)	0,03
Niedersachsen	4155	(19,7 %)	0,59	5175	(21,0 %)	0,74
Hannover	3639			4660		
Braunschweig	254			312		
Oldenburg	262			203		
Nordrhein-Westfalen	2068	(7,6 %)	0,12	1349	(5,1 %)	0,08
Rheinland	1050			967		
Westfalen-Lippe	1018			382		
Rheinland-Pfalz	139	(3,6 %)	0,04	221	(5,5 %)	0,06
Saarland	17	(0,9 %)	0,02	9	(0,5 %)	0,01
Schleswig-Holstein	138	(3,4 %)	0,06	171	(4,4 %)	0,07
Bundesgebiet	10764	(10,3 %)	0,18	8953	(8,8 %)	0,15

Tabelle 65. *Vorbeugende Hilfe – in Tausend DM –*

	1966	Anteil am Gesamtaufwand der TH	1967	Anteil am Gesamtaufwand der TH
Baden-Württemberg	87	(0,7 %)	45	(0,4 %)
Baden	23		7	
Württemberg	57		30	
Hohenzollern	7		8	
Bayern	50	(0,3 %)	56	(0,4 %)
Oberbayern	11		16	
Niederbayern	4		6	
Oberpfalz	3		19	
Oberfranken	1		4	
Mittelfranken	6		1	
Unterfranken	24		9	
Schwaben	1		1	
Berlin	138	(0,9 %)	52	(0,4 %)
Bremen	49	(2,2 %)	61	(2,6 %)
Hamburg	27	(0,7 %)	26	(0,7 %)
Hessen	101	(0,8 %)	100	(0,8 %)
Niedersachsen	65	(0,3 %)	100	(0,4 %)
Hannover	51		89	
Braunschweig	12		10	
Oldenburg	2		1	
Nordrhein-Westfalen	87	(0,3 %)	95	(0,3 %)
Rheinland	45		70	
Westfalen-Lippe	42		25	
Rheinland-Pfalz	16	(0,3 %)	21	(0,4 %)
Saarland	176	(7,0 %)	170	(7,2 %)
Schleswig-Holstein	114	(2,3 %)	76	(1,5 %)

Die statistischen Angaben berücksichtigen lediglich die Aufwendungen an öffentlichen Mitteln, die im Rahmen der Tuberkulosehilfe eingesetzt worden sind. Da die organisatorischen Regelungen in den einzelnen Ländern sehr unterschiedlich sind, zumal in einigen Ländern Mittel des Kapitalmarktes eingesetzt und in anderen den Bedürfnissen der Tuberkulosekranken im Rahmen von Baumaßnahmen außerhalb der Tuberkulosehilfe Rechnung getragen wird, lassen sich nach diesen Zahlen keine Rückschlüsse auf die Versorgung der Tuberkulosekranken ziehen, sondern nur die Belastungen der Sozialhilfeträger beurteilen.

Die Aufwendungen für die v o r b e u g e n d e H i l f e beliefen sich 1966 auf 912.000 DM, 1967 auf 804.000 DM. Hieran sind die Länder wie folgt beteiligt: Tabelle 65

Erheblich über dem Durchschnitt liegen Bremen, Schleswig-Holstein und vor allem das Saarland. Hier wird von Einfluß gewesen sein, daß tuberkulosegefährdete Kinder im schulpflichtigen Alter zentral erfaßt und durch Maßnahmen der Erholungsfürsorge betreut werden.

IV. Tuberkulose im Ausland

Tuberkulose kennt keine Staats- und Ländergrenzen - die Fortsetzung der Berichterstattung über die Situation in der Welt ist deshalb legitim. Um den Umfang in einem vertretbaren Rahmen zu halten, wird im wesentlichen auf nationale Statistiken und nur ausnahmsweise auf Arbeiten über spezielle epidemiologische Probleme eingegangen.

A. Internationale Organisationen und Vergleiche

1. Internationale Union gegen die Tuberkulose

Nach dem Stand vom 1. Januar 1968 waren Mitglieder in technischen Komitees der IUAT:

1. Prof. Dr. B a r t m a n n, Vorsitzender des Prophylaxekomitees,
2. Priv. Doz. Dr. B ö n i c k e, Korrespondierendes Mitglied des Komitees für Bakteriologie und Immunologie,
3. Prof. Dr. Dr. F r e e r k s e n, Vorsitzender des Komitees für Tuberkulose der Tiere,
4. Frau Prof. Dr. M e i s s n e r, Ordentliches Mitglied des Komitees für Bakteriologie und Immunologie,
5. Med. Direktor Dr. N e u m a n n, Sekretär des Komitees für Diagnostische Methoden,
6. Prof. Dr. R a d e n b a c h, Ordentliches Mitglied des Therapiekomitees,
7. Prof. Dr. P.G. S c h m i d t, Korrespondierendes Mitglied des Therapiekomitees.

In die Berichtszeit fiel die XIX. Internationale Tuberkulosekonferenz in Amsterdam (3. - 7.10.1967). Neben vorwiegend epidemiologisch ausgerichteten Themen (Tuberkuloseepidemien,

BCG-Impfung, Integration) stand die Chemotherapie im Vordergrund. Viel Aufsehen erregte ein Bericht über die Auswertung von Schirmbildaufnahmen durch eine größere Zahl von Ärzten, wobei sich selbst bei schweren Befunden noch eine verhältnismäßig große Diskrepanz der Auffassungen ergab. Im Rahmen der mit dem Kongreß verbundenen Ausstellung war der Nachuntersuchungswagen der Schirmbildstelle Tönsheide zu besichtigen.

Literatur:

N e u m a n n, G.: Tagungsbericht Amsterdam, Prax. Pneumol. 22, 385 - 390 (1968)

2. Weltgesundheitsorganisation (WHO)

Das Regionalbüro für Europa (Sitz: Kopenhagen) veranstaltete vom 10. - 14.5.1966 in Kopenhagen eine Arbeitstagung über Fragen der Tuberkulosebekämpfung. Die Bundesrepublik war durch die Herren Prof. Dr. H e i n (Tönsheide) und Med. Direktor Dr. N e u m a n n (Stuttgart) vertreten. Die in Kopenhagen geäußerten und diskutierten Meinungen und Ansichten sind für die Praxis der Tuberkulosebekämpfung in der Bundesrepublik von großer Wichtigkeit.

Literatur:

1. N e u m a n n, G.: Bericht Kopenhagen. Prax. Pneumol. 21, 561 -565 (1967)

2. WHO, Regional Office for Europe: Tuberculosis Control. Report on a Technical Meeting. Copenhagen 1967 (Euro 306).

3. Internationale Vergleiche

Für das Jahr 1965 liegen aus 33 Ländern Mortalitätsziffern vor. Eine Auswahl enthält Tab. 66. 14 Länder melden eine niedrigere Mortalität an Tuberkulose der Atmungsorgane als die Bundesrepublik, 10 an Tuberkulose anderer Organe. Von 22 Ländern sind die 10 wichtigsten Todesursachen der Jahre 1962 - 1964 aufgeführt. Die Tuberkulose gehört nicht mehr dazu in Canada, den Vereinigten Staaten, Dänemark, Holland, Norwegen,

Schweden, der Schweiz, in Großbritannien, Australien und Neuseeland. An 5. Stelle steht die Tuberkulose noch in Polen, an 6. in Österreich und Ungarn, an 7. in Finnland, Frankreich, Griechenland und Portugal, an 8. in Irland, an 9. in Belgien und Italien, an 10. in der Bundesrepublik.

Literatur:

Epidem.vital Statist. Rep. 20 (1967)

Tabelle 66. *Sterberaten je 100000 Lebende in verschiedenen Ländern (1965)*

Land	Tuberkulose	
	der Atmungsorgane	anderer Organe
Canada	3,2	0,3
Mexico	19,8	2,9
Formosa	35,5	3,3
Hongkonk	29,5	4,0
Israel	2,9	0,4
Japan	21,3	1,3
Bulgarien	12,4	1,1
Bundesrepublik Deutschland	12,0	0,8
England und Wales	4,2	0,5
Finnland	13,1	0,9
Frankreich	13,2	1,4
Griechenland	12,0	1,0
Holland	1,4	0,4
Island	1,6	-
Österreich	18,0	2,1
Portugal	27,1	2,8
Rumänien	22,1	1,9
Schweden	4,2	0,4
Ungarn	23,9	1,2
Australien	2,4	0,2
Neuseeland	2,8	0,4

B. Die Tuberkulosesituation in einzelnen Ländern

1. Großbritannien

Die Entwicklung der Sterblichkeit gibt Tab. 67 wieder. Die Mortalität ist in Schottland etwas höher als in England und Wales, geht aber bei der Tuberkulose der Atmungsorgane kontinuierlich zurück. Der leichte Anstieg der Sterbefälle an Tuberkulose anderer Organe entspricht den bei solch kleinen absoluten Zahlen zu erwartenden Zufallsschwankungen.

Tabelle 67. *Sterbefälle an Tuberkulose in Großbritannien*

Land	Jahr		Tuberkulose der Atmungsorgane ♂	Tuberkulose der Atmungsorgane ♀	Tuberkulose anderer Organe ♂	Tuberkulose anderer Organe ♀	Meningitis tuberculosa ♂	Meningitis tuberculosa ♀
England und Wales	1965	n	1500	508	124	106	17	27
		%/ooo	6	2	0,5	0,4	0,07	0,1
Schottland	1965	n	229	86	16	22		
		%/ooo	9	3	1	1		
	1966	n	174	71	20	26		
		%/ooo	7	3	1	1		
	1967	n	226					
		%/ooo	4					

Die Zahl der überwachten Fälle belief sich in England und Wales 1965 auf 333.340 bei 22.511 neuen Fällen an Tuberkulose der Atmungsorgane und 2.314 an Tuberkulose anderer Organe. Bei 9.928 (1.069 - 9,7 % - weniger als 1964) Patienten wurden TB nachgewiesen. Die Zahl der Notifikationen an Tuberkulose der Atmungsorgane betrug 1966 bei den Männern in England und Wales 35 : 100.000, bei den Frauen 17 : 100.000. Die regionalen Schwankungen bewegen sich zwischen 21 und 57 bzw. 11 und 28 (je 100.000). Es läßt sich ein deutliches Gefälle von den Großstädten über Mittelstädte zu den ländlichen Regionen erkennen (Extremwerte bei Männern 19 und 50, Frauen 11 und 22). Bei Männern liegt der Häufigkeitsgipfel der Morbidität jenseits des 65. Lebensjahres, bei Frauen zwischen 25 und 44.

Das Resistentenregister umfaßte am 31.12.1964 1.612 Fälle, davon 429 mit Monoresistenz, 523 mit Resistenz gegen zwei und

565 gegen drei Präparate (INH, Sm, PAS). Nur 95 dieser Patienten schieden nach wenigstens 6-monatiger Chemotherapie noch sensible Erreger aus.

1964 wurden in England und Wales insgesamt 3.286.380 Schirmbilder angefertigt. Bei 3.998 (1,2 ‰) wurde eine behandlungsbedürftige oder engmaschige Überwachung erfordernde Lungentuberkulose festgestellt.

Literatur:

1. Ministry of Health:
On the State of The Public Health. The Annual Report for the Year 1965.
London, Her Majesty's Stationary Office 1965

2. Scottish Home and Health Department:

a) Health and Welfare Services in Scotland. Report for 1966
Edinburgh, Her Majesty's Stationary Office 1967

b) Health and Welfare Services in Scotland. Report for 1967
Edinburgh, Her Majesty's Stationary Office 1968

c) Scottish Health Statistics 1966.
Edinburgh, Her Majesty's Stationary Office 1968

3. The Registra General's Statistical Review, 1966, Part I.
London, Her Majesty's Stationary Office

2. Holland

Die Tuberkulosesituation in den Niederlanden ist unverändert günstig. Die Zahl der Neuzugänge insgesamt ging von 31 : 100.000 (die endgültige Zahl ist etwas höher als die in Bd. 14 mitgeteilte vorläufige) im Jahre 1965 bis 1966 auf 28 : 100.000 zurück, die Mortalität von 1,8 auf 1,5 : 100.000, die Quote der tuberkulinpositiven 18-jährigen (1 TE PPD, positiv ab 10 mm Durchmesser der Induration) von 6,3 auf 5,5 %, die der neuen aktiven, bei RRU entdeckten Fälle von 23 : 100.000 (bei 2,6 Mill. Aufnahmen) auf 20 : 100.000 (bei 2,5 Mill. Aufnahmen). Im allgemeinen ist die Tuberkulosesituation in Holland, einem Land ohne generelle BCG-Impfung, der Bundesrepublik um etwa 15 bis 20 Jahre voraus. Ein besonderes Problem in Holland sind die G r u p p e n i n f e k t i o n e n. Darunter werden Kleinepidemien von wenigstens 6 Primärtuberkulosen oder 20 Tuberkulinkonversionen verstanden. Von 1960 - 1964 wurden insgesamt 44 derartige Kleinepidemien beobachtet, 23 mit maximal 10 Erkrankten, 13 mit 11 - 20, 5 mit 21 - 30 und 3 mit mehr als 30. Ort der Infektion war 8mal die Schule, 10mal der Betrieb (oder die Universität), 16mal die Familie oder der Bekanntenkreis, 5mal die Nachbarschaft, 5mal der Verein, die Kirche oder Gemeinde. Anlaß für die Untersuchung des Infizienten waren 16mal Beschwerden, 3mal die RRU, 1mal eine Nachuntersuchung in der Fürsorgestelle, 22mal die Umgebungsuntersuchung, 2mal ein anderer Grund. Insgesamt wurde durch etwa 1 % der 4.521 von 1960 - 1964 erfaßten kavernösen Prozesse eine Kleinepidemie ausgelöst. Die Altersverteilung der Infektionsquellen weicht stark von der Gesamtheit aller kavernösen Prozesse ab:

	10->20,	20->30,	30->40,	40->50,	50 und ält.
Infektionsquellen	18	32	25	20	5 %
alle kavernösen Prozesse	4	16	16	18	46 %

Es sind also überwiegend jüngere Kranke, die einmal wegen der größeren Kontakthäufigkeit, zum anderen aber auch wegen der niedrigen Durchseuchung, die Tuberkulose verbreiten können. Folgende Erkrankungsformen wurden festgestellt: 14mal Erythema nodosum, 564mal Lungen- oder Hilusveränderungen, 41mal Pleuritis exsudative, 8mal Miliartuberkulose und Meningitis tuberculosa, 3mal andere Formen. Die Aufdeckung von Kleinepidemien ist kein Anzeichen für ein Versagen des Bekämpfungsapparates, im Gegenteil, nur leistungsfähige Instrumente sind überhaupt in der Lage, die Zusammenhänge aufzudekken. Es wird kein Anlaß gesehen, wegen derartiger Kleinepidemien die Einstellung zur BCG-Impfung zu ändern.

Literatur:

1. D r i o n, R.: Tuberculose-explosies. Tegen de Tuberc. 64, 54 - 61 (1968)

2. Royal Netherl. Tuberc. Ass.: Tuberculosis Control in the Netherlands, 2nd Edit. The Hague 1967

3. Frankreich

Mit besonderem Interesse werden die neuen Angaben aus Frankreich erwartet, wurde doch dort, wie im Jahrbuch 14 ausgeführt, ab 1.1.1965 die Meldepflicht für Tuberkulose neu geregelt. - Nach dem Bericht für 1964, als dem letzten nach altem Recht erstellten, sind die Zugangszahlen weiter zurückgegangen. Von 30.415 neuen Fällen von Tuberkulose der Atemwege waren 6.108 (20 %) im direkten Ausstrich des Sputums positiv auf TB, 1.899 (6 %) in der Kultur oder im Tierversuch (das sind 23,6 % aller bakteriologisch bestätigten Fälle); 28 % bzw. 15 % waren mit den genannten Methoden TB-negativ. 9.898 den, eine beträchtliche Zahl, die aber in der Bundesrepublik, für die derartige Angaben fehlen, mindestens in entsprechender Höhe anzusetzen ist. In ganz Frankreich traten 100 Fälle von Meningitis tuberculosa auf. Die Altersverteilung der Neuzugänge geht aus Tab. 68 hervor. Eine erhebliche Untererfassung im höheren Lebensalter ist zu unterstellen. Weitere Fälle von Tuberkulose im Kindesalter sind als Primärinfektionen (0-4: 1.921 Fälle, = 57 : 100.000; 5-14: 208, = 212 : 100.000), Hiluslymphknotentuberkulosen (1.430 = 42 : 100.000; 4.462 = 52 : 100.000), tuberkulöse Pleuritis (18 = 0,5 : 100.000; 140 = 1,7 : 100.000) sowie extrapulmonale Tuberkulosen (70 = 2,1 : 100.000; 223 = 2,7 : 100.000) registriert. Daraus ergibt sich bei den 0 - 4-jährigen eine Gesamtzugangsrate von rd. 48 : 100.000, bei den 5 - 14-jährigen von rd. 63 : 100.000.

Tabelle 68. *Altersverteilung der Neuzugänge an Tuberkulose in Frankreich 1964*

Altersklasse	Tuberkulose							
	pulmonal				extrapulmonal			
	♂		♀		♂		♀	
	n	‰o	n	‰o	n	‰o	n	‰o
0 - 4	53	3,1	53	3,2	34	2	36	2,2
5 - 14	165	4,0	205	5,1	116	2,8	107	2,7
15 - 24	2204	70	1157	38	235	7,5	133	4,4
25 - 34	3425	105	1390	45	328	10	137	4,4
35 - 44	3216	105	1013	33	212	6,9	103	3,4
45 - 54	2652	105	619	24	81	3,2	62	2,4
55 - 64	2482	97	525	19	57	2,2	39	1,4
65 +	1026	47	439	12	26	1,2	42	1,1
Summe	15223	67	5401	23	1089	4,8	659	2,7

Tabelle 69. *Zur Epidemiologie der Tuberkulose im Département Bas-Rhin 1965 und 1966*

Gruppe	1965[1])				1966[1])					
	Tuberkulose				Tuberkulose					
	alle Formen		pulmonal		alle Formen		pulmonal		n	
									pulmonal	extrapulmonal
Inzidenz frischer Fälle										
ohne Rückfälle	68		65		88		85		692	30
mit Rückfällen	79		75		94		90		42	3
Gesamtbestand	216		209		360		348		2845	93
Ansteckende Fälle	a[2])	b[3])	a[2])	b[3])	a[2])	b[3])	a[2])	b[3])		
Inzidenz frischer Fälle										
ohne Rückfälle	35	41	34	39	45	54	43	52	326	14
mit Rückfällen	41	47	39	46	49	60	47	58	354	16
Bestand[4])	85	104	83	102	158	179	154	175	1259	34
Bestand[5])	88	103	85	98	113	135	108	130	–	–
Bestand[6])	190		180		190		170		–	–
Bestand[7])	160 oder 200		–		160 oder 200		–		–	–

[1]) je 100000 Einwohner
[2]) beobachtet
[3]) korrigiert unter der Annahme, daß unter den bakteriologisch nicht untersuchten Fällen ebensoviel TB + sind wie unter den untersuchten
[4]) 1965: berechnet auf Grund der registrierten Fälle,
1966: alle TB + = Fälle von 1965, über die 1965 berichtet wurde
[5]) berechnet nach der Formel: Bestand = 2,5 × Zugänge
[6]) berechnet nach der Formel: Bestand = 10 × Sterbefälle
[7]) berechnet nach der Formel: Bestand = Infektionsrate : 5

Für die Jahre 1965 und 1966 liegen bisher nur Resultate für die Departments Finistere, Meurthe-et-Moselle, Bas-Rhin und Rhône vor, die sorgfältig und umfassend kommentiert sind. Einen Hinweis auf die Höhe des Erfassungsquotienten kann aus der Tatsache abgeleitet werden, daß den 100 erfaßten Zugängen an Meningitis tuberculosa im Jahre 1964 nicht weniger als 194 Sterbefälle an dieser Form gegenüberstehen. Das Institut National de la Santé et de la Recherche Médicale hat in Bas-Rhin eine eingehende zusätzliche Erhebung durchgeführt. Eine Zusammenstellung der wichtigsten Resultate für dieses Departement findet sich in Tab. 69. Auffallend ist zunächst einmal die Steigerung der Zugänge von 1965 auf 1966. So gut wie sicher beruht dies nicht auf einer Verschlechterung der epidemiologischen Situation, sondern auf einer Verringerung der Dunkelziffer. Interessant ist, welche Schwankungsbreite die

Sollwerte des Bestandes annehmen können, je nachdem, welche Formel zugrunde gelegt wird. Da die Inzidenz ihrerseits durch Untererfassung beeinträchtigt ist, dürfte der danach berechnete Wert sicherlich zu niedrig liegen, wenn man auch über die Größe des Parameters bei den anderen Formeln diskutieren kann. Beim Bestand ergibt sich für 1965 ungünstigstenfalls eine Erfassungsquote von 42,5 %, bezogen auf die zu erwartenden Fälle. – Kurz soll auf die Relation der Tuberkulosehäufigkeit zwischen Einheimischen und Ausländern hingewiesen werden (Tab. 70). Folgende Erkenntnisse lassen sich ableiten:

1. Bei Frischfällen ist die Differenz größer als bei Rückfällen oder Altfällen.
2. In Bas-Rhin ist (wegen der besseren Erfassung der einheimischen Kranken ?) der Quotient kleiner als in Rhône.
3. Obwohl in Bas-Rhin bei den Ausländern die Gesamtinzidenz 1966 gegenüber 1965 kleiner geworden ist, hat sich der Quotient wegen des sehr starken Rückgangs bei den Altfällen in der einheimischen Bevölkerung noch vergrößert.
4. Überraschenderweise ist der Quotient bei ansteckender Tuberkulose meistens kleiner als für alle Formen.

Tabelle 70. *Tuberkulose aller Organe bei Franzosen und Ausländern Erstnotifizierung je 100 000 Einwohner*

Krankengruppe	Bas-Rhin						Rhône		
	1965			1966			1966		
	Franzosen	Ausländer	Q[1])	Franzosen	Ausländer	Q[1])	Franzosen	Ausländer	Q[1])
Alle aktiven Fälle									
Frischfälle	63	222	3,5	81	304	3,7	31	184	5,9
Rückfälle	10	25	2,5	5	27	5,4	6	14	2,3
Altfälle	132	300	2,3	52	53	1,03	44	192	4,4
Sa.	206	547	2,7	138	384	2,8	82	390	4,8
davon TB +									
Frischfälle	34	74	2,2	40	191	4,8	15	81	5,4
Rückfälle	6	12	2,0	3	15	5,0	5	7	1,8
Altfälle	42	82	1,95	26	30	1,15	24	92	3,8
Sa.	82	168	2,0	69	236	3,4	44	180	4,1

[1]) = Q = Ausländer: Franzosen

Die Zahl der BCG-Impfungen hat sich von 1964 auf 1965 um 34.334 (4,3 %) auf 835.404 erhöht. Die Quote der tatsächlich geimpften Impfpflichtigen ist mit 55 % gleich geblieben.

Tabelle 71. *Tuberkulosemorbidität (in Prozent) innerhalb von 5 Jahren bei nichtgeimpften Exponierten (Frankreich 1942 – 1949)*

Gruppe	Tuberkulinreaktion anfangs	Exposition			
		stark		schwach	
		♂	♀	♂	♀
Studenten	negativ	16,7	16,3	5,0	5,2
	positiv	5,6	6,5	3,6	3,1
Agence Publique	positiv	5,6	7,4	3,3	4,6

In einer anderen hier noch zu besprechenden Studie wurde das Erkrankungsrisiko Exponierter untersucht. Verglichen werden Studenten mit dem Personal der Assistance Publique, wobei gewisse Altersunterschiede bestehen (Tab. 71). Nicht signifikant sind die Geschlechtsunterschiede bei den Studenten sowie die Unterschiede bei tuberkulinpositiven Studenten in Abhängigkeit von der Exposition. Bei männlichen Medizinstudenten ergibt sich eine statistisch gesicherte Differenz zwischen BCG-Geimpften und Nichtgeimpften, mit Ausnahme der Gruppe, bei der die BCG-Impfung länger zurücklag.

Literatur:

1. L o t t e, A., F. H a t t o n, M. B e u s t:
Rapport sur le fonctionnement des dispensaires antituberculeux francais en 1964.
Bull. INSERM 21, 1147 - 1208 (1966)

2. L o t t e, A., F. H a t t o n, G. B u r g h a r d, R. P e t i t j e a n, J. B o u r d e i x:
Notification obligatoire de la tuberculose. Étude de la morbidité tuberculeuse en 1965 et 1966 dans plusieurs départements francais (Résultats préliminaires).
Bull. INSERM 23, 147 - 242 (1968).

3. L o t t e, A., F. H a t t o n, L. M a u j o l:
Morbidité tuberculeuse dans certains groupes professionnels soumis à des risques de contagion plus ou moins élévés.
Bull. INSERM 22, 133 - 162 (1967)

4. L o t t e, A., F. H a t t o n, M. R o z e n b e r g, M. B e u s t:
Rapport statistique sur le fonctionnement des centres départementaux de vaccination BCG en 1965.
Bull. INSERM 22, 341 - 356 (1967)

4. Spanien

Die Zahl der Tuberkulosesterbefälle hat sich von 1964 auf 1965 um 571 (9,1 %) auf 5.702 verringert; diese Zahl entspricht einer Mortalität von 18 : 100.000 (vorläufige Ziffern). 1966 wurden 2.018.427 Tuberkulinreaktionen ausgeführt, davon 1.934.265 (95,8 %) abgelesen. 1.715.455 Personen wurden BCG geimpft. Mit einer Reaktion von wenigstens 6 mm Durchmesser der Induration auf 1 TE RT 23 reagierten 6,7 % der 7-jährigen und 18,9 % der 14-jährigen. Die Zahl der Schirmbildaufnahmen konnte mehr als verdoppelt werden (1965: 412.803, 1966: 967.371). Auch gegen die Rindertuberkulose wird der Kampf energisch geführt. 1966 reagierten von 178.407 tuberkulinisierten Rindern 6,5 % positiv. Von den Gesamtkosten zur Tuberkulosebekämpfung in Höhe von 1,156 Milliarden Peseten (~ 68 Mill. DM) entfallen 36,6 % auf das Tuberkulinisierungsprogramm, 36,9 % auf die RRU, 16,9 % auf die BCG-Impfung und Chemoprophylaxe, 9, 1 % auf gezielte Maßnahmen in einzelnen Provinzen und 0,5 % auf Personalkosten. Alles in allem bietet sich das Bild eines sehr systematischen Vorgehens.

Literatur:

Blanco Rodriguez, F.: Razones y Proyecto del Plan. Desarrollo. Resultados. Rev. IBYS 25, 287 - 329 (1967)

5. Italien

Die Mortalität ist auch in Italien rückläufig. 1964/65 betrug das Minimum 5,5 : 100.000 (Region Abruzzi und Molise), das Maximum 26,8 : 100.000 (Region Trentino-Südtirol). Die Mortalität ging von 1950/52 bis 1964/65 um 66,9 % zurück (55,9 - 78,4 %, je nach Region), im Mittel pro Jahr 4,78 % (3,69 - 5,6 %). Für einige größere Städte sind Angaben über die Mortalität aus Tab. 72 ersichtlich. Bei der Lungentuberkulose war die Sterblichkeit 1962/64 3,62-mal größer bei Männern als bei Frauen, bei der Tuberkulose anderer Formen 1,27-mal. Der Gipfel der Mortalität liegt mit 73 : 100.000 bei den 65 - 70-jährigen Männern, bzw. mit 23 : 100.000 bei den Frauen ab 75. Lebensjahr. Bis zum 60. Lebensjahr belief sich die Mortalität auf 10 : 100.000 (1950/52 : 36 : 100.000), ab 60. Lebensjahr

Tabelle 72. *Tuberkulosemortalität in verschiedenen italienischen Städten 1964/65*

Stadt	Sterbefälle je 100000 an Tuberkulose	
	der Atmungsorgane	anderer Organe
Rom	10	1
Mailand	9	1
Neapel	23	2
Turin	22	2
Genua	16	2
Palermo	18	1
Florenz	21	2
Bologna	11	1
Venedig	10	1
alle Großstädte	14	1
ganz Italien	11	1

auf 39 : 100.000 (1950/52: 45 : 100.000). Die Schwankungsbreite der Morbidität der italienischen Provinzen war 1964/65 recht groß. An der Spitze stand die Provinz Tarent mit 260 : 100.000, am anderen Ende die Provinz Rieti (Mittelitalien) mit 20 : 100.000. In 33 Provinzen lag die Morbidität zwischen 100 und 260 : 100.000, in weiteren 33 zwischen 70 und 97, in 26 zwischen 20 und 69. Es bestehen keine festen Beziehungen zwischen Morbidität und Mortalität (Relationen von 1 : 2,3 bis 1 : 42). Wie sich Inzidenz und Prävalenz seit 1950 verhalten haben, kann aus Tab. 73 entnommen werden. Der geringe Anstieg bei den Zugängen von 1964 auf 1965 darf, insbesondere im Hinblick auf die weiter stark abgesunkenen Bestandszahlen, als Zufallsschwankung gewertet werden.

Tabelle 73. *Tuberkulosemorbidität in Italien*

Jahr	Neuzugänge		Bestand	
	n	‰o	n	‰o
1950	16468	360	87546	1870
1960	8878	170	58640	1170
1964	8377	160	47498	910
1965	8755	170	44385	840

In der Provinz Palermo wurden 1960 - 1966 69.167 Männer und 29.938 Frauen mit Schirmbild untersucht. Gefunden wurden 187 (2,7 ‰) bzw. 95 (3,1 ‰) aktive Tuberkulosen. Bei den Männern lag der Gipfel mit 6,5 ‰ nach dem 50. Lebensjahr.

Literatur:

1. L' E l t o r e, G., E.G. F e r r a r a: La Tubercolosi nel mondo e in Italia.
Boll. Statist. Sanit., No. 9, 5 - 48 (1966)

2. P r i o l o, A., V. G i o i a, A.Lo V e r s o P e d o n e
Rilievi schermografici sulla tuberculosi polmonare negli anni 1960 - 1966, in Provincia di Palermo.
Riv. sicil. Tuberc. 21, 225 - 249 (1967)

6. Schweiz

Über die Tätigkeit der schweizerischen Fürsorgestellen gibt Tab. 74 Auskunft. Während die Ersterkankungen von 1952 bis 1967 um rd. 65 % zurückgingen, war die Quote mit 59 % bei den Rückfällen etwas geringer. 1966 wurden 70,3 % aller Lungentuberkulösen nach stationärer Behandlung voll arbeitsfähig entlassen, 14,1 % teilweise arbeitsfähig, 13,3 % arbeitsunfähig. 2,3 % starben, d.h. 98 von 4.170. Die weiteren Angaben betreffen nur die stationäre behandelten Fälle von postprimärer Lungentuberkulose. Ihre Zahl verringerte sich von 1962 bis 1966 um 16 % von 3.704 auf 3.094. Der Anteil der kavernösen Prozesse ist von 47,5 % auf 48,6 % leicht angestiegen. 1966 waren große Chirurgie oder Kollapstherapie bei 11,9 % erforderlich. 32,4 % waren anfangs TB-positiv. 88,9 % konnten negativiert werden, 6,5 % starben, 4,6 % blieben TB-Ausscheider.

Tabelle 74. *Tätigkeit schweizer Fürsorgestellen*

	Jahr			
	1952	1965	1966	1967
Fürsorgefälle				
alle	104752	82663	74388	69370
davon bazillär	–	1791	1725	1440
Neuaufnahmen				
alle	30849	18585	16830	16519
davon bazillär	–	1084	979	966
Ersterkrankungen	8262	3403	3228	2910
Rückfälle	1336	419	413	542
Veranläßte stationäre Behandlung	17521	8258	8073	7384

Die Zahl der Schirmbildaufnahmen in den Kantonen steigt leicht an (1964: 694.675, 1966: 724.100, davon 221.347 bei Kindern. Dazu kommen 1966 139.896 Aufnahmen bei der Armee, 242.789 im Grenzsanitätsdienst und 37.532 bei Bundesdienststellen. Die Gesamtzahl ist mit 1.144.317 gegenüber 1964 praktisch unverändert. Dagegen sind Zahl und Rate der erstmals entdeckten Tuberkulosen rückläufig: 1964 621 (0,9 ‰ aller Aufnahmen) 1966 441 (0,08 ‰). Von den Kantonalen Tuberkuloseligen wurden 1966 insgesamt 123.668 BCG-Impfungen gemeldet, darunter nur 3.230 bei Neugeborenen, dagegen 85.276 bei Kindern und bereits 35.162 bei Erwachsenen. Hingewiesen soll schließlich noch auf eine Änderung der Regeln für die Statistik in den Fürsorgestellen, die am 1.1.1968 in Kraft getreten ist.

Literatur:

1. Schweizerische Vereinigung gegen die Tuberkulose:
   a) Schirmbildstatistik 1966, BCG-Statistik 1966. Bl. Tuberk. 1967, 231 - 233.
   b) Übersicht über die Kurerfolge bei den 1962 - 1966 aus schweizerischen Volksheilstätten entlassenen Kranken. Bl. Tuberk. 1967, 287 - 292.
   c) Richtlinien zum Fürsorgestellen-Statistikformular vom Jahre 1968 an. Bl. Tuberk. 1968, 155 - 161
2. Tromp, M.: Die Tätigkeit der Tuberkulosefürsorgestellen. Bl. Tuberk. 1968, 178 - 193

7. Österreich

In Österreich ist am 14.3.1968 ein umfassendes Bundesgesetz zur Tuberkulosebekämpfung erlassen worden, das alle seuchenhygienischen und fürsorgerischen Bestimmungen in sich vereinigt.

Die Tuberkulosesituation hat sich weiter verbessert. 1966 wurde bei den Männern erstmals die Zahl von 1.000 Sterbefällen an Tuberkulose aller Formen mit 904 (26,5 : 100.000) unterschritten. (1965: 1.052 = 31,0 : 100.000). Es starben 346 Frauen (8,9 : 100.000; 1965: 410 = 10,6 : 100.000), was eine Gesamtsterblichkeit von 17,1 : 100.000 (1965: 20,2 : 100.000) ergibt. Von den bei den Tuberkulosefürsorgestellen registrierten 1.479 Toten waren 301 (20,4 %) vor dem Tode unbekannt, nur 37 davon (12,3 %) waren jünger als 45 Jahre. Die Tuberkulose-mortalität ist mit 28,3 : 100.000 nach wie vor in Wien am höchsten, in Kärnten mit 9,1 : 100.000 am niedrigsten. Bei den Neuerkrankungen liegt dagegen das Burgenland mit 119,8 : 100.000 an erster und die Steiermark mit 51,3 : 100.000 an letzter Stelle, so das im ganzen keine festen Relationen zwischen Mortalität und Morbidität ableitbar sind. Von den Fällen mit Miliartuberkulose und Meningitis tuberculosa ereignete sich keiner in Wien. Die Zahl der BCG-Impfungen bis zum 19. Lebensjahr ist leicht rückläufig (1965: 111.902, 1966: 106.552). Das Schwergewicht liegt bei Neugeborenen bzw. in den ersten 4 Lebensjahren (82.365 bzw. 84.754). 5.356 aktive Tuberkulosen (Männer 101,0, Frauen 49,3, im ganzen 73,5 : 100.000) wurden neu aufgenommen, davon 1.571 (46,1 : 100.000) Männer und 522 (13,5 : 100.000) Frauen mit offener oder fakultativ offener Tuberkulose. Der Bestand an aktiver Tuberkulose belief sich auf 32.837 (450,4 : 100.000), der an offener Tuberkulose auf 8.798 (120,7 : 100.000). Die Zahl der Durchleuchtungen ist um 9,6 % zurückgegangen (1965: 193.826, 1966: 175.309), die Zahl der Schirmbilder dagegen um 35,8 % angestiegen (1965: 135.502, 1966: 207.316) und jetzt höher als die der Durchleuchtungen. Die bakteriologische Diagnostik wurde nicht weiter intensiviert (1965: 8.275, 1966: 8.201 Kulturen). Obwohl sich die Zahl der Tuberkulosebetten um 11,6 % von 1965 auf 1966 verringerte (1965: 5.624, 1966: 4.969) sank gleichzeitig die Kapazitätsausnutzung von 82,0 auf 69,8 %.

In einer bemerkenswerten Studie haben Junker und Klima das Schicksal von 1.435 im Jahre 1961 in Wien erfaßten Tuberkulösen nach dem Stand von 1966 erfaßt. Von 321 Männern und 143 Frauen mit bakteriologisch bestätigter Tuberkulose starben 87 (27,1 %) und 27 (18,8 %) an Tuberkulose, 43 (13,3 %) und 12 (8,4 %) an anderen Leiden; 22 (6,8 %) und 8 (5,5 %) waren noch ansteckungsfähig, 35,5 und 30,7 % noch aktiv, 17,1 und 36,3 % inaktiv. Ab 60. Lebensjahr konnten nur 11,6 % der Männer und 23,8 % der Frauen mit anfangs bakteriologisch bestätigter Lungentuberkulose geheilt werden.

Literatur:

1. Junker, E., H. Klima: Heilung und Schicksal Tuberkulosekranker. Prax. Pneumol. 22, 312 - 326 (1968).

2. K u h n, H., M. K o c h: Die Tuberkulosesituation in Österreich im Jahre 1966.
Mitt. öst.Sanit.-Verwalt. 68, H. 12:3-7 (1967)

3. N e u m a n n, G.: Neues Tuberkulosegesetz in Österreich.
Prax. Pneumol. 22, 589 - 594 (1968).

8. Jugoslawien

In Jugoslawien gibt es 180.000 Kranke (930 : 100.000), darunter 60.000 Chroniker und 6.000 Sterbefälle pro Jahr. Wegen Tuberkulose gehen jährlich 8 Mill. Arbeitstage verloren; das entspricht einem Schaden von 360 Mill. DM. - 1964 wurde mit einer epidemiologischen Erhebung in 11 über das ganze Staatsgebiet verstreuten Gemeinden mit insgesamt 390.000 Einwohnern (= 2 % der Gesamtbevölkerung) begonnen. Für das Demonstrationsgebiet betragen Mortalität 31 : 100.000, Bestand 933 : 100.000 (Minimum: Slowenien mit 450 : 100.000, Maximum: Bosnien: 1.337 : 100.000), Bestand an offener Tuberkulose 238 : 100.000, an inaktiver Tuberkulose 1.492 : 100.000 (Schwankungsbreite 900 - 6.700 : 100.000), Kontaktpersonen 2.200 : 100.000 (Morbidität hier 2.865 : 100.000 = 10mal höher als bei der nichtexponierten Bevölkerung). Von den Nichtgeimpften reagierten 38 % auf 3 TE RT 23 mit wenigstens 5 mm Durchmesser.

Literatur:

P e t k o v i ć, M.: Bericht über den 13. Kongreß der Pneumophthiseologen Jugoslawiens vom 8. - 10.6.1967 in Ochrid, Mazedonien.
Prax. Pneumol. 22, 663 - 666 (1968).

9. Türkei

In der Türkei waren 1953 40 BCG-Impf-Teams eingesetzt. 1964 90,ab 1965 100. Bis Juli 1967 wurden insgesamt 49,8 Mill. Tuberkulinproben vorgenommen und 19.972.506 BCG-Impfungen ausgeführt (Bevölkerung 1950: 20,9 Mill., 1965: 31,4 Mill.).

Literatur:

The General Directorate of Tuberculosis Control:
The BCG Campaign of Turkey 1953 - 1967.

10. Ungarn

In Ungarn waren 1965 111.629 (1.098 : 100.000), 1967 102.460 (1.005 : 100.000) Tuberkulosekranke bei den Tuberkulosefürsorgestellen registriert, davon 89,6 % wegen Lungentuberkulose. Von den Männern waren 31,7 % 60 Jahre und älter. Bei den Frauen fiel der Maximalwert von 32,1 % in die Altersklasse von 35 - 49. Von der Gesamtzahl der Fälle waren 12,3 % Neuzugänge, 12,5 % länger als 1 Jahr Kavernenträger oder TB +, 28,6 % stationär und 46,6 % inaktiv. 1967 wurden 13.046 Fälle neu registriert (128 : 100.000), das sind 54 % weniger als 1960. 47,5 % der Zugänge waren ansteckend. Die 1.189 Rezidive entsprechen 9,1 % der Zugänge. 69,7 % aller Zugänge wurden durch RRU entdeckt. Insgesamt wurden 6.976.483 Reihenuntersuchungen durchgeführt, das bedeutet eine Röntgenquote von 89 % der Bevölkerung über 14 Jahre. In 221.369 (3,2 %) Fällen handelt es sich um Reihendurchleuchtungen. Unter den 1.815 extrapulmonalen Tuberkulosen gab es 28 (1966: 23) Meningitiden. 1966 wurden 98,4 % der Neugeborenen gegen TBC geimpft. Die Zahl der Heilstätteneinweisungen ist mit 42.815 geringfügig höher als 1966 (41.129). Die sowieso hohe Zahl der Kulturen konnte von 568.701 (1966) auf 687.165 (1967) gesteigert werden, ebenso die der Röntgenaufnahmen (1966: 644.649, 1967: 668.126). Die Sterblichkeit an Tuberkulose blieb unverändert: 1966 2.289 (22 : 100.000), 1967 2.349 (23 : 100.000; vorläufige Zahl).

Literatur:

Németh, T., I. Nyárády, E. Demény, J. Vadász, Sz. I. Péter:
Statistische Angaben über die Arbeit der Tuberkulosefürsorgestellen im Jahre 1967.
Budapest 1968.

11. Tschechoslowakei

Aus der ČSSR liegt ein umfassender Bericht über die ersten 4 Jahre der epidemiologischen Kolín-Studie vor (1961 - 1964), die gemeinsam mit der WHO durchgeführt wird. Bisher konnten in dem Gebiet mit rd. 100.000 Einwohnern zwei Durchgänge der RRU abgeschlossen und ausgewertet werden. Während der Gesamtbestand an bakteriologisch bestätigten Fällen von 150 : 100.000 (1960) auf 91 : 100.000 (1964) zurückgegangen ist, blieb die Rate der bereits im Ausstrich des Sputums positiven Fälle von Erstdiagnosen relativ konstant (1960: 21 : 100.000, 1964: 18 : 100.000). Von 241 Patienten mit bakteriologisch bestätigter Tuberkulose und früher normalem Röntgenbefund wurden 40 % durch RRU entdeckt, aber nur 16 % der Fälle mit TB-Nachweis im Sputum-Direktpräparat. Ein Teil dieser Fälle entwickelte sich nachweislich innerhalb weniger Monate ("rapid cases"). Folgende Erkrankungswahrscheinlichkeiten pro Jahr wurden errechnet: für Kinder bis zum 14. Lebensjahr 0,002 %, für Erwachsene über 14 mit normalen Röntgenbefunden 0,08 %, für Erwachsene mit fibrotischen Veränderungen 0,8 % und für Träger inaktiver Herde 1,3 %. Nahezu alle frischen Fälle, die meisten Rezidive und die überwältigende Mehrzahl der Chroniker konnten durch Behandlung bakterienfrei werden.

In Zentralböhmen (1,3 Mill. Einwohner) gab es 1957 - 1962 1 vollbeschäftigten Lungenfacharzt auf 37.980 Einwohner, 1 Fürsorger(in) auf 14.130, 1 BCG-Schwester auf 36.820 und 12,5 Tuberkulosebetten auf 10.000 Einwohner. In diesen 5 Jahren wurden für Ambulatorien (Chest Clinics) 31,6 Mill. Kčs (= 18,9 % des Gesamtaufwands), für die Tuberkuloseabteilungen der Krankenhäuser 54,2 Mill. Kčs.(32,4 %) und für Heilstätten 81,3 Mill. Kčs (48,7 %) aufgewendet. Der Anteil der Personalkosten belief sich in diesen drei Sparten auf 48,5, 22,5 und 27,9 % der jeweiligen Gesamtsummen. Pro Kopf und Jahr waren 26,37 Kčs (1 Kčs = 0,09 DM) erforderlich.

Literatur:

1. Polansky, F.: The cost of tuberculosis control in Czechoslovakia, Tubercle (Lond.) 49, Suppl. 9 - 11 (1960).

2. Stýblo, K., D. Daňková, J. Drápela, J. Galliová, Z. Ježek, J. Křivánek, A. Kubík, M. Langerová, J. Radkovský: Epidemiological and clinical study of tuberculosis in the District of Kolín, Czechoslovakia. Report of the first 4 years of the study (1961 - 1964). Bull. Wld Hlth Org. 37, 819 - 874 (1967).

12. Polen

Von den 43.800 Zugängen des Jahres 1966 waren rd. 28.000 Fälle mit TB-Ausscheidung. Die Tuberkulose-Inzidenz bei Kindern betrug 26 : 100.000, die absolute Zahl der Meningitiden 133, der Bestand an Tuberkulose 700 : 100.000. Trotz erheblicher Intensivierung der bakteriologischen Diagnostik (1966: 3 Mill. Untersuchungen) sank die Zahl der ansteckungsfähigen Kranken von 126.000 (1962) auf 65.000 (1966), von denen immerhin 28.000 als Chroniker anzusehen sind. Nur 6 % der Rinderbestände sind noch mit Tuberkulose verseucht. Im Durchschnitt der Jahre 1962 - 1966 wurden 88 - 93 % der Neugeborenen BCG-geimpft. Das Schwergewicht der Tuberkulosebekämpfung richtet sich gegen die ansteckungsfähigen Fälle.

Literatur:

Juchniewicz, M., O.F. Westrych:
Perspectives and essential trends in tuberculosis control in Poland.
Gruźlica Choroby Pluc. 35, 930 - 960 (1967).
Ref.: Zbl. ges. Tuberk.-Forsch. 105, 129 - 130 (1968).

13. Rußland

In Leningrad reagierten von 4.954 Erwachsenen ab 30 Jahren, die mit 5 TE PPD getestet wurden, im Durchschnitt 96,2 ± 0,2 % positiv. Am höchsten war die Quote der positiven Reaktionen in der Klasse von 35 - 39 (97,7 ± 0,13 %), am niedrigsten ab 60. Lebensjahr (93,0 ± 1,3 %).

Literatur:

A L, G.E., M.K. Ivaschenko:
Tuberculosis infection rate and its dynamics in the City of Leningrad.
Prob. Tuberk. 46, 3:1 - 6 (1968).

14. Schweden

Das Bild einer ausgesprochen günstigen Entwicklung bietet Tab. 75 mit Zahlen für 1964 - 1967 aus Schweden. In 3 Jahren sind die Neuzugänge an Tuberkulose anderer Organe um mehr als ein Drittel zurückgegangen, die der Neuzugänge insgesamt um mehr als ein Viertel. Der Anteil der durch Kontrolluntersuchungen erfaßten Fälle vergrößert sich langsam, während die Quote an RRU-Fällen immer weiter absinkt. In Stockholm betrug die Zugangsrate 1967 immer noch 53 : 100.000, die an offener Lungentuberkulose 26 : 100.000. In einem Kreis mit einer Zugangsrate von 9 : 100.000 ist bereits die sog. Kontrollphase erreicht; das Maximum (bei sehr kleinen absoluten Zahlen) liegt bei 83 : 100.000. Kaum weniger vorteilhaft ist die Entwicklung beim Bestand mit überdurchschnittlichem Rückgang bei den ansteckungsfähigen Fällen. Der Anteil der Ausländer hat sich von 5,2 auf 5,8 % erhöht. Trotz niedriger Werte geht auch die Mortalität immer noch weiter zurück.

Literatur:

Översikt över centraldispensärernas verksamhet under år 1967. Kvart. Svenska Nat. Fören Hjärt-O. Lungsjuk. 63, 45 - 55 (1968).

Tabelle 75. *Tuberkulose in Schweden 1964 – 1967*

Gruppe		1964	1965	1966	1967	Rückgang 1964 – 1967 in %
Neuzugänge						
insgesamt	n	3135	2847	2548	2399	23,5
	‰₀	41	37	33	30	27
davon Arztüberweisungen		2422	2109	1894	1849	23,6
Kontrolluntersuchungen		428	432	353	374	12,1
RRU		285	306	301	176	38,2
an Lungentuberkulose		2234	2136	1916	1823	18,4
davon offen	n	845	840	781	688	18,6
	‰₀	11	11	10	9	18
an Tuberkulose anderer Organe		901	711	632	576	36,1
Bestand						
insgesamt	n	39382	36153	33659	30912	21,6
	‰₀	514	467	431	393	23,6
davon Ausländer		2060	2007	1938	1803	12,5
Lungentuberkulose		32918	30339	28556	26262	20,2
davon offen	n	2081	1904	1635	1485	28,6
	‰₀	27	25	21	19	30
Tuberkulose anderer Organe		6464	5814	5103	4650	28,1
Mortalität						
Tuberkulose aller Organe						
	n	237	220	193	170	28,3
	‰₀	3	3	2	2	33
Lungentuberkulose		216	211	182	160	25,9

15. Norwegen

In Norwegen wurden 1964 637 (17 : 100.000) Fälle von Lungentuberkulose und 135 (4 : 100.000) an Tuberkulose anderer Organe neu registriert; 1965 nur 532 (14 : 100.000) und 128 (4 : 100.000). Bei den Gesundheitsbehörden waren am 31.12.1965 636 Männer und 328 Frauen als ansteckend erfaßt; in Überwachung standen insgesamt 5.595 Männer und 3.121 Frauen. An Lungentuberkulose starben 1965 35 Männer (davon 4 unter 50) und 12 Frauen (1 unter 50), 1966 29 Männer (4 unter 50) und 12 Frauen (keine unter 50), dazu kommen bei den Männern weitere 48 und 47, bei den Frauen 25 und 28 Todesfälle wegen Tuberkulosefolgen.

Literatur:

Central Bureau of Statistics:

a) Causes of Death 1965, Oslo 1967;

b) Causes of Death 1966, Oslo 1968;

c) Health Statistics 1965, Oslo 1967.

16. Dänemark

In Dänemark ist bei nunmehr sehr niedrigen Zugangsraten eine Verlangsamung des Rückganges bei den Zugängen an Lungentuberkulose unverkennbar (s. Tab. 76). An extrapulmonaler Tuberkulose waren dagegen 1965 noch 114 (2,5 : 100.000) 1966 nur noch 83 (1,7 : 100.000) Zugänge zu verzeichnen. Ende 1965 waren noch 4.593 Fälle von Lungentuberkulose im Bestand (2.607 Männer, 1.986 Frauen, d.h. 110 bzw. 89 :100.000). In 101 Chest Clinics arbeiteten 81 Ärzte und 166 Krankenschwestern. 1.054.400 Personen wurden untersucht, 61.300 BCG geimpft.

Tabelle 76. *Neuzugänge an Lungentuberkulose in Dänemark*

Gruppe		Jahr				
		1950	1955	1960	1965	1966
Männer	n	1255	664	606	395	390
	‰oo	59	30	27	17	16
Frauen	n	1259	572	350	261	251
	‰oo	58	26	15	11	11

Literatur:

D r e y e r, K., H. H a m t o f t:
Medicostatistical information from Denmark for the years 1965 and 1966.
Dan. med. Bull. 15, 182 - 192 (1968).

17. USA

Die im Jahrbuch 14 geäußerte Vermutung, der ausgebliebene Rückgang der Inzidenz von 1962 auf 1963 sei in erster Linie durch Änderung des Erfassungssystems bedingt und nicht Folge einer Umkehr der epidemiologischen Situation, trifft mit Sicherheit zu. 1965 wurden 49.016, 1966 47.767 (bei steigender Bevölkerungszahl) Neuzugänge registriert, das sind 25,3 bzw. 24,4 : 100.000. 1965 starben 7.934 (4,1 : 100.000), 1966 7.590 (3,9 : 100.000; vorläufige Zahlen) an Tuberkulose. Diese günstigen Zahlen dürfen nicht darüber hinwegtäuschen, daß es beträchtliche Unterschiede gibt: so steht einer Inzidenz von 11,5 : 100.000 bei den weißen Frauen eine von 92,4 : 100.000, also eine achtmal höhere, bei den farbigen Männern gegenüber. Ganz ähnlich verhält es sich bei der Mortalität (1,7 gegen 13,1 : 100.000). In Städten von mehr als 500.000 Einwohnern belief sich die Zugangsrate auf 43,1 : 100.000, in Gebieten ohne Städte von mehr als 100.000 Einwohner nur auf 18,9 : 100.000. Von den insgesamt 3.084 Counties der USA melden 260 noch Zugangszahlen von 50 : 100.000, 139 dagegen überhaupt keine Zugänge mehr. Für ganze Staaten liegt das Maximum bei 68,6 : 100.000 (District of Columbia = Washington) bzw. bei 55,5 : 100.000 (Alaska) und 53,6 : 100.000 (Nevada). Am anderen Ende der Skala stehen Utah (7,4 : 100.000), Iowa (6,7 : 100.000) und North Dakota (6,5 : 100.000). 3,8 % aller Zugänge wurden erst durch die Totenscheindiagnose bekannt, dies dürften etwa 20 % aller Tuberkulosesterbefälle sein (Zahlen für 1966 nicht vorliegend). Unter den Todesursachen überhaupt nimmt die Tuberkulose jetzt den 20. Rang ein.

Literatur:

US Department of Health, Education, and Welfare, Public Health Service: Reported Tuberculosis Data 1966.
Atlanta (Ga) 1968.

18. Australien

Auch in Australien wurden in den letzten Jahren eine Reihe von Kleinepidemien beobachtet. Die schwerste betrifft eine Schiffsepidemie mit 22 (7 %) aktiven Tuberkulosen bei 300 Mann Besatzung. Von den 10 - 14-jährigen waren 1964 10,7 %, 1965 9,3 % und 1966 7,7 % tuberkulinpositiv. Die Mortalität betrug 2,7 : 100.000, die Inzidenz 27,1 : 100.000.

Literatur:

A b r a h a m s, E.W., F.G.B. E d w a r d s, K.W.H. H a r r i s et al.:
minor epidemics of tuberculosis.
Med. J. Aust. 54 II, 1115 - 1119 (1967).

19. Algerien

In Algerien stehen für 12 Mill. Einwohner auf 2,4 Mill. km^2 (Bevölkerungsdichte im Norden 20 - 485, im Süden 0,3 - 0,4/km^2) 1.390 (= 1 : 8.600) Ärzte, davon 95 Tuberkulosefachärzte, 45.000 Krankenhausbetten (davon 7.143 für Tuberkulöse) und 643 Ambulatorien (davon 30 für Tuberkulöse) zur Verfügung. Pro Person werden 25 DA (20,-- DM), insgesamt 300 Mill. DA, d.h. 10 % des Gesamtstaatshaushalts, für das Gesundheitswesen ausgegeben, davon etwa 20 % für Tuberkulosebekämpfung. Der Bestand an Tuberkulösen betrug 1 - 1,5 % der Bevölkerung (= 1.000 bis 1.500 : 100.000). Mit 6 - 14 Jahren sind 25 %, mit 15 - 19 etwa 50 % tuberkuloseinfiziert. 1962 standen 67 Mill. DA, 1967 65,5 Mill. DA für Krankenhausbehandlung zur Verfügung (Anteil der Personalkosten: 55 %). Der Etat für die Tuberkuloseambulatorien wurde stark erhöht (1964 0,4, 1967 2,4 Mill. DA, jeweils ohne Personalkosten). Für den Ankauf von BCG-Impfstoff werden pro Jahr weniger als 1 Mill. DA benötigt (1963: 46.113 Impfungen, 1966 ~ 900.000).

Literatur:

M o k h t a r i, L., A. B e n g h e z a l, P. C h a u l e t, D. L a r b a u o i :
Some economic aspects of tuberculosis control in Algeria.
Tubercle (Lond.) 49, Suppl., 4 - 6 (1968).

20. Sudan

Von August 1964 bis April 1965 und August 1965 bis März 1966 wurden 693 Tuberkulöse im Shaab Chest Hospital in Khartum behandelt. 318 waren Erstbehandlungsfälle, 312 bereits vorbehandelt. Eine Exposition lag bei 25 bzw. 19 % vor. Von 277 entsprechend untersuchten Personen schieden 16 %, von den vorbehandelten 76 % Erreger aus, die gegen wenigstens ein Medikament (Resistenz nur geprüft gegen INH, Sm, PAS) resistent waren. 56 % der unbehandelten und 68 % der vorbehandelten Kranken wiesen eine weit ausgedehnte, nur 4 % (in beiden Gruppen) eine minimale Tuberkulose auf. Kavernen waren bei 61 bzw. 67 % der Kranken nachweisbar.

Literatur:

G r a n d e, R.A.:
A survey of pulmonary tuberculosis in patients at Khartoum. Tubercle (Lond.) 48, 175 - 186 (1967).

21. Afrika südlich der Sahara

Das Ergebnis einer von der WHO durchgeführten Untersuchung in sechs verschiedenen Staaten zeigt Tab. 77. Dabei ist zu be-

Tabelle 77. *Zahl der bei Tuberkulosepositiven durch RRU entdeckten Fälle von aktiver und inaktiver Lungentuberkulose*

Land/Gebiet	Zahl der Untersuchten		Personen mit							
			aktiver				inaktiver			
			Lungentuberkulose							
	♂	♀	♂		♀		♂		♀	
			n	%	n	%	n	%	n	%
Gambia (Stadt)	306	271	3	1,0	2	0,7	3	1,0	2	0,7
Gambia (Land)	441	425	6	1,4	2	0,5	1	0,2	3	0,7
Kenya	934	1372	12	1,3	13	0,9	7	0,7	4	0,3
Liberia (Stadt)	571	397	3	0,5	0	–	2	0,4	1	0,3
Liberia (Land)	955	1044	9	0,9	3	0,3	5	0,5	1	0,1
Sierra Leone (Stadt)	469	502	4	0,9	1	0,2	3	0,6	0	–
Sierra Leone (Land)	791	931	2	0,3	5	0,5	6	0,8	2	0,2
Tansania (Tanganjika)	1024	1146	21	2,1	13	1,1	9	0,9	5	0,4
Tansania (Sansibar)	1510	1370	24	1,6	8	0,6	8	0,5	2	0,1
Uganda	958	1057	12	1,3	8	0,8	8	0,8	7	0,7

denken, daß ein direkter Vergleich mit europäischen Zahlen nicht angängig ist, da in Afrika nur Tuberkulinpositive zur RRU herangezogen wurden. Die Quote der aktiven Tuberkulose schwankt bei Männern zwischen 0,5 und 2,1 %, bei Frauen zwischen 0 und 1,1 %. Für die inkative Tuberkulose lauten die entsprechenden Zahlen 0,2 bis 1,0 bzw. 0,2 bis 0,7.

Literatur:

Geser, A., I. Thorup:
Geographical variations in the prevalence of chest X-ray abnormalities detected in tuberculosis surveys in eight African countries south of the Sahara.
Bull. Wld Hlth Org. 36, 801 - 820 (1967).

22. Indien

Angesichts der Siedlungsart in Indien ist eine Diagnostik im Stil der Industrieländer schlechthin eine Illusion. Es muß deshalb nach anderen Wegen gesucht werden, um zumindest die ansteckungsfähigen Tuberkulosen herauszufinden. Dabei hat sich die Sputumuntersuchung weitgehend bewährt, denn sie ist billig, leicht erlernbar und kann ohne große Schwierigkeiten wiederholt werden. So gibt es bereits reguläre Tuberkulosekliniken ohne die Möglichkeit der Röntgendiagnostik. Viel Mühe wird darauf verwendet, die Erfolgsquote bei derartigen Sputumuntersuchungen zu ermitteln. Von praktischer und allgemeiner Bedeutung ist, daß, wirksame Behandlung vorausgesetzt, bei ambulanter Behandlung das Risiko für die Umgebung nicht höher ist als bei stationärer Absonderung. Ebenso wichtig ist die Erkenntnis, daß weder ungenügende (quantitativ wie qualitativ) Ernährung, noch fehlende Körperruhe und Schonung das Behandlungsergebnis bei einer Lungentuberkulose verschlechtern. Die Bemühungen um eine rationelle Diagnostik führten zu einer eingehenden Untersuchung über die Verteilung der Infektion in ländlichen Haushalten. Die Unterschiede zwischen Infektion und Erkrankung in Haushalten mit und ohne Patienten sind nicht sehr groß und erlauben keine sinnvolle Fallfindung.

Literatur:

1. Ghosh, B.N., S.P. Datta, R.G. Alakrishnan, K.R. Nanjan:

A field study on the importance of symptom survey in early detection of the TB cases in an urban community.
Ind. J. Tuberc. 13, 107 - 110 (1966).

2. K a m a t, S.R., J.J.Y. D a w s o n, S. D e v a d a t t a, W. F o x, B. J a n a r d h a n a m, S. R a d h a k r i s h-n a, C.V. R a m a k r i s h a n, P.S. S o m a s u n d a-r a m, H. S t o t t, S. V e l u:
A controlled study of the influence of segregation of tuberculous patients for one year on the attack rate of tuberculosis in a 5-year period in close family contacts in South India. Bull. Wld Helth Org. 34, 517 - 532 (1966).

3. N a r a i n, R., S.S. N a i r, G.R. R a o, P. C h a n d r a-s e k h a r:
Distribution of tubercolous infection and disease among households in a rural community.
Bull. Wld. Hlth Org. 34, 639 - 654 (1966).

4. R a m a k r i s h n a n, C.V., K. R a j e n d r a n, K. M o h a n, W. F o x, S. R a d h a k r i s h n a:
The diet, physical activity and accomodation of patients with quiescent pulmonary tuberculosis in a poor South Indian community.
Bull. Wld HLth Org. 34, 553 - 571 (1966).

5. S a v i c, D., G.D. G o t h i, V.B. N a i d u, S.S. N a i r:
Potential yield of pulmonary cases by direct microscopy of sputum in a district of South India.
Bull. Wld Hlth Org. 37, 875 - 892 (1967).

6. S i k a n d, B.K.:
A tuberculosis clinic without X-ray facilities.
WHO/TB/Techn. Information/68.62.

V. Schlußbemerkung

In den Industrieländern verläuft die Tuberkuloseentwicklung bemerkenswert einheitlich: Rückgang von Mortalität, Inzidenz, Prävalenz und Infektionsrate sind mehr oder weniger unabhängig von der Sozialstruktur, der Intensität der Bekämpfungsmaßnahmen, dem politischen System. Es gibt einige Länder, die auf dem Wege zur Überwindung der Tuberkulose bereits eine äußerst günstige Position erreicht haben, ohne daß es offenkundig wäre, worauf der Vorteil letzten Endes beruht. In keinem Land, und sei es noch so weit fortgeschritten, findet sich ein Anzeichen für eine Umkehr des epidemiologischen Trends. Unter diesen Gesichtspunkten erscheint jedwede Diskussion darüber, was zu tun sei, wenn sich wieder ein Rückschlag einstelle, überflüssig und gegenstandslos. Angezeigt ist ausschließlich, alle Kräfte auf eine möglichst weitgehende Verbesserung der Situation im eigenen Lande zu konzentrieren.

Während in den Industrieländern die Tuberkulose immer mehr an Bedeutung verliert, stellt sie in den Entwicklungsländern nach wie vor ein echtes Problem dar. Nationale Statistiken, auf Totalerhebungen beruhend, fehlen überall. Immer ist man auf die Hochrechnungen aufgrund von Teiluntersuchungen angewiesen. Die Fehlerbreite dieses Vorgehens ist nur schwer abschätzbar, so daß die Vorstellungen über die wirkliche Größe des Problems mit einem Unsicherheitsfaktor behaftet bleiben. Auf jeden Fall verbieten es die unzulängliche Infrastruktur, die knappe Personaldecke, die äußerst beschränkten finanziellen Mittel, die Bekämpfungsmethoden der Industrieländer kritiklos zu kopieren. Epidemiologisch gut fundierte Verfahren genießen den Vorrang, ein Vorgehen, das auch für die reichen Länder angezeigt wäre. Die BCG-Impfung ist zwar im Prinzip akzeptiert, führt aber nicht zu spektakulären Ergebnissen und ist deshalb politisch wenig effektvoll. Nur selten wird die Arbeit der Impfteams nach Großkampagnen konsequent und energisch fortgesetzt. Die

Behandlung der ansteckenden Fälle ist weitgehend nur auf ambulanter Basis möglich, wobei die Ergebnisse der Routine meist weit hinter denen kontrollierter Studien zurückbleiben. Die Warnung vor kritikloser Übertragung gilt aber auch in anderer Richtung: Das was sich in den Entwicklungsländern als vertretbar erwiesen hat, darf wegen gänzlich anderer Voraussetzungen nicht unbesehen auf eigene Verhältnisse übertragen werden. Eine gewisse Beeinflussung ist jedoch unvermeidbar. Als Beispiel mag die sich anbahnende Änderung in der Einstellung zur ambulanten Behandlung genannt werden. Ähnlich wie bei den Pocken erlaubt es die Tuberkulosehäufigkeit in einigen Teilen der Welt selbst Ländern mit äußerst geringer Tuberkulosehäufigkeit nicht, ihre Bekämpfungseinrichtungen abzubauen. Es liegt also im wohlverstandenen Eigeninteresse der Industrieländer, den armen Ländern bei der Lösung des Tuberkuloseproblems weitgehende Hilfe zu leisten.

VI. Stand des Tuberkuloseproblems

Die Erörterung des Tuberkuloseproblems an dieser Stelle beschränkt sich selbstverständlich auf das Gebiet der Bundesrepublik Deutschland. Der trotzdem notwendige Blick über die Grenzpfähle enthüllt uns sofort die Tatsache, daß das Land Robert Kochs und Konrad Röntgens in bezug auf die Eindämmung der Volksseuche Tuberkulose nicht in der vordersten Reihe der Länder steht und trotz Wirtschaftswunder und allen wissenschaftlichen und technischen Fortschritten will sich der Abstand zur Spitze nicht vermindern. Nachdem man annehmen muß, daß die Kriegsfolgen nicht mehr nachweislich wirksam sind, liegt es nahe, Mängel in den Bekämpfungsmaßnahmen für das Zurückbleiben gegenüber anderen Ländern verantwortlich zu machen, was Göttsching in seinem Buch "Stagnation in der Tuberkulosebekämpfung" zum Ausdruck gebracht hat.

Es fehlt nicht an Versuchen, den Stand der Tuberkulose, die "Seuchenlage", zu analysieren, um zu einer Vorhersage des weiteren Verlaufes zu kommen. Ob man nun Modelle zeichnet, die die Lage anschaulich machen (wie z.B. Lukas für die Bundesrepublik, Suter für die Schweiz) oder bei den herkömmlichen statistischen Zahlenreihen und Kurven bleibt: immer sind es die vielgeschmähten Statistiken, die als Grundlage dienen müssen.

Bei aller Kritik und allen Vorbehalten, die jeder haben muß, der weiß, wie diese Zahlen zustande kommen, bleiben sie doch die einzige Unterlage für Berechnungen und für die Begründung etwa notwendiger neuer Maßnahmen. Im Deutschen Zentralkomitee hat man deshalb den "Arbeitsausschuß für Tuberkulosestatistik" nicht aufgelöst, wie vorgeschlagen worden war, sondern unter dem Titel "Arbeitsausschuß für Statistik und Epidemiologie" neu konstituiert. Unter der Leitung von Neumann ist er bemüht, die Tuberkulosestatistik zu verbessern und ein möglichst wirklichkeitstreues Bild der Tuberkuloselage zu entwerfen (siehe unter "Berichte der Arbeitsausschüsse").

Die meisten Kritiker der jetzigen Situation in der Bundesrepublik gehen davon aus, daß eine Stagnation in der Tuberkulosebekämpfung eingetreten ist, bzw. daß nicht alle Möglichkeiten der Bekämpfung ausgeschöpft werden und gehen dann über zu Vorschlägen, wie man diesen Zustand überwinden könne (Freerksen, Göttsching, Hoppe, Lukas, Radenbach u.a.).

Hier muß aber vermerkt werden, daß durchaus nicht alle Fachkollegen davon überzeugt sind, daß eine "Stagnation" vorliege, d.h. daß der Rückgang der Tuberkulose seit etwa 1962 aufgehört oder sich stark verlangsamt habe. Eine Umfrage bei 10 Leitern großer Fürsorgestellen in der Bundesrepublik hat ergeben, daß 6 von ihnen das Vorliegen einer Stagnation verneinen, 3 lassen die Frage offen und nur einer bejaht sie, da in seinem Bereich in den letzten Jahren ein vermehrter Zugang von neuen schweren Tuberkulosefällen festzustellen sei. Die Meinungen gehen also auseinander. Tatsache ist aber und das geht aus den Zahlen des Statistischen Bundesamtes klar hervor, daß der Rückgang sich verlangsamt hat (in der Zeit von 1959 bis 1962 ging die Zahl der Neuzugänge an aktiver Tuberkulose aller Formen um rund 18.000 zurück, von 1962 bis 1965 nur um rund 5.000 !).

Ein Teil der Verlangsamung ist durch die asymptotische Annäherung der Kurve an die Nullinie zu erwarten gewesen. Ob und welche anderen Ursachen hier noch mitwirken, ist bis jetzt nicht klar erwiesen - jedenfalls ist angesichts dieser Lage ein weitverbreitetes Unbehagen unter den Fachleuten entstanden, da es möglich scheint, daß Mängel in den Bekämpfungsmaßnahmen ursächlich beteiligt sind.

Als Ergänzung dieser Ausführungen seien noch einige Zahlen mitgeteilt. Die Tabelle 78 gibt die Zahlen der Neuzugänge und Bestände an aktiven Tuberkulosen aller Formen in den Jahren 1960 - 1967 wieder:

Tabelle 78

Jahr	Aktive Tuberkulosen aller Formen Bestände am Jahresende	Zugänge
1960	346.647	70.325
1961	328.494	65.040
1962	305.461	58.968
1963	285.804	57.305
1964	271.568	55.204
1965	257.574	55.010
1966	239.990	60.019
1967	221.090	54.671

Während der Bestand von Jahr zu Jahr (mit Ausnahme von 1963) ziemlich gleichmäßig abgenommen hat, zeigen die Zugänge ab 1963 nur geringe Zahlenunterschiede. Daß der Sprung nach oben 1966 durch die andere Zählweise bedingt gewesen ist, wurde schon in dem Zwischenbericht "Die Tuberkulose 1965 und 1966" vermerkt, der erneute Abfall im Jahre 1967 mag als Hinweis genommen werden, daß die "Stagnation", soweit sie überhaupt bestanden hat, überwunden ist. Jedenfalls besteht kein Grund, die Lage als bedrohlich zu betrachten.

Soweit zur heutigen Lage. Was nun die Bekämpfungsmaßnahmen anlangt, so erscheint es zweckmäßig, sie in 2 Gruppen einzuteilen:

1. Individuelle Maßnahmen: Therapie und sozialhygienische Betreuung.
2. Maßnahmen der vorbeugenden Seuchenbekämpfung, u.a.: RRU, Tuberkulinkataster und BCG-Impfung.

Zu 1.:

Daß die therapeutischen Möglichkeiten noch nicht voll ausgeschöpft wurden, weder in den Heilstätten noch in der ambulanten Behandlung, ist erwiesen (Lukas, Hoppe, Radenbach und viele andere). Die Vorschläge zur Intensivierung der Behandlung gipfeln in den Forderungen, die tuberkulostatischen Mittel nur in Mehrfachkombinationen einzusetzen und die Leistungsfähigkeit der Laboratorien zu vergrößern, vor allem im Hinblick auf die notwendigen Resistenzbestimmungen. Das sind klare Ziele und die Arbeitsausschüsse für Laboratoriumsmethoden und für Chemotherapie beim DZK haben durch Erarbeitung von Merkblättern die Wege gewiesen ("Die Kultur von Mykobakterien", Nährbodenrezepte zur Kultur von Tuberkulosebakterien", "Empfehlungen zur Methodik von Resistenzbestimmungen" und "Merkblatt zur Überwachung der ambulanten antituberkulösen Chemotherapie" - alle vom September 1966, weitere Merkblätter in dieser Richtung sind in Bearbeitung). Jetzt gilt es, diese Wege zu beschreiten, wozu nicht nur die Ärzte, sondern auch die Kostenträger der Behandlung aufgerufen sind, ebenso der öffentliche Gesundheitsdienst, der für die Erweiterung bakteriologischer Untersuchungsstellen zu sorgen hätte.

Zu 2.:

Auf diesen Gebieten ist in der Bundesrepublik noch nie eine einheitliche Meinung zustande gebracht worden. Den entschiedenen Befürwortern der allgemeinen Neugeborenen-BCG-Impfung stehen entschiedene Ablehner gegenüber.

Ebenso ist es bei der RRU: hier Bundesländer mit gesetzlicher Regelung - dort Bundesländer mit nur freiwilliger Teilnahme. Und der Tuberkulinkataster, bisher im "Schulseuchenerlaß" für das Schulalter vorgesehen, wurde und wird in den einzelnen Bundesländern in der verschiedensten Weise durchgeführt (bzw. nicht durchgeführt). Die Kontroverse im Deutschen Ärzteblatt, ausgelöst durch den Artikel von Freerksen über die "Eradikation" der Tuberkulose, hat die Situation grell beleuchtet und das Problem in weiteren Kreisen sichtbar gemacht. Freerksen beklagt mit Recht, daß in Westdeutschland bisher keine Entscheidung über einen gemeinsamen Weg getroffen worden ist. Die Diskussion darüber, ob jetzt, nachdem die Situation gegenüber den entscheidenden Jahren um 1950 völlig verändert ist, noch präzise Vorschläge zur Tuberkulosebekämpfung gemacht werden sollen, ist in der Fachliteratur und im DZK (Arbeitsausschuß für Kindertuberkulose und Impf- und Chemoprophylaxe) im Gange. Die Entscheidung sollte rasch getroffen werden, will man das Unbehagen an der heutigen

Situation nicht noch vergrößern. Darüber, daß im Kampf gegen die Tuberkulose noch nicht nachgelassen werden darf, gehen die Meinungen nicht auseinander, es ist nur notwendig, daß die Vorbereitungen zur Realisierung der Vorschläge nun auch baldigst erfolgen, ohne sie bleibt es wieder bei der Planung und theoretischen Erörterung.

VII. Anhang

1. H a u t- u n d L y m p h k n o t e n t u b e r k u l o s e

Für die Hauttuberkulose sei wieder der instruktive Bericht des Lupusbeauftragten für Nordbayern, Prof. Dr. H. R ö c k l, Würzburg, angeführt (s. Jahrbuch 1964/65, S. 44): Die Gesamtzahl der erfaßten Patienten ist im Jahr 1968 von 805 auf 693 gesunken, dank der verbesserten Behandlungsmethoden können die Patienten oft schon nach 5 Jahren aus der Überwachung entlassen werden; außerdem wurden die Erythematodes-Patienten und auch alle unter "Morbus Boeck" geführten Krankheitsfälle herausgenommen. Insgesamt schieden 178 Personen aus, darunter fallen 50 Fälle mit Lupus vulgaris, 85 mit Lymphknotentuberkulose bzw. Skrofuloderm und 24 Patienten mit Boeck. Bei 11 Personen war der Tod die Ursache des Ausscheidens, bei 127 eine ausreichende, meist 5 Jahre betragende Rezidivfreiheit, bei 40 sonstige Gegebenheiten, wie Änderung des Wohnsitzes und die Diagnose Boeck.

Neugemeldet wurden 65 Patienten, darunter 32 aktive Prozesse - gegenüber 28 im Vorjahr. Man kann somit noch nicht mit einem raschen Verschwinden der Hauttuberkulose rechnen, trotz der erfreulichen Entwicklungstendenzen im ganzen. Die bisherige Organisation der Lupusbekämpfung muß fortgesetzt werden. Prof. R o e c k l meldet für Nordbayern 605 Besucher bei den Lupussprechtagen, von denen je einer in jedem Kreis abgehalten wurde. Dabei wurde bei 116 Personen eine nichttuberkulöse Hautkrankheit festgestellt. Diese wurden nicht in die Statistik aufgenommen, sondern den Haus- bzw. Hautärzten überwiesen, "denen sie ja nicht entzogen, sondern im Gegenteil zugeführt werden sollen."

Auf die große Mühe, die die Fürsorgerinnen mit manchen Patienten haben, sie überhaupt zu einer Untersuchung zu bewegen, wird hingewiesen. Den Sozialhilfeverwaltungen und Landesversicherungsanstalten wird für die Förderung dieser Aufgaben und die Bereitstellung der notwendigen Geldmittel gedankt.

2. Die Haut- und Lymphknotentuberkulose von F. Ehring

Die Tuberkulose der Haut und Lymphknoten hat im vergangenen Jahrzehnt einen erheblichen Wandel durchgemacht. Die Tbc. cutis luposa (Lupus vulgaris), die in der Bundesrepublik nach Ehring und Heite 1950 noch etwa 1,5 ‰ der Bevölkerung befiel, tritt heute seltener auf und wird fast immer gemeldet, bevor sie zu Mutilationen oder funktionellen Störungen geführt hat. In Westfalen fanden sich solche 1950 bei 11 %, 1963/65 nur noch bei 3 % der neu Gemeldeten. Verschleppte Fälle sind selten geworden, kommen aber immer noch vor. Da eine Heilung auch fortgeschrittener Fälle meist in einem Jahr zu erreichen ist, ist auch der Bestand an aktiv Erkrankten kleiner geworden. Das gegenüber früher kürzere Bestehen der Krankheit und der Wegfall die Haut belastender Behandlungsmethoden (Ätzsalben, Röntgenstrahlen) beugt neben Mutilationen vor allem dem gefürchteten Lupuskrebs vor.

Tab. 79 zeigt aus den Berichten der Beauftragten an das DZK den Rückgang der in Kontrolle stehenden und der neu gemeldeten Kranken in 5 Bezirken mit insgesamt 20 Millionen Einwohnern. Noch stärker als der Abfall von 1964 - 1967 ist der Abfall gegenüber früheren Jahren. So wurden z.B. in Westfalen 1957 noch 1.858 Kranke mit Tbc. cutis luposa überwacht und 61 Kranke neu gemeldet.

Tabelle 79. *Tbc. cutis luposa. Neumeldungen und Bestand (bis 5 Jahre nach Heilung).*

Beauftragten-Bezirk	Einwohner 1965 (Mill.)	1964		1965		1966		1967	
		Neu	Bestand	Neu	Bestand	Neu	Bestand	Neu	Bestand
Nordbayern	3,7	16	528	11	496	13	381	8	306
Südbayern	4,5	11	470	18	436	14	405	12	348
Schl.-Holstein	2,4	18	176	22	167	24	173	9	162
Reg.-Bez. Köln-Aachen ohne Stadt Köln/Aachen	2,4	12	298	10	279	16	285	14	267
Westfalen-Lippe	7,8	23	857	40	801	23	706	13	654
	20,8	80	2329	101	2179	90	1950	56	1737

Der Rückgang der Meldungen ist aber wohl nicht allein auf einen Rückgang der Krankheit zurückzuführen. Dank der guten ambulanten Behandlungsmöglichkeiten werden wahrscheinlich heute auch relativ weniger Kranke gemeldet. Die Dunkelziffer, die Ehring und Heite für 1951 in Westfalen mit über 50 % berechneten, ist heute aus diesem Grunde wohl noch höher (Ehring 1968).

Die Erkrankung bevorzugt dazu kaum noch wie früher das weibliche Geschlecht. Ihr Beginn verlagert sich immer stärker vom Jugendlichen zum 20. - 50. Lebensjahr (Ehring und Lüke). Unter den Erregern hat sich im westfälischen Krankengut das Verhältnis zwischen Mycobacterium hominis und bovis von etwa 1 : 1 bei den 1938 - 57 neu Erkrankten auf 3 : 1 bei den 1958 - 67 neu Erkrankten verschoben.*) Wenn auch der Anteil der nicht voll sensiblen Keime gegenüber den meisten Tuberkulostatika etwas angestiegen ist, so reicht auch heute noch in der Regel eine Monotherapie mit INH aus.

Auch die übrigen echten Hauttuberkulosen sind seltener geworden, die Tbc. cutis verrucosa, oft Berufskrankheit des Schlachters und Tierarztes, vor allem durch die Sanierung der Rindertuberkulose. Der Lupus miliaris faciei, das Granuloma anulare, das Erythema induratum oder der chronische Erythematodes zählen heute im Gegensatz zu früher nicht mehr oder nur noch in einem Teil der Fälle zur Tuberkulose.

Bei der Tuberkulose der peripheren Lymphknoten ist der früher vorherrschende Befall der Lymphknoten der oberen Halspartien im Rahmen eines Primärkomplexes bei Jugendlichen im letzten Jahrzehnt stark zurückgetreten. Dies ist nicht allein Folge der Sanierung der Rindertuberkulose, da das Mycobacterium bovis z.B. im westfälischen Krankengut selbst bei bis 15-jährigen und 1950 - 1958 Erkrankten nur ca. 50 % der Fälle verursachte, im höheren Alter hier noch wesentlich seltener gefunden wurde (Ehring und Pulicottil). In dieser Altersgruppe und Lokalisation findet man heute am ehesten einmal atypische Mykobakterien (Meissner, Ehring und Pulicottil).

---

*)Die bakteriologischen Untersuchungen dieser Jahre verdanken wir Frau Prof. Dr. Meissner, seit 1968 Herrn Dr. Schröder, Forschungsinstitut Borstel.

Zugenommen hat jedoch die Lymphknotentuberkulose beim Erwachsenen, wobei Frauen doppelt so häufig befallen sind wie Männer. Beim älteren Menschen treten heute wieder Formen auf, die nach exsudativem Verlauf und Ausdehnung auf weitere Organe wie Lunge und Knochen an die Nachkriegsjahre erinnern. Daneben haben auch Tuberkulosen mit rein epitheloidzelligem Gewebsbild zugenommen, die nur durch eingehende klinische und bakteriologische Untersuchungen von einer Sarkoidose zu trennen sind. Bakteriologisch findet sich hier fast nur das Mycobacterium hominis. Die Sensibilität gegen Tuberkulostatika hat auch bei der Lymphknotentuberkulose etwas abgenommen, wie überhaupt diese Krankheit auf Medikamente nicht so gut anspricht wie andere Formen (G i e s e). So solltem im Anfang 2 - 3 Medikamente eingesetzt, wenn möglich dazu der tuberkulöse Prozess operativ beseitigt werden. Diese Tuberkuloseform macht heute diagnostische und therapeutisch oft erhebliche Schwierigkeiten (E h r i n g 1967 a).

Die Tuberkulose der Haut und Lymphknoten beim Gastarbeiter entspricht dem in der Bundesrepublik gewohnten Bild. Von 21 in der Klinik "Haus Hornheide" behandelten Lymphknotentuberkulosen waren 13 anscheinend in der Bundesrepublik erworben, 8 Rezidive eines zu Hause durchgemachten Prozesses. 3 Kranke mit Tbc. cutis luposa hatten ihre Krankheit mitgebracht.

Bei der Bekämpfung der Haut- und Lymphknotentuberkulose hat sich die Zusammenarbeit des Beauftragten mit dem Gesundheitsamt, 1927 von S t ü h m e r in Westfalen eingeführt und 1934 auf alle deutschen Länder ausgedehnt, weiterhin bewährt (F a - b r y). In ihrem Umfang konnte sie mit Rücksicht auf die gesunkene Zahl der Kranken und die Verbesserung der örtlichen ärztlichen Versorgung und der Verkehrsverbindungen erheblich reduziert und rationalisiert werden. Die noch vorhandenen Kranken brauchen sie jedoch sehr, ganz abgesehen davon, daß der Rückgang der Tuberkulose innerer Organe in den letzten Jahren stagniert. In manchen Bundesländern wurde sie dennoch leider eingestellt, in anderen dagegen, z.B. in Nordrhein-Westfalen auf Initiative des Innenministeriums und der Gesundheitsämter wieder intensiviert.

Die Tätigkeit des Beauftragten, der etwa jährlich alle Gesundheitsämter seines Bereiches bereist, richtet sich nicht mehr so sehr wie früher auf die Früherfassung und an die Öffentlichkeit. Im Vordergrund steht vielmehr die Beratung: Für den behandelnden Arzt zur Diagnose und vermutlichen Entstehungsweise, die Hinweise auf weitere interne Herde geben kann, sowie zur Therapie (Dauer, Resistenzbestimmungen, Nebenwirkungen), Aktivität und Arbeitsfähigkeit (E h r i n g 1967 b). Das Gesundheitsamt berät er zur Statistik, Umgebungsuntersuchung, zur Beschäftigung im Lebensmittelgewerbe und zur Hilfe nach dem BSHG.

Eine besondere Aufgabe stellt dabei die Kontrolle und Rehabilitation der alten Lupusfälle dar, Kranke mit ausgedehnten Lupusnarben, mit Röntgenodermen und Verstümmelten, oft karzinomgefährdet. Plastische Chirurgie und Epithetik machen heute oft eine weitgehende medizinische und soziale Rehabilitation möglich. Das BSHG erlaubt oft eine finanzielle Unterstützung auch nach Heilung der Grundkrankheit wenn schwere Folgen zurückgeblieben sind (E h r i n g 1968).

S c h r i f t t u m

E h r i n g, F. — a) Dtsch.med.Wschr. 92, 62 (1967)
b) Prax.Pneumol. 21, 342 (1967)
Öffentl.Gesundh.wesen 30, 473 (1968)

E h r i n g, F. und H.J. H e i t e — Tuberkulosearzt 14, 487 (1950)

E h r i n g, F. und H. L ü k e — Hautarzt 20 (1969) (im Druck)

E h r i n g, F. und M. P u l i c o t t i l — Prax.Pneumol. 20, 633 (1966)

F a b r y, H. — Prax. Pneumol. 21, 35 (1967)

G i e s e, W. — Verh.Dtsch.Ges.Pathol., 39. Tag., S. 74, Fischer, Stuttgart 1956

J u n g, H.D. — Beitr.klin.Tbk. 138

M e i s s n e r, G. — Beitr.klin.Tbk. 132, 37 (1964)

V e l t m a n n, G. O. M i t t m a n n und G. V o s s — Zschr.Haut-Geschl.krkh. 43, 445 (1968)

Jahresberichte der Beauftragten für Tuberkulose der Haut und hautnahen Lymphknoten an das DZK.

Anschrift des Verfassers:
Prof. Dr. med. Franz E h r i n g
4401 Handorf b. Münster/Westf.
Dorbaumstraße 127

Ausführungsbestimmungen

zum

F r a n z - R e d e k e r - P r e i s

1. Das Präsidium des Deutschen Zentralkomitees zur Bekämpfung der Tuberkulose schreibt jährlich einen Preis aus für eine wissenschaftliche Arbeit auf dem Gebiet der Tuberkulosebekämpfung in sozialhygienischer Hinsicht (unter Ausschluß der medikamentösen oder operativen Therapie).

2. Der Franz Redeker-Preis besteht aus einem Geldpreis, der in einer Summe oder in Teilbeträgen an höchstens drei Bewerber vergeben werden kann.

   Der Franz Redeker-Preis braucht nicht jährlich oder in voller Höhe vergeben werden, wenn keine der eingereichten Arbeiten den Anforderungen entspricht.

3. Die Preisträger erhalten eine Urkunde über die Verleihung des Preises.

4. Bewerbungsberechtigt sind alle Personen, die sich in Deutschland beruflich mit der Bekämpfung der Tuberkulose beschäftigen.

   Die Arbeit darf noch nicht veröffentlicht worden sein und bis zur Verleihung des Preises nicht veröffentlicht werden.

   Arbeiten, die anderen Ortes als Preisarbeit eingereicht oder prämiert worden sind oder als Habilitationsschrift anerkannt oder eingereicht sind, können nicht berücksichtigt werden, ebenso Arbeiten, die zur Veröffentlichung in Zentralblättern oder Handbüchern eingereicht sind.

5. Die Arbeit selbst ist mit einem vom Verfasser gewählten Kennwort zu versehen und darf den Namen des Verfassers nicht enthalten.

   Der Arbeit muß gesondert ein verschlossener und mit dem Kennwort versehener Umschlag beigelegt werden, in dem auf einem besonderen Bogen anzugeben sind: Vor- und Zuname, genaue Anschrift, Staatsangehörigkeit, Tag der Approbation, genaue berufliche Stellung und Tätigkeit sowie das Kennwort der Arbeit.

6. Über die Bewertung der Arbeiten entscheidet ein Preisrichterkollegium, das jährlich vom Präsidenten nach Anhörung des Präsidiums aus geeignet erscheinenden Ärzten gebildet wird.

   Dem Preisrichterkollegium gehören der Präsident und der Generalsekretär des Deutschen Zentralkomitees an.

   Vor der Prüfung der einzelnen Arbeiten durch die Mitglieder des Preisrichterkollegiums erfolgt eine kurze Begutachtung durch den Vorsitzenden des für das Fachgebiet zuständigen Arbeitsausschusses des Deutschen Zentralkomitees zur Bekämpfung der Tuberkulose.

7. Die Bekanntgabe der Entscheidung des Preisgerichts und die Verleihung des Preises an den oder die Preisträger erfolgt im Anschluß an die Beschlußfassung durch das Preisrichterkollegium, zu dem die Beurteiler der einzelnen Arbeiten eingeladen werden können.

8. Mit der Zuerkennung eines Preises geht die Arbeit in das ausschließliche Verfügungsrecht des Deutschen Zentralkomitees zur Bekämpfung der Tuberkulose über, das auch für die Veröffentlichung an geeigneter Stelle gemeinsam mit dem Verfasser entscheidet.

9. Die Entscheidung des Preisrichterkollegiums ist unanfechtbar. Einsprüche gegen diese Entscheidung oder die Beschreitung des Rechtsweges sind nicht möglich.

10. Mit der Einsendung seiner Arbeit an das Deutsche Zentralkomitee zur Bekämpfung der Tuberkulose erklärt sich der Bewerber um den Franz Redeker-Preis mit den vorstehenden Ausführungsbestimmungen einverstanden.

Hamburg, den 10. Juni 1969

gez. Dr. J a n i k
Generalsekretär

Diese Bestimmungen sind gültig ab 1.1.1970.

P r ä s i d i u m

Präsident Prof. Dr. H e i n, Sierksdorf
Vizepräsident Direktor L i e b i n g, Frankfurt
Schatzmeister Direktor Dr. J e n s e n, Bremen
Generalsekretär Med.Dir.a.D. Dr. J a n i k, Hamburg

Vertreter des Bundesgesundheitsministerium:

Ministerialdirektor Dr. S t r a l a u, Bad Godesberg

Vertreter von 4 Bundesländern:

Senatsdirektor Dr. K o c h, Bremen
Min.Rat Dr. K a r l, Wiesbaden
Min.Rat Dr. B e s k e, Kiel
Min.Rat Dr. R i p p l i n g e r, Saarbrücken

Vertreter des Verbandes Deutscher Rentenversicherungsträger:

Direktor Dr. S c h l e m m, Hannover

Vertreter der Landesvereine:

O.Med.Dir. Doz. Dr. H o p p e, Düsseldorf

Vertreter der Deutschen Gesellschaft für Tuberkulose und Lungenkrankheiten:

Ärztl. Direktor Dr. U n h o l t z, Berlin

Vertreter des Bundes Deutscher Medizinalbeamten:

Med.Dir. Dr. G ö t t s c h i n g, Freiburg

VIII. Sachverzeichnis

Afrika, südl. der Sahara 216, 217
Algerien 215
Alkoholmißbrauch 5, 22
Alterstuberkulose 56f., 74, 88, 89, 113, 153
Arbeitsausschuß für Angelegenheiten der Landesstellen 35
– für Chemotheraphie 23ff., 32, 224
– für Desfinfektion 32
– für extrapulmonale Tuberkulose 28
– für Kindertuberkulose und Impf- und Chemo-Prophylaxe 18 ff., 224
– für Laboratoriumsmethoden 32, 224
– für Röntgenschirmbilduntersuchungen und Röntgentechnik 32
– für stationäre und ambulante Behandlung 20
– für Statistik und Epidemiologie 15, 16, 46, 49, 66, 221
– für Tuberkulose im Rahmen der Unfallversicherung 29, 36
– für Tuberkulosefürsorge 16, 18, 46, 48, 49, 66
Augentuberkulose 145, 146
Australien 215

BCG-Schutzimpfung 2, 18, 92, 127ff., 176, 177, 224
Begleiterkrankungen 154ff.
Behandlung, Kollaps 159
–, operativ 160
Belehrung der Bevölkerung 5, 36
Berufskrankheit, Tuberkulose als 37
Bevölkerung 38ff.
Bildverstärker (Röntgen) 112
Blittersdorfsches Schema 46, 79, 80
Bundesbahn 170
Bundesgrenzschutz 174
Bundespost 172ff.
Bundessozialhilfegesetz 173, 180, 230
Bundesversorgungsgesetz 174, 175
Bundeswehr 178

Canada 194
Chemoprophylaxe 18
Chemotherapie 21, 33, 158, 159
– Karte 23
Chroniker 22, 58, 91, 113

Dänemark 194, 213, 214
Desinfektion 29, 33, 34
Deutsche Demokratische Republik 92ff.
Drüsentuberkulose 141ff., 226ff.

Epidemiologie der Tuberkulose 44ff., 62, 133, 153, 200ff., 209, 210
Eradikation 224
Exponierte 80, 81
Extrapulmonale Tuberkulose 60, 75ff., 140ff., 178

Frankreich 198ff.
Früherkennung 16, 18, 19

Großbritannien 196ff.
Gruppeninfektionen 197

Hauttuberkulose 76ff., 141, 145, 146, 226ff.
Heilbehandlung 129, 131ff., 134, 156, 162ff., 170
Holland 194, 197

Indien 217, 218
Internationale Union gegen die Tuberkulose (IUAT) 193f.
Inzidenz (Zugänge) 65
Italien 203

Jugoslawien 208

Kindertuberkulose 19ff.
Kombinationstherapie 223
Kultur von Mykobakterien 57, 67, 108, 163
Kurabbruch 157, 166

Lungenheilkunde als Fach 4, 105

Meningitistuberkulose 76ff., 141, 145, 146
Morbidität 17, 44ff., 91, 204
Mortalität 87ff., 96, 194ff., 204
Mykobakterien, atypisch 31ff.

Nikotinmißbrauch 5
Norwegen 194, 213

Österreich 206ff.

Patienten, dissoziale 21, 113, 156ff., 166
Pleuritis 150, 151, 154, 178
Polen 211
Prävalenz 51, 94
Programm-Kommission 9

Redeker-Preis 12, 232, 233
Rehabilitation 25ff., 184ff., 230
Rentenversicherung 132ff., 168ff.

Resistenzbestimmung 34, 163, 224
Rindertuberkulose 31, 96ff., 97, 98, 99, 228
Röntgen-Reihen-Untersuchungen 2, 3, 4, 10, 47, 93, 114ff., 177, 179, 224
Röntgenschichtverfahren 110
Rußland 211

Sarkoidose (Morbus Boeck) 29, 83ff., 146, 147, 151ff., 177, 178, 226
Schweden 195, 211ff.
Schweiz 205
Silikose 155
Skelettuberkulose 141, 145, 146, 151, 154
Spanien 203
Sputumkonversion 161ff., 165
Sudan 216

Tierversuch 163
Tschechoslowakei 209ff.
Tuberkulinkataster 2, 3, 16, 19, 83, 108, 118, 176, 180, 224
Tuberkulinproben 2, 3, 17, 19, 33, 83, 118ff., 126
Tuberkulose, aktiv 44, 51, 52, 67ff., 80, 94, 223
–, ansteckungsfähig 56, 74, 95
–, inaktiv 60ff.
–, nicht ansteckend 59, 73
–, traumatisch 29ff.
Tuberkulosebetten 130ff., 133
Tuberkulosefürsorgestellen 102ff.
Tuberkulosehilfe 180ff.
Tuberkulosestatistik 45, 48, 49, 66, 132, 169
Türkei 208
Typenbestimmung 30ff.

Umgebungsuntersuchung 117
Ungarn 209
Urogenitaltuberkulose 76ff., 141, 145, 146
USA 194, 214

Weltgesundheitsorganisation (WHO) 194

Zwangsabsonderung 22

Offsetdruck: Julius Beltz, Weinheim/Bergstr.